中国康复医学会"康复医学指南"丛书

消化系统常见 疾病康复指南

主　编　郑鹏远
副 主 编　李景南　薛绪潮　范　旻　汤有才

人民卫生出版社
·北京·

图书在版编目（CIP）数据

消化系统常见疾病康复指南 / 郑鹏远主编 . —北京：
人民卫生出版社，2023.11
ISBN 978-7-117-35676-3

Ⅰ.①消…　Ⅱ.①郑…　Ⅲ.①消化系统疾病 – 康复 –
指南　Ⅳ.①R570.9-62

中国国家版本馆 CIP 数据核字（2023）第 220670 号

人卫智网	www.ipmph.com	医学教育、学术、考试、健康， 购书智慧智能综合服务平台
人卫官网	www.pmph.com	人卫官方资讯发布平台

消化系统常见疾病康复指南
Xiaohua Xitong Changjian Jibing Kangfu Zhinan

主　　编：郑鹏远
出版发行：人民卫生出版社（中继线 010-59780011）
地　　址：北京市朝阳区潘家园南里 19 号
邮　　编：100021
E - mail：pmph @ pmph.com
购书热线：010-59787592　010-59787584　010-65264830
印　　刷：北京瑞禾彩色印刷有限公司
经　　销：新华书店
开　　本：787 × 1092　1/16　印张：13
字　　数：324 千字
版　　次：2023 年 11 月第 1 版
印　　次：2024 年 2 月第 1 次印刷
标准书号：ISBN 978-7-117-35676-3
定　　价：72.00 元
打击盗版举报电话：010-59787491　E-mail：WQ @ pmph.com
质量问题联系电话：010-59787234　E-mail：zhiliang @ pmph.com
数字融合服务电话：4001118166　E-mail：zengzhi @ pmph.com

编者（按姓氏笔画排序）

于　泳（郑州大学第五附属医院）

汤有才（郑州大学第五附属医院）

李景南（北京协和医院）

范　旻（新疆维吾尔自治区人民医院）

罗天航（海军军医大学第一附属医院）

郑鹏远（郑州大学第五附属医院）

赵铁军（海军军医大学第一附属医院）

薛绪潮（海军军医大学第一附属医院）

主编助理

王　双（郑州大学第五附属医院）

中国康复医学会"康复医学指南"丛书

序言

受国家卫生健康委员会委托,中国康复医学会组织编写了"康复医学指南"丛书(以下简称"指南")。

康复医学是卫生健康工作的重要组成部分,在维护人民群众健康工作中发挥着重要作用。康复医学以改善患者功能、提高生活质量、重塑生命尊严、覆盖生命全周期健康服务、体现社会公平为核心宗旨,康复医学水平直接体现了一个国家的民生事业发展水平和社会文明发达程度。国家高度重视康复医学工作,近年来相继制定出台了一系列政策文件,大大推动了我国康复医学工作发展,目前我国康复医学工作呈现出一派欣欣向荣的局面。康复医学快速发展迫切需要出台一套与工作相适应的"指南",为康复行业发展提供工作规范,为专业人员提供技术指导,为人民群众提供健康康复参考。

"指南"编写原则为,遵循大健康大康复理念,以服务人民群众健康为目的,以满足广大康复医学工作者需求为指向,以康复医学科技创新为主线,以康复医学技术方法为重点,以康复医学服务规范为准则,以康复循证医学为依据,坚持中西结合并重,既体现当今现代康复医学发展水平,又体现中国传统技术特色,是一套适合中国康复医学工作国情的"康复医学指南"丛书。

"指南"具有如下特点:一是科学性,以循证医学为依据,推荐内容均为公认的国内外最权威发展成果;二是先进性,全面系统检索文献,书中内容力求展现国内外最新研究进展;三是指导性,书中内容既有基础理论,又有技术方法,更有各位作者多年的实践经验和辩证思考;四是中西结合,推荐国外先进成果的同时,大量介绍国内开展且证明有效的治疗技术和方案,并吸纳中医传统康复技术和方法;五是涵盖全面,丛书内容涵盖康复医学各专科、各领域,首批计划推出 66 部指南,后续将继续推出,全面覆盖康复医学各方面工作。

"指南"丛书编写工作举学会全体之力。中国康复医学会设总编写委员会负总责,各专业委员会设专科编写委员会,各专业委员会主任委员为各专科指南主编,全面负责本专科指南编写工作。参与编写的作者均为我国当今康复医学领域的高水平专家、学者,作者数量达千余人之多。"指南"是全体参与编写的各位同仁辛勤劳动的成果。

"指南"的编写和出版是中国康复医学会各位同仁为广大康复界同道、

为人民群众健康奉献出的一份厚礼，我们真诚希望本书能够为大家提供工作中的实用指导和有益参考。由于"指南"涉及面广，信息量大，加之编撰时间较紧，书中的疏漏和不当之处在所难免，期望各位同仁积极参与探讨，敬请广大读者批评指正，以便再版时修正完善。

衷心感谢国家卫生健康委员会对中国康复医学会的高度信任并赋予如此重要任务，衷心感谢参与编写工作的各位专家、同仁的辛勤劳动和无私奉献，衷心感谢人民卫生出版社对于"指南"出版的高度重视和大力支持，衷心感谢广大读者对于"指南"的关心和厚爱！

百舸争流，奋楫者先。我们将与各位同道一起继续奋楫前行！

中国康复医学会会长

方国恩

2020 年 8 月 28 日

中国康复医学会"康复医学指南"丛书
编写委员会

中国康复医学会"康复医学指南"丛书

目录

30. 精神疾病康复指南	主编	贾福军		
31. 生殖健康指南	主编	匡延平		
32. 产后康复指南	主编	邹 燕		
33. 疼痛康复指南	主编	毕 胜		
34. 手功能康复指南	主编	贾 杰		
35. 视觉康复指南	主编	卢 奕		
36. 眩晕康复指南	主编	刘 博		
37. 听力康复指南	主编	周慧芳		
38. 言语康复指南	主编	陈仁吉		
39. 吞咽障碍康复指南	主编	窦祖林		
40. 康复评定技术指南	主编	恽晓萍		
41. 康复电诊断指南	主编	郭铁成		
42. 康复影像学指南	主编	王振常		
43. 康复治疗指南	主编	燕铁斌	陈文华	
44. 物理治疗指南	主编	王于领	王雪强	
45. 运动疗法指南	主编	许光旭		
46. 作业治疗指南	主编	闫彦宁	李奎成	
47. 水治疗康复指南	主编	王 俊		
48. 神经调控康复指南	主编	单春雷		
49. 高压氧康复指南	主编	潘树义		
50. 浓缩血小板再生康复应用指南	主编	程 飚	袁 霆	
51. 推拿技术康复指南	主编	赵 焰		
52. 针灸康复技术指南	主编	高希言		
53. 康复器械临床应用指南	主编	喻洪流		
54. 康复辅助器具临床应用指南	主编	武继祥		
55. 社区康复指南	主编	余 茜		
56. 居家康复指南	主编	黄东锋		
57. 心理康复指南	主编	朱 霞		
58. 体育保健康复指南	主编	赵 斌		
59. 疗养康复指南	主编	单守勤	于善良	
60. 医养结合康复指南	主编	陈作兵		
61. 营养食疗康复指南	主编	蔡美琴		
62. 中西医结合康复指南	主编	陈立典	陶 静	
63. 康复护理指南	主编	李秀云	郑彩娥	
64. 康复机构管理指南	主编	席家宁	周明成	
65. 康复医学教育指南	主编	敖丽娟	陈健尔	黄国志
66. 康复质量控制工作指南	主编	周谋望		

前言

根据中共中央、国务院《"健康中国 2030"规划纲要》、国务院《关于促进健康服务业发展的若干意见》等文件精神,以二级以上康复医疗机构为技术核心,建立连续性的康复医疗服务体系,促进康复医疗事业全面、协调、可持续发展,推进健康中国建设,是当前我国康复医疗发展的迫切任务。

康复是指综合、协调地应用各种措施,以减少病、伤、残者的身体、心理和社会的功能障碍,发挥病、伤、残者的最高潜能,使其能重返社会,提高生存质量。消化系统疾病康复是将康复医学的理念、技术、评估和理疗应用于消化系统疾病的诊治、管理和康复过程中的新概念,主要任务是加速消化系统疾病及其术后康复,减轻患者痛苦,提高其生活质量。为进一步普及消化病康复的理念,加快人才培养,我们组织专家编写了《消化系统常见疾病康复指南》(以下简称《指南》)。

《指南》涵盖人体常见消化系统疾病的概念、病因、发病机制、分型、临床表现、辅助检查、诊断与鉴别诊断、临床治疗、康复评定、康复治疗、营养治疗、康复护理、预防、预后与转归,是消化病临床医生、医学生、康复治疗师、营养医师和康复专科护理人员的重要参考书。

在中国康复医学会和人民卫生出版社的指导与组织下,本指南邀请我国消化内科学、消化外科学、营养学、护理学和康复医学领域知名学者,经过充分讨论,精心编撰而成。《指南》有如下特点:突出本指南的科学性、系统性、完整性和权威性的编著特色,保持其理论性和实用性统一,充分兼顾消化病康复的教学、科研、临床的实际需要,融入当前消化病学和康复医学的最新进展,适应医学实践的发展现状。

《指南》由郑鹏远教授担任主编,李景南教授、薛绪潮教授、范旻教授、汤有才教授担任副主编,编写工作实行主编与章节负责人分级负责制度,由于编写《指南》属于首次,没有范本参考。在编写过程中,作者们查阅了大量资料,但难免存在一些不足之处。如果读者在使用本书的过程中发现任何问题或者错误,请批评指正。

郑鹏远

2024 年 1 月

目录

第一章	绪　　论

第一节　基 本 概 念

一、消化系统疾病概念

消化系统（digestive system）由消化道和消化腺两大部分组成。消化道包括口腔、咽、食管、胃、小肠（十二指肠、空肠、回肠）和大肠（盲肠、阑尾、结肠、直肠、肛门）等。临床上常把口腔到十二指肠的这一段称上消化道，空肠以下的部分称下消化道。消化腺有小消化腺和大消化腺两种。小消化腺散在于消化管各部的管壁内；大消化腺有三对唾液腺（腮腺、下颌下腺、舌下腺）、肝脏和胰脏。消化系统是人体八大系统之一。

消化系统疾病（digestive system disease）主要包括食管、胃、肠、肝、胆、胰疾病等器质性疾病和功能性疾病。消化系统疾病是我国的常见病和多发病，消化系统慢性疾病如消化性溃疡、胃炎、胃下垂、肝炎、肝硬化、胰腺炎、胆囊炎、胆石症、便秘、腹泻等症的发病率居高不下。本系统疾病在临床上十分常见，既可局限于本系统，也可累及其他系统或全身；而全身性或其他系统的疾病和精神神经因素，亦可引起消化系统的疾病和症状。本书主要包括常见的消化系统疾病的康复。

二、消化病康复概念

1. 康复（rehabilitation）　WHO 对康复的定义是："康复是指综合地、协调地应用医学的、教育的、社会的、职业的各种方法，使病、伤、残者（包括先天性残）已经丧失的功能尽快地、能尽最大可能地得到恢复和重建，使他们在体格上、精神上、社会上和经济上的能力得到尽可能的恢复，使他们重新走向生活，重新走向工作，重新走向社会"。

2. 康复医学（rehabilitation medicine）　是一门研究残疾人及患者康复的医学应用学科，其目的在于通过物理疗法、运动疗法、生活训练、技能训练、言语训练和心理咨询等多种手段使病、伤、残者尽快地得到最大限度的恢复，使身体残留部分的功能得到最充分的发挥，达到最大可能的生活自理、劳动和工作的能力，为病、伤、残者重返社会打下基础。

3. 消化病康复（digestive system rehabilitation）　消化系统作为全身重要的系统之一，消化系统康复也成为国内外关注的热点问题，这是一个新概念，是康复医学的一个新兴方向，即从消化系统疾病患者功能障碍的预防、康复评定和康复治疗的角度，尽可能使其恢复完全健康，以利于重返社会。

三、康复评定

康复评定（rehabilitation assessment）是用客观的、量化的方法有效和准确地评定残疾者功能障碍的种类、性质、部位、范围、严重程度和预后。康复评定包括以下各种评定。

1. 运动功能评定（motor function assessment）　包括胃肠肌张力评定、胃肠肌力评定、胃肠神经电生理评定、味觉功能评定、日常生活活动能力评定等。

2. 精神心理功能评定（psychosocial function assessment） 包括智力测验、情绪评定、心理状态评定、疼痛评定，对伴有精神、中枢神经系统障碍者也要进行认知评定和人格评定等。

3. 语言与吞咽功能评定（language and swallowing function assessment） 包括失语症评定、语言错乱评定、吞咽功能评定、听力测定和发音功能的仪器评定等。

4. 社会功能评定（social function assessment） 包括日常生活活动能力评定、社会生活能力评定、生存质量评定、职业能力评定等。

5. 电诊断（electrodiagnosis） 包括胃肠肌电图、神经传导速度测定、神经反射检查、诱发电位、低频电诊断等。

6. 营养评定（nutrition assessment） 对于一些慢性消化系统疾病，通常要进行营养评估与评定。

四、康复治疗

康复治疗（rehabilitation therapy）前应先对病、伤、残者进行康复评定，然后根据其康复需要与客观条件，制订切实可行的综合康复治疗方案。康复方案的制订和实施通常以康复医师为主导，由康复治疗师和相关临床医学科研人员共同协作或组成一个康复治疗组来完成，并在治疗实施的过程中根据病、伤、残者情况的变化及时进行小结，调整治疗方案，直到治疗结束时为止。

康复治疗的内容很多（包括医学的、职业的、社会的等多种治疗、训练服务），本指南重点介绍康复医学传统范畴的物理疗法、作业疗法、言语疗法、心理疗法和中国传统医学疗法等。

1. 物理疗法（physical therapy） 指以物理因子（如电、光、声、磁、水、蜡等）作用于人体，并通过人体的神经、体液、内分泌等生理调节机制来治疗和预防消化系统疾病。

2. 作业疗法（occupational therapy） 为了恢复患者功能，有目的、有针对性地从日常生活活动、职业劳动、认知活动中选择一些作业项目，对患者进行训练以缓解消化系统疾病的症状以及改善消化系统的功能。

3. 言语疗法（speech therapy） 采用发音训练、言语训练和认知训练等方式手段，改善和恢复患者及残疾者言语功能的康复治疗方法。

4. 心理疗法（psychotherapy） 在治疗师与患者建立良好关系的基础上，由经过专业训练的治疗师运用心理治疗的有关理论和技术对来访者进行治疗的过程。其目的是激发和调动来访者改善现状的动机和潜能，以消除或缓解来访者的心理问题与障碍，促进其人格的成熟和发展，达到治疗疾病、促进康复的目的。

5. 中国传统医学疗法（Chinese traditional medical therapy） 以中医理论基础为指导，将调摄情志、娱乐、传统体育、沐浴、饮食、针灸、推拿、药物等多种方法应用于消化系统疾病的康复治疗。

第二节 基 本 任 务

康复可以降低与衰老和疾病相关的功能障碍并提高患者生活质量。常见疾病的康复指南可以为此提供有针对性的指导,使患者得到规范、有效的康复治疗。有证据表明,目前国内外临床康复实践指南,其聚焦的健康问题主要为神经、肌肉骨骼系统疾病和心肺功能障碍康复,整体康复临床实践指南数量较少,且多数指南的推荐意见以文献综述和专家意见为主,少数指南基于循证方法系统制订。开展康复指南制订,是提升规范康复质量的必由之路。

《康复医学指南》是受国家卫生健康委员会医政司委托,由中国康复医学会组织编写的系列丛书。《康复医学指南》对于规范康复医学服务行为、提升康复医学质量和水平、促进康复医学事业发展具有重要作用。《消化系统常见疾病康复指南》是《康复医学指南》系列丛书中之一。

本指南以服务人民群众健康为目的,以满足广大康复医学工作者需求为指向,以康复循证医学为依据,以康复医学科学规范为准则,以康复科技创新为主线,以康复技术、管理为重点,充分发挥中国康复医学会消化病康复专业委员会的知识结构、人才队伍和医疗技术优势,广泛动员专委会优势力量,统一思想,明确责任,按照中国康复医学会的要求,组织国内消化、康复、营养、护理等领域的专家针对消化系统常见疾病康复精心编写而成,旨在促进消化系统疾病患者的快速康复,为广大康复医学工作者提供指南和参考,为人民群众提供健康服务,提高消化系统疾病患者的生活质量。

第三节 服 务 对 象

《消化系统常见疾病康复指南》主要读者对象包括消化和康复从业人员、住院医师规范化培训生、研究生,以及相关领域的医疗、科研、教学、管理人员和在常见消化系统疾病方面有康复需求的读者。

第四节 主 要 内 容

《消化系统常见疾病康复指南》主要内容包括常见消化系统疾病,如胃食管反流病、食管癌、慢性胃炎、消化性溃疡、胃癌、炎性肠病、结直肠癌、功能性胃肠病、脂肪性肝病、肝硬化、原发性肝癌、肝外胆系结石及炎症、胆道系统肿瘤、慢性胰腺炎、胰腺癌等,并介绍了每种疾病病因、病理生理、分型、临床表现、辅助检查、诊断、康复评定、临床治疗、康复治疗、营养治疗、康复护理、预防、预后与转归等内容。

第五节 发 展 方 向

康复医学的服务对象已由发展初期的残疾人、先天性缺陷者或后天性功能障碍者,逐步扩展为术后或病后的恢复对象,即久治不愈的慢性疾病、生活方式疾病、老年病、心理障碍患者的特殊群体服务,再到未来更多的亚健康人群。亚健康状态评估、康复医疗与康复调理,将对疾病预防和提高全民族健康素质有重要指导意义。

　　未来的康复医学,康复预防将占主导地位。社会卫生资源配置重点分为两级,即社区医学服务与医学研究中心服务。未来康复预防体系,将运用医学最新成果,研究人体形态结构与功能调控之间的关系,开发人体功能辅助装置等,从而调动人的主动健康行为。

　　消化系统疾病康复未来的发展服务对象也将扩展至有早期消化系统症状的亚健康人群,也将更侧重于消化病预防康复,探索消化病康复智慧化、一体化服务模式。

（郑鹏远）

第二章 食管疾患

第一节 胃食管反流病康复

一、概述

胃食管反流病（gastroesophageal reflux disease，GERD）是一种由胃、十二指肠内容物反流入食管或以上部位，引起不适症状和/或并发症的疾病。反流和烧心是最常见的症状。根据是否导致食管黏膜糜烂、溃疡，分为反流性食管炎（reflux esophagitis，RE）和非糜烂性胃食管反流病（non-erosive gastroesophageal reflux disease，NERD）。GERD 也可引起咽喉、气管、口腔等食管邻近组织的损害，出现食管外症状。这些症状可单独出现，也可伴随出现，不同患者间差异较大，是一种异质性很高的疾病。

GERD 是一种常见病，与现代生活方式密切相关，近年来其患病率在全球范围内呈现逐年上升的趋势。患病率随年龄增长而增加，男女患病率无明显差异。欧美国家的患病率为10%~20%，亚洲地区患病率约为 5%，以 NERD 较多见。

二、病因

GERD 是以食管下括约肌（lower esophageal sphincter，LES）功能障碍为主的胃食管动力障碍性疾病。生理状况下，食管下括约肌收缩会产生一个约 3~4cm 的高压带，使胃内容物不会发生反流。吞咽时，LES 发生松弛，使食物进入胃内。非吞咽情况下，也可以发生一过性食管下括约肌松弛（transient lower esophageal sphincter relaxation，TLESR），出现短暂的反流。但由于食管-胃抗反流屏障、食管清除功能、食管黏膜屏障的存在，可以抵御反流物的损害。如果各种原因引起上述功能障碍，就会造成胃酸、胃蛋白酶、非结合胆盐、胰酶等反流物对食管及邻近组织的损伤，导致 GERD 的发生。

（一）抗反流屏障结构与功能异常

1. LES 结构受损　贲门失弛缓症术后、食管裂孔疝、腹内压力增高（如妊娠、肥胖、腹腔积液、便秘、呕吐、负重劳动等）及长期胃内压增高（如胃排空延迟、胃扩张等），均可使 LES 结构受损，造成反流。

2. LES 松弛延长　食管裂孔疝、腹内压力增高、高脂饮食、某些激素（如缩胆囊素、胰高血糖素、血管活性肠肽等）水平升高、进食某些食物（巧克力、辛辣食物、酸性食物、高脂食物等）、睡前或夜间进食过多、服用某些药物（抗胆碱药、硝酸酯类药物、钙通道阻滞剂、类固醇、非甾体抗炎药、某些抗抑郁焦虑药物）可造成 LES 松弛时间延长。

（二）食管清除作用降低

食管清除作用降低常见于导致食管蠕动异常和唾液分泌减少的疾病，如干燥综合征、硬皮病等。发生食管裂孔疝时，部分胃经膈食管裂孔进入胸腔不仅改变 LES 结构，可降低食管对反流物的清除作用，从而导致 GERD 发生。

（三）食管黏膜屏障功能降低

长期饮酒、吸烟、刺激性食物或药物可使食管黏膜抵御反流物损害的屏障功能降低。

三、病理

RE 的大体病理详见本章胃镜诊断部分，其组织病理学改变为食管黏膜上皮坏死、炎症细胞浸润、黏膜糜烂及溃疡形成。NERD 组织病理学改变为：①基底细胞增生；②固有层乳头延长，血管增殖；③炎症细胞浸润；④鳞状上皮细胞间隙增大。当食管远端黏膜的鳞状上皮被化生的柱状上皮替代时，称为巴雷特食管（Barrett esophagus）。

四、分型

胃食管反流病根据是否导致食管黏膜糜烂、溃疡，分为反流性食管炎（reflux esophagitis，RE）和非糜烂性胃食管反流病。

五、临床表现

（一）消化系统症状

1. 典型症状　反流和烧心是本病最常见和典型的症状。反流是指在无恶心和不用力的情况下，胃、十二指肠内容物向咽部或口腔流动的感觉，含酸味时称反酸。烧心是指胸骨后或剑突下烧灼感，常由胸骨下段向上延伸。反流和烧心常发生于餐后 1h，卧位、弯腰或腹内压力增高时可加重，部分患者也可发生于夜间睡眠时。

2. 非典型症状　反流物刺激食管可引起胸痛，发生在胸骨后，严重时表现为剧烈刺痛，可放射至心前区、后背、肩部、颈部、耳后，有时酷似心绞痛，伴或不伴反流和烧心。吞咽困难或胸骨后异物感可能是食管痉挛或功能紊乱所致，呈间歇性发作，进食固体或液体食物均可发生，少数患者吞咽困难是由食管狭窄引起，呈持续或进行性加重。部分患者还可表现为呃逆、背痛、嗳气、上腹痛和上腹部烧灼感等，症状与功能性胃肠病有重叠，有研究者认为可能与胃食管动力异常引起的胃肠神经调控失调与胃肠激素分泌紊乱有关。

（二）消化系统外症状

1. 口腔及咽部症状　反流物刺激口腔、咽喉部及邻近组织可造成局部炎症，从而出现相应的症状，主要包括口干、口苦、口腔溃疡、牙酸蚀症、牙龈炎、咽干、咽痛、咽部异物感和堵塞感、声嘶、咽部紧缩感、鼻塞、流涕、耳痒、鼾症等。

2. 呼吸系统症状　反流物进入气管或通过神经反射可引起气道炎症及气道高反应性，主要症状有咳嗽、喘息、胸闷、憋喘、气短。致病因素长期作用可导致部分患者出现吸入性肺炎、支气管哮喘、慢性阻塞性肺疾病、肺纤维化等并发症。

3. 心血管系统症状　反流物刺激食管下端感受器，或通过神经反射可引起血管收缩及舒张功能异常，从而引起相应的症状，主要包括胸痛、背痛、心悸、心慌、血压升高或降低、晕厥等。

4. 其他症状　夜间反流影响睡眠质量；症状反复发作，患者反复就诊，可造成焦虑、抑郁等心理问题，严重降低患者生活质量。

（三）并发症

1. 上消化道出血　食管黏膜糜烂及溃疡可导致呕血和 / 或黑便。

2. 食管狭窄　食管炎反复发作引起纤维组织增生，最终导致食管瘢痕狭窄。

3. 巴雷特食管　亚太地区患病率为 0.06%~0.62%，有恶变为腺癌的倾向。

六、辅助检查

（一）胃镜

胃镜是诊断 GERD 的基本手段，是诊断 RE 最准确的方法，并能判断 RE 的严重程度以及有无食管狭窄、巴雷特食管等并发症，结合活体组织检查（简称活检）可与其他原因引起的食管炎和食管癌相鉴别。推荐应用于质子泵抑制剂（proton pump inhibitor, PPI）治疗效果不佳的患者，以及对于已出现 GERD 并发症患者的复诊评价。胃镜下 RE 分级（洛杉矶分级法，也称 LA 分级）如下：正常，食管黏膜无破损；A 级，1 处及以上食管黏膜破损，长径<5mm；B 级，1 个及以上食管黏膜破损，长径>5mm，但没有融合性病变；C 级，食管黏膜破损有融合，但<75% 的食管周径；D 级，食管黏膜破损融合，至少累及 75 % 的食管周径。胃镜检查正常者不推荐进行常规活检。

正常食管黏膜为复层鳞状上皮，胃镜下呈均匀粉红色，当其被化生的柱状上皮替代后呈橘红色，多位于胃食管连接处的齿状线近端，当环形、舌形或岛状病变≥1cm 时，应考虑为巴雷特食管。

（二）上消化道造影

上消化道造影对诊断 GERD 的敏感性不强；对于不愿意或不能耐受胃镜检查者，该检查有助于排除食管癌等其他食管疾病；对于反流引起食管狭窄的患者，该检查可以判断狭窄范围及程度；该检查还可评估食管裂孔疝的类型和大小。

（三）食管反流监测

应用 pH 记录仪监测患者 24h 食管 pH，明确食管是否存在过度反流，是 GERD 的有效检查方法。采用 Johnson 和 DeMeester 标准作为评价标准，观察指标包括 24h 内 pH<4 的总时间百分比、立位 pH<4 的时间百分比、卧位 pH<4 的时间百分比、pH<4 的反流次数、反流持续 5min 次数、最长反流持续时间。DeMeester 积分正常值<14.72，积分 14.72 及以上为病理性反流。未使用 PPI 者可选用单纯的 24h pH 监测，若正在使用 PPI，则需加用阻抗检测以检测是否存在非酸反流。相较于单纯的 24h pH 监测，多通道腔内阻抗 pH 监测（multichannel intralumminal impedance-pH, MII-pH）可判断反流的性质（固体、液体、气体、混合性），明确是酸反流（pH<4）还是非酸反流（pH>4）。

（四）高分辨率食管压力测定

高分辨率食管压力测定（high resolution manometry, HRM）通过检测出压力数据的变化，推断 LES 的收缩、舒张情况以及蠕动波持续的时间，从而显示食管收缩力、清除能力、抗反流能力。有针对性地评价食管 - 胃抗反流屏障的功能及食管的廓清功能，主要用于术前评估。

七、诊断与鉴别诊断

PPI 试验简便、有效，可作为 GERD 的初步诊断方法。对于有典型反流和"烧心"症状的患者，可拟诊为 GERD，用 PPI 试验性治疗（如奥美拉唑每次 20mg，2 次 /d，连用 7~14d），症状若明显缓解，可初步诊断为 GERD。

由于 GERD 分为 RE 和 NERD，诊断方法有所不同。RE 诊断条件：①有反流和 / 或"烧心"症状；②内镜下发现 RE。NERD 诊断条件：①有反流和 / 或"烧心"症状；②胃镜检查阴性；③24h 食管反流监测表明食管存在过度酸和 / 或非酸反流；④PPI 治疗有效。

GERD 需与其他食管病变，如感染性食管炎、嗜酸细胞性食管炎、药物性食管炎、贲门失弛缓症和食管癌等，消化性溃疡、胆道疾病等相鉴别。GERD 引起的胸痛应与心源性胸痛及其他原因引起的非心源性胸痛进行鉴别。GERD 还应注意与功能性疾病如功能性"烧心"、功能性消化不良等相鉴别。

八、临床治疗

治疗目标：①缓解症状并提高患者生活质量；②治愈并发症并预防症状和并发症复发；③减少或停止长期药物治疗；④使反流负荷正常化。

（一）药物治疗

1. 抑酸药　由于本病常见的直接损伤因素为胃酸及胃蛋白酶，抑制胃酸的药物成为基础治疗药物。

（1）PPI：抑酸作用强，疗效确切，是治疗 GERD 的首选药物，通常疗程应至少 8 周。70%~80% 的 RE 患者和 60% 的 NERD 患者经过 8 周治疗后可完全缓解。单剂量 PPI 治疗无效可改用双倍剂量，一种 PPI 无效可尝试换用另一种 PPI。对于合并食管裂孔疝的 GERD 患者以及重度食管炎（LA-C 和 LA-D 级）患者，PPI 剂量通常应加倍。

（2）H$_2$ 组胺受体拮抗剂（histamine 2 receptor antagonist，H$_2$RA）：抑酸能力较 PPI 弱，适用于 NERD 和轻度食管炎（LA-A 和 LA-B 级）患者的按需治疗。

2. 促胃肠动力药　如多潘立酮、莫沙必利、伊托必利等，可通过增加 LES 压、改善食管蠕动功能、促进胃排空，从而减少胃、十二指肠内容物反流并缩短其在食管的暴露时间。这类药物适用于轻症患者，或作为与抑酸药联用的辅助用药。

3. 药物维持治疗　可分为按需治疗和长期治疗。NERD 和轻度食管炎（LA-A 和 LA-B 级）可采用按需治疗，即有症状时用药，症状消失时停药，可选用 PPI 或 H$_2$RA；对于 PPI 停药后症状复发、重度食管炎（LA-C 和 LA-D 级）、食管狭窄、巴雷特食管患者，需长期口服 PPI 维持。维持治疗的剂量因人而异，以调整至患者无症状的最低剂量为宜。

（二）难治性 GERD 的治疗

难治性 GERD 是指采用双倍剂量 PPI 治疗 8~12 周后，反流和 / 或"烧心"等症状无明显改善。多种原因可引起难治性 GERD，主要包括：①持续酸反流（不正确的用药时间，患者用药依从性差，病理性酸反流，PPI 快代谢，解剖异常如巨大食管裂孔疝等）；②持续胃或十二指肠非酸反流；③食管黏膜完整性被破坏；④食管对反流的高敏感性。

对于难治性的 GERD 患者，首先需检查患者依从性，优化 PPI 的使用；采用食管阻抗 -pH 监测和内镜检查进行评估；若在优化 PPI 治疗后，反流监测仍提示难治性 GERD 患者仍存在与症状相关的酸反流，可加用巴氯芬治疗，巴氯芬是目前唯一可用于减少 TLESR 从而改善 GERD 症状的药物。若效果仍不佳，在全面评估后可考虑进行抗反流手术治疗。但不建议对非酸反流者进行手术。

（三）抗反流手术治疗

1. 内镜治疗

（1）胃镜下射频治疗：射频治疗原理主要通过热能灭活神经末梢和迷走神经受体、收缩胶原组织，促进胶原结构重建等增加 LES 的厚度和收缩力，减少 TLESR 从而起到缓解胃食管反流的效果。

（2）经口不切开胃底折叠术（transoral incisionless fundoplication，TIF）：TIF 是在内镜下将齿状线附近胃食管交接处的全层组织通过牵引器旋转下拉 4~5cm 并加固固定，形成一个胃腔内全层抗反流阀瓣，达到治疗食管裂孔疝、增加 LES 压的目的。

（3）胃镜下贲门缩窄术：对贲门周围的黏膜进行套扎，套扎环脱落后创面收缩，最终导致贲门收缩，同时黏膜内的迷走神经末梢遭到破坏，减少 TLESR，起到抗反流作用。

（4）抗反流黏膜切除术：对胃、食管连接处上下约 3cm 范围内行内镜黏膜下剥离术（endoscopic submucosal dissection，ESD）或内镜黏膜切除术（endoscopic mucosal resection，EMR），术后瘢痕收缩造成胃食管连接处狭窄，进而起到抗反流的作用。

2. 外科手术治疗　腹腔镜胃底折叠术是目前最常用的抗反流手术，目的是阻止胃、十二指肠内容物反流入食管。抗反流手术疗效与 PPI 相当，但术后可能会出现并发症。因此，对于 PPI 治疗有效但需长期维持治疗的患者，可根据患者的意愿来决定是否进行抗反流手术。对于持续存在与反流相关的慢性咳嗽、咽喉炎及哮喘，且 PPI 疗效欠佳的患者，可考虑行抗反流手术。

（四）并发症治疗

1. 上消化道出血　可视出血严重程度采用药物治疗（PPI 为主）以及内镜下治疗等方法。

2. 食管狭窄　除极少数严重食管瘢痕狭窄需行手术治疗外，绝大部分狭窄可行内镜下食管扩张术。为防止扩张术后狭窄复发，应予以 PPI 长期维持治疗，部分年轻患者也可考虑行抗反流手术。

3. 巴雷特食管　可用 PPI 维持治疗。定期随访有助于早期发现异型增生和癌变。对于不伴异型增生的患者，其胃镜随访间期为 3~5 年。如发现重度异型增生或早期食管癌，应及时行内镜或手术治疗。

九、康复评定

（一）胃食管反流病症状评分表

胃食管反流病症状评分表（gastroesophageal reflux disease questionnaire，GerdQ）由 Dent 于 2007 年设计（表 2-1-1），用于胃食管反流病疗效的评估。患者回忆过去 7d 中的症状：①阳性症状，最高得分 6 分；②阴性症状，最高得分 6 分；③阳性影响，最高得分 6 分。上述 3 种症状发作频率积分之和即为该患者 GerdQ 积分。

表 2-1-1　胃食管反流病症状评分表（GerdQ）

项目	过去 7d 症状	0d	1d	2~3d	4~7d
阳性症状	烧心	0	1	2	3
	反流	0	1	2	3
阴性症状	上腹部疼痛	3	2	1	0
	恶心	3	2	1	0
阳性影响	睡眠障碍	0	1	2	3
	额外服药	0	1	2	3

（二）疼痛评定

疼痛是一种主观感觉，客观判断较难，目前常用的评定方法有以下几种。

1. 视觉模拟评分法（visual analogue scale, VAS）。

2. 口述描绘评分（verbal rating scale, VRS）。

3. 简式麦吉尔疼痛问卷。

（三）日常生活活动能力评定

常采用改良巴塞尔指数评定患者的日常生活活动能力，此方法较为简单，可信度也较高。

（四）生存质量评定

生存质量评定常采用健康调查量表 36（36-Item Short Form Health Survey, SF-36），该量表是美国医学结局研究组开发的一个普适性测定量表。含有 36 个条目组，内容包括躯体功能、躯体角色、躯体疼痛、总的健康状况、活力、社会功能、情绪角色和心理卫生 8 个领域。整个测量耗时约 5~10min。SF-36 是目前世界上公认的具有较高信度和效度的普适性生存质量评价量表。在国内外许多与健康相关的生存质量的研究中，很多人使用 SF-36 作为标准效度（即"金标准"）或参照的标准，其中文版已经由中山大学公共卫生学院统计学教研室方积乾教授等译制完成并投入使用。

（五）营养状况的评定

1. 营养不良风险评估　推荐使用营养风险筛查 2002（NRS 2002）量表或者主观全面评定（Subjective Global Assessment, SGA）量表对患者进行营养风险筛查，当患者 NRS 2002 总评分≥3 分，或 SGA 评级为 B、C 级时，表示患者存在较高的营养不良风险。

2. 存在营养不良风险的患者，应及时进行相关营养指标的检测　总体蛋白质储存的评定：①生化指标，包括白蛋白（g/dl）、前白蛋白（g/dl）、血红蛋白（g/dl）等。②体质量指数（body mass index, BMI）测量。BMI= 体重（kg）/ 身高 ^{2}（m^2），我国居民的正常 BMI 参考标准为 18.5~23.9kg/m^2。③上臂肌围与上臂肌区是评定总体蛋白质储存的较可靠指标。上臂肌围（mm）= 上臂中点的围长（mm）-3.14× 三头肌皮褶厚度（mm）。上臂肌区（mm^2）=（上臂肌围）^{2} /（4×3.14）。上臂肌围的国际标准为 253mm（男）、232mm（女）为正常。测量时应尽量减少误差。

3. 骨骼肌容量与脂肪厚度的评定　推荐使用体成分测量仪进行整体的骨骼肌和脂肪评定，以全面而系统地评价机体的骨骼肌、体脂肪含量以及内脏脂肪分布。若条件不成熟，肢体围径、胸围、腹围及皮褶厚度的测量也可以作为评估骨骼肌容量及脂肪厚度的指标，但人体的标准差较大。

4. 骨骼肌营养状态的评定　尿肌酐来自骨骼肌的肌酸和磷酸肌酸，测定 24h 的尿肌酐可作为人体组织营养状态评定的指标。肌酐身高指数可作为测量骨骼肌营养状况的指标。肌酐身高指数指 2 ~ 3 次 24h 尿肌酐总量测定的平均值与相同性别及身高的标准肌酐值比较所得的百分比。肌酐身高指数：60%~80% 为中度缺乏蛋白质营养，<60% 为严重缺乏。

5. 全身营养状态的评定　凡体重减轻超过平时体重的 10% 为全身营养不良，体重急速减轻为重度营养不良指标之一。

（六）心理评估

国内外大量的文献研究表明 GERD 的发生、发展及愈后和心理因素密切相关，其中最主要的心理因素是抑郁和焦虑。

1. 抑郁评定量表

（1）抑郁自评量表（Self-rating Depression Scale，SDS）：由 Zung 于 1965 年编制，为常用的自评量表，用于衡量抑郁状态的轻重程度及其在治疗中的变化。SDS 量表由 20 个陈述句组成，每一个句子相当于一个有关的症状，按 1~4 级评分，受试者仔细阅读每一条陈述句条目，根据最适合自己情况的时间频度圈出，总分范围为 20~80 分，总分 ×1.25 取整数，即得标准分。

（2）汉密尔顿抑郁量表（Hamilton Depression Scale，HAMD）：由 Hamilton 于 1960 年编制，适用于有抑郁症状的成年人，是临床上使用最普遍的抑郁评定量表。HAMD 的版本有 17 项、21 项和 24 项 3 种，国内常见的为 24 项版本。HAMD 为他评量表，由经过训练的评定人员通过与患者交谈和观察的方式进行评定。

2. 焦虑评定量表

（1）焦虑自评量表（Self-rating Anxiety Scale，SAS）：由 Zung 于 1971 年编制，其结构形式和评定方法都与 SDS 十分相似，用于评定成年焦虑患者的主观感受，是一种临床使用较方便的评定量表。

（2）汉密尔顿焦虑量表（Hamilton Anxiety Scale，HAMA）：由 Hamilton 于 1959 年编制，主要用于评定神经症及其他患者的焦虑症状的严重程度，是精神科应用较为广泛的他评量表之一。

十、康复治疗

应采用综合治疗措施，以调节自主神经及内脏器官功能，改善胃食管动力，增强运动耐力，提高生活质量为目标，积极进行康复治疗。

（一）运动疗法

运动疗法具有减轻胃食管反流病患者的症状、维持和改善胃食管功能、改善机体整体耐力的作用。根据病情选择主动等张运动、抗阻运动和有氧运动项目以改善肌力、肌耐力和整体体能。有氧运动包括步行、游泳、太极拳等。

（二）膈肌生物反馈治疗

膈肌生物反馈治疗是应用电子仪器，将人体内正常情况下意识不到的生理功能，予以标记，并转换成可以察觉到的声、光等信号，使受试者根据反馈信号来学习调节机体不随意的内脏功能。它的主要机制为通过腹式深吸气训练，改善胃、食管连接处生理反流屏障的功能，起到抗反流作用。

（三）减压腹式呼吸训练

1. 身体扫描　指导患者平卧位、闭目，全身放松，慢慢地将注意力从脚趾向头顶进行逐个器官的扫描，客观地去感受身体每个部位的存在，扫描到胃与食管时引导患者憋气。

2. 腹式呼吸训练　指导患者舒适地将双手放于腹部，缓慢吸气；然后缓慢地呼气；患者端坐在床上，双手自然地放于腹部两侧，双手感受腹部随呼吸运动的起伏，以最自然、最放松的方式进行呼吸，只关注当下的呼吸，想象所有的不适均已随呼吸释放到体外。

3. 正念冥想　自由地选择卧位或者坐位，平静地呼吸，正面感受烧心、反酸等胃食管反流病症状，并找寻这种不适源自身体的哪个部位，当定位到引起不适的部位时，感受这些不适正随着呼吸在远离这个部位，远离自己。

4. 心理干预治疗　GERD 致病因素除了食管自身原因外，也与精神心理因素密切相关,研究发现部分 GERD 患者存在焦虑抑郁状态。因而常规药物治疗失败时要关注患者的精神心理状态,及时给予心理治疗,包括必要的催眠疗法和心理暗示。

（四）传统康复治疗

可采用穴位刺激疗法,利用针灸或电针刺激内关和足三里,此为治疗消化道疾病的最常用的针灸方法。

十一、营养治疗

营养治疗的主要目的是防止胃、十二指肠中的食物发生反流,降低胃液的酸度,减少因食物反流而导致的食管损伤。营养治疗的总原则为:减少刺激性食品的摄入,限制富含脂肪的食物摄入,合理控制能量摄入,维持健康体重。

（一）增加蛋白质摄入

因为蛋白质可能会刺激胃泌素分泌,使下食管括约肌压力增加,减少反流。

（二）少食多餐

不要一次性食用大量食物或进食过快,尤其晚餐。饮食应干稀搭配,避免患者出现热量摄入不足。

（三）禁食可能促进胃食管反流的食物

禁食可能促进胃食管反流的食物,如含酒精饮料、咖啡、高脂、油炸食物等;禁食酸性食物;禁食刺激性食物,如辛辣食物、粗硬食物(坚果等)、浓茶等。

（四）减轻体重

肥胖者应减轻体重,因为肥胖会导致腹内压力增加,加重食物反流。

（五）进食时间合理

忌餐后平卧以及睡前 2~3h 内进食,睡觉时可将床头抬高 10~20cm。

（六）发病急性期时可选择低脂流质膳食

随着患者病情的缓解可逐渐过渡至低脂半流质膳食或低脂普食,流质膳食期间应注意保证患者的膳食能量以及维生素、微量元素供给。

十二、康复护理

（一）健康教育

向患者介绍胃食管反流病相关知识,如发病原因、临床表现、处理措施及预后,使患者及家属对疾病有正确认识,积极配合医护人员治疗疾病。

（二）用药指导

遵医嘱使用促胃动力药、抑酸药,教育患者严格按照医嘱规定的剂量、用法正确服药,学会观察药物疗效和不良反应,不随便停药或者减少药物用量。维持治疗是预防胃食管反流病复发的重要方法,应用抑酸药的患者,治愈后逐渐减少剂量直至停药或者改用缓和的其他制剂再逐渐停药。平时自备碳酸镁、硫酸铝等碱性药物,出现不适症状时可服用。避免应用使 LES 压降低的药物以及使胃排空延迟的药物,如出现胸骨后灼热感、胸痛、吞咽障碍等症状加重或者出现异常及时就诊。

（三）生活方式指导

改变生活方式或生活习惯对多数患者能起到一定的疗效。

1. 因餐后易致反流,应避免睡前 2h 内进食,白天进餐后亦不宜立即卧床;睡眠时将床头抬高 15~20cm,以改善平卧位食管的排空功能,减少卧位及夜间的反流。

2. 指导患者规律进餐,避免进食使 LES 压降低的食物,如易引起反流和胃酸过量分泌的高脂肪、巧克力、咖啡、浓茶等食物,以高蛋白、低脂肪、无刺激、易消化饮食为宜,忌饱餐,应少食多餐。对有食管炎、食管溃疡的患者应避免粗糙及刺激性食物。

3. 鼓励患者咀嚼口香糖,增加唾液分泌,中和反流物。

4. 尽量减少引起腹压增高的因素,如紧束腰带、餐后负重劳动、弯腰等。故衣着应宽松,不穿紧身衣;肥胖者应减轻体重,减少腹部脂肪过多引起的腹压增高;平时避免重体力劳动和高强度的体育锻炼等。

5. 戒烟,禁酒。

(四)减轻疼痛措施指导

1. 保持环境安静、舒适,减少对患者的不良刺激和心理压力,保持情绪稳定,焦虑的情绪易引起疼痛加重。

2. 疼痛时尽量深呼吸,以腹式呼吸为主,减轻胸部压力刺激。

3. 取舒适的体位。

4. 教会患者一些放松和转移注意力的技巧,如听音乐、看小说等,有利于缓解疼痛。

(五)心理疏导

缓解患者的紧张焦虑情绪,分散患者注意力,减少各种精神刺激,指导患者提高心理防御机制,使其积极主动地参与治疗和护理。

十三、预防原则

GERD 是临床常见慢性疾病,病程长,易反复,与生活方式密切相关,所以预防复发尤为重要。预防复发的重点是改变生活方式、避免或减少危险因素以及提高服药依从性。

十四、预后与转归

大多数 GRED 病例呈慢性复发性,终止治疗后复发。非糜烂性反流病(NERD)对治疗的反应较差,长期病程对患者的生活质量影响较大。随着治疗方法的不断改进和深入研究,反流性食管炎(RE)治愈率逐渐提高,严重并发症的发生率趋向减少;与 RE 有关的病死率极低,但巴雷特食管有发生食管癌的倾向,需进行消化内镜的随访。

(郑鹏远 汤有才 黄 煌 李 哲)

参 考 文 献

[1] 葛均波,徐永健,王辰.内科学[M].9 版.北京:人民卫生出版社,2018.

[2] 陈旻湖,侯晓华,肖英莲,等.2014 年中国胃食管反流病专家共识意见[J].胃肠病学,2015(3):155-168.

[3] KOCHETKOVA E Y, BLINOVA G I, BYSTROVA O A, et al.Targeted elimination of senescent Ras-transformed cells by suppression of MEK/ERK pathway[J].Aging(Albany NY),2017,9(11):2352-2375.

[4] FASS R, CAHN F, SCOTTI D J, et al.Systematic review and meta-analysis of controlled and prospective cohort efficacy studies of endoscopic radiofrequency for treatment of gastroesophageal reflux disease[J].Surg Endosc,

2017, 31（12）:4865-4882.

［5］HILLMAN L, YADLAPATI R, WHITSETT M, et al.Review of antireflux procedures for proton pump inhibitor nonresponsive gastroesophageal reflux disease［J］.Dis Esophagus, 2017, 30（9）:1-14.

［6］ROSEN R, VANDENPLAS Y, SINGENDONK M, et al.Pediatric Gastroesophageal Reflux Clinical Practice Guidelines: Joint Recommendations of the North American Society for Pediatric Gastroenterology, Hepatology, and Nutrition and the European Society for Pediatric Gastroenterology, Hepatology, and Nutrition［J］.J Pediatr Gastroenterol Nutr, 2018, 66（3）:516-554.

第二节　食管癌及术后康复

一、概述

食管癌（esophageal cancer）是指发生于下咽部到食管胃结合部之间的上皮来源性的恶性肿瘤,是世界上某些国家和地区较常见的恶性肿瘤,每年约有 20 万人死于本病。我国是世界上食管癌发病率最高的国家之一,在恶性肿瘤中,食管癌的发病率仅次于胃癌。河南省是食管癌高发省份,食管癌高发区（发病率>60/10 万）,人口超过 4 371 万,占全省人口的 41%,分布在 11 个市,9 万多平方公里的区域,高发区面积占全省面积的 55%。河南省、河北省和山西省交界的太行山地区,特别是河南省的林州市（原林县）、安阳县、辉县市等地是中国,也是世界上食管癌发病率和病死率最高的地区之一。以河南林州市地区（太行山地区）为中心,随着半径逐渐增大,食管癌的发病率呈逐渐降低的趋势,与林州市相距仅 200km 的河南范县,食管癌发病率已由林州市平均 161/10 万,下降到 25/10 万左右。河南林州市食管癌高发区这种独特的发病模式受到河南医学专家的高度重视。在外科治疗方面,我国吴英恺于 1940 年首次切除胸部食管癌成功。1949 年后,食管癌的外科治疗迅速发展,近 20 年来,已经普及并治疗了大量的病例,积累了丰富的经验。在河南医疗队、北京医疗队、食管癌防治国际合作团队,以及数代食管癌病理学研究团队的共同努力下,目前我国高发区食管癌发病率已趋稳定,并开始下降。

二、病因

食管癌的病因尚无明确结论,但普遍认为是多因素联合作用、多阶段发展的结果。

1. 饮食因素　食物中维生素及微量元素等缺乏、进食粗糙或过烫食物、嚼食槟榔均与食管癌有关。

2. 生活方式和习惯　癌症突变会发生在生理学特征正常的食管细胞内,并随着时间推移而积聚,而饮酒和吸烟均会促使突变细胞数量增加,从而增加食管癌发生风险。

3. 生物因素　亚硝胺类化合物、霉菌毒素均能引起食管癌,高发区居民的食物和饮水中亚硝胺的含量显著增高,且食用霉变食物较为普遍。

4. 慢性炎症刺激　胃食管反流病、食管慢性狭窄、贲门失弛缓症等长期炎性刺激可诱发食管癌。

5. 遗传因素　食管癌的发病有家族聚集倾向,有家族史者迁移到低发区,仍表现出相对较高的发病率。癌基因 *Rb*、*p53* 等抑癌基因失活和原癌基因 *H-ras*、*c-myc*、*hsl-1* 等激活与食管癌有关。

三、病理生理

食管癌的病变部位以中段居多(50%),下段次之(30%),上段最少。

(一)组织学病理

食管癌根据组织学病理分为鳞癌(H1)和腺癌(H2),我国以鳞癌为主,占90%以上,少数为腺癌,与巴雷特食管恶变有关。

(二)分化程度

分化程度分为不能确定(Gx)、高分化癌(G1)、中分化癌(G2)、低分化癌(G3)、未分化癌(G4)。

(三)转移

早期食管癌多局限于黏膜层,肿块少见。中晚期食管癌累及食管全周,肿块可突入腔内,穿透食管壁全层,侵犯纵隔及心包,并发生扩散和转移。淋巴转移是主要的转移方式,晚期血行转移至肝、肺、骨、肾上腺、脑等器官。

(四)病理分期

食管癌分期标准(TNM分期)见表2-2-1。

表2-2-1 食管癌分期标准(AJCC 2010)

T	原发肿瘤	T_x:原发肿瘤不能确定
		T_0:无原发肿瘤证据
		T_{is}:重度不典型增生
		T_1:肿瘤侵犯黏膜固有层、黏膜肌层或黏膜下层
		T_{1a}:肿瘤侵犯黏膜固有层或黏膜肌层
		T_{1b}:肿瘤侵犯黏膜下层
		T_2:肿瘤侵犯食管肌层
		T_3:肿瘤侵犯食管纤维膜
		T_4:肿瘤侵犯食管周围结构
		T_{4a}:肿瘤侵犯胸膜、心包或膈肌
		T_{4b}:肿瘤侵犯其他邻近结构,如主动脉、椎体、气管等
N	区域淋巴结转移	N_x:区域淋巴结转移不能确定
		N_0:无区域淋巴结转移
		N_1:1~2枚区域淋巴结转移
		N_2:3~6枚区域淋巴结转移
		N_3:≥7枚区域淋巴结转移
M	远处转移	M_0:无远处转移
		M_1:有远处转移

四、分型

1. 早期食管癌 分为充血型、糜烂型、斑块型、乳头型。

(1)充血型:是食管癌最早期的表现,多为原位癌。

（2）糜烂型：癌细胞分化较差。

（3）斑块型：最多见，癌细胞分化较好。

（4）乳头型：癌细胞分化一般较好。

2. 中晚期食管癌 分为髓质型、蕈伞型、溃疡型、缩窄型、腔内型。

（1）髓质型：管壁明显增厚并向腔内外扩展，边缘呈坡状隆起，多数累及食管周径的全部或绝大部分。

（2）蕈伞型：肿瘤边缘隆起，呈唇状或蘑菇样外翻，与周围黏膜界限清楚，表面多伴有浅表溃疡，底部凹凸不平。

（3）溃疡型：少见，此类型也可见于早期 / 表浅癌，中央有明显溃疡，深入肌层，梗阻程度较轻。

（4）缩窄型：形成明显的环形狭窄，累及食管全部周径，较早出现梗阻症状。

（5）腔内型：少见，此类型也可见于早期 / 表浅癌，呈蘑菇样或大息肉样，有蒂。

五、临床表现

（一）早期表现

早期食管癌患者可进普通饮食，多数无明显自觉症状，常见的早期症状主要为进食时食管通过缓慢停滞感，食管内异物感，大部分患者有轻度刺痛感。

（二）中晚期表现

症状逐渐加重，出现的时间及程度与食管周径受累范围相关，包括：①进行性吞咽困难，先对固体食物吞咽困难，而后进半流质、流质饮食亦有困难，常伴有呕吐；②进食疼痛，可有放射痛，表现为持续性、穿透性胸背痛；③体重下降；④肿瘤转移引起的症状，包括淋巴结肿大引起疼痛，侵犯喉返神经引起声音嘶哑、呛咳，侵犯肺脏引起咯血等；⑤并发症引起的症状，食管气管瘘引起肺部感染，食管穿孔破裂引起胸腔或纵隔感染等。

六、辅助检查

（一）胃镜检查

胃镜检查是发现与诊断食管癌最直接的方法，可直观观察病灶形态，并对可疑病变部位多点进行病理组织检查，以明确诊断。食管癌镜下表现：病变表面粗糙浑浊，血管纹理模糊，食管黏膜潮红、充血、糜烂，触之容易出血；食管壁黏膜局部糜烂溃疡，食管壁黏膜隆起，食管壁黏膜虫蚀样改变等。胃镜检查具有直观性强、图像信息及特异性高的优点。高发区常规内镜下染色可大大提高早期病灶的检出率。经碘液染色的正常食管黏膜染成棕黑色，黏膜癌和不典型增生不着色，呈淡黄色，反差明显、易识别，便于行活检。超声内镜能够显示食管结构的每一个层次以及相邻脏器结构与局部淋巴结转移情况，是明确癌肿浸润食管壁深度，预测食管癌能否行外科根治性切除术的最佳检查手段。

（二）影像学检查

1. X 线钡餐造影 用于不能耐受内镜检查者。主要表现为黏膜皱襞改变、充盈缺损、黏膜紊乱以及管腔狭窄等特征。

2. 胸腹部 CT 检查 可显示食管壁增厚、肿瘤外侵及转移情况，但难以发现早期食管癌。

3. 正电子发射计算机断层显像（PET-CT） 可以发现食管及远处转移病灶。

（三）组织学和细胞学检查

病变组织或转移淋巴结活检可确诊。

（四）实验室检查

1. 血清肿瘤标志物检测　癌胚抗原（carcinoembryonic antigen，CEA）、细胞角蛋白 19 片段（cytokeratin 19 fragment antigen 21-1，CYFRA 21-1）和神经元特异性烯醇化酶（neuron specific enolase，NSE）检测在早期食管癌诊断中的具有一定价值。

2. 其他实验室检查　包括血常规、尿常规、肝肾功能、血糖、凝血功能、心电图等。可了解患者一般情况，为制订进一步治疗方案提供依据。

七、诊断与鉴别诊断

（一）诊断

食管癌诊断包括以下几个步骤：明确诊断食管癌性质；判断术前食管癌临床分期；判断患者身体功能状态以及能否耐受手术。

1. 定性诊断　以消化内镜检查活检为主，主要观察食管病灶的具体位置、大小、范围，早期病变需要黏膜染色，完成病灶多点取材活检，最终完成病理诊断，确定食管癌组织类型。

2. 分期诊断　即明确术前 TNM 分期（表 2-2-1），为制订具体的治疗方案，评价疗效及判断预后提供依据，也便于横向或纵向比较疗效，进行学术研究和交流。各种检查技术的研究与发展，可以提高肿瘤的检出率。食管钡餐造影，CT 等检查已常规应用于临床，放射免疫显像、螺旋 CT 实时三维重建可以动态观察食管情况。^{18}F-FDG-PET 和 PET-CT 从代谢功能方面判断病变的良恶性，为影像学开辟了新的研究领域，11C- 蛋氨酸、11C- 胆碱、^{18}F-氟硝基咪唑丙醇等新的正电子药物的开发，为食管癌的诊断、分期和疗效评价提供了新的方法。内镜中，色素内镜、超声内镜（EUS）、放大内镜、荧光内镜等技术在发现早期食管癌和食管癌前病变方面显示出比常规内镜更高的灵敏度和特异度。纵隔镜是传统的、最佳的纵隔淋巴结活检方法，对术前 TNM 分期有一定帮助。超声内镜，对于判断食管原位癌、癌灶浸润深度以及局部淋巴结转移状况极具临床应用价值。超声内镜引导细针穿刺抽吸术（EUS-FNA）技术为确定区域淋巴结转移提供了可靠的诊断方法，被认为是目前对食管癌术前 TNM 分期最准确的方法之一。新型微型超声探头 EUS，其探头频率更高，对食管壁的显示更加清楚，对早期食管癌的诊断优于传统 EUS。三维超声内镜、磁共振仿真内镜等技术用于早期食管癌诊断的研究已初步显示了其潜在的应用价值。以上各种方法作为食管癌治疗前的分期手段，不同的手段因其成像原理不同，对不同区域、不同器官检测的敏感性、特异性、准确性不同。综合应用不同手段是提高食管癌分期准确性的有效方法，其中 EUS 联合 CT 检查是一种比较经济且准确率高的组合方法。食管癌术前病理分期的诊断方法以超声内镜为主要检查手段，配合胸部 CT 增强扫描、EUS、PET/CT 检查、内镜超声引导下的针吸活检，还可采用电视胸腔镜（VATS）检查，明确胸内淋巴结转移情况，纤维支气管镜（简称"纤支镜"）检查明确胸上段食管癌侵犯气管膜部的情况，ECT 检查排除骨转移。

3. 临床功能诊断　主要包括实验室检查、心功能评估、肺功能评估、营养状况评估、心理状况评估、术前合并症的相应评估，目的在于评估患者身体各项功能状态能否耐受食管根治手术。

（二）鉴别诊断

食管癌的诊断一般无困难。早期症状不典型时，需与慢性咽炎、食管憩室、胃食管反流病、食管静脉曲张等相鉴别；中晚期则需要与食管外压性梗阻、食管平滑肌瘤、贲门失弛缓症、重症肌无力、吞咽困难、良性瘢痕狭窄等相鉴别。内镜检查可明确诊断。

八、临床治疗

（一）外科治疗

食管癌的切除率为 58%~92%，手术并发症发生率为 6.3%~20.5%，切除术后 5 年和 10 年生存率分别为 8%~30% 和 5.2%~24.0%。我国食管癌的临床外科治疗在患者数量、切除率、手术技巧和经验、术后 5 年生存率或 10 年生存率以及食管癌外科治疗的普及程度等，均处于国际领先地位。目前手术仍是治疗食管癌的首选方法。施行部分食管或部分食管胃切除及二野淋巴结清扫作为标准术式。

1. 手术适应证　包括：①肿瘤术前临床分期在Ⅲ期以下，无远处转移及其他禁忌证者；②癌肿的长度仅作为参考指标，术前分期检查如 CT、ECT、EUS、VATS、纤维支气管镜等来判断肿瘤外侵周围脏器的范围、浸润程度、淋巴结转移情况，估计可行扩大切除者，全身情况能耐受手术者；③食管癌合并锁骨上淋巴结转移，如癌肿范围不大、外侵不严重，无其他重要脏器转移者，可考虑手术一起切除；④老年不是手术禁忌，生理年龄比实际年龄更重要，70 岁以上高龄食管癌患者，行手术治疗的报道不少；⑤放射治疗后局部复发者，如全身情况良好，肿瘤范围不大，可以行手术治疗。

2. 禁忌证　包括：①肿瘤范围过大且外侵严重，包括侵犯气管、支气管、主动脉、心包、左心房、肺大血管等，或侵犯喉返神经导致声音嘶哑；②有肝、脑等脏器远处转移者；③全身情况差，已呈恶病质，或有严重脏器功能不全者。

3. 手术方法选择原则　食管癌外科手术治疗的方法很多，食管重建术中最常用及效果最好的替代器官是胃，其次是空肠及结肠。吻合的部位分为胸内吻合和颈部吻合，还有左胸内吻合和右胸内吻合。路径分经食管床和不经食管床。具体选择及组合要根据病变位置，患者功能状况，食管重建替代脏器的状况等来确定。食管下段癌常采用单纯左开胸或者胸腹联合切口；食管中段及上段癌一般采用右胸、腹部、颈部翻身两切口或翻身三切口手术。

手术包括食管癌的彻底切除和纵隔淋巴结的清扫。淋巴结对食管癌预后有重要影响，对手术效果也有一定影响。目前认为，癌细胞一旦穿破食管黏膜下层就极易造成淋巴结转移，而常规病理诊断技术在微小转移灶及单个癌细胞转移中的作用有限，所以对于侵犯黏膜下层的早期食管癌，应该充分重视系统性淋巴结清扫。颈胸腹三野淋巴结清扫可提高中、晚期食管癌患者的生存率，但创伤较大，选择性三野淋巴结清扫开始受到关注。此前锁骨上淋巴结转移被认为是远处转移，作为手术的禁忌证。近年已有人将锁骨上淋巴结转移作为区域淋巴结转移而施行颈部淋巴结清扫手术，术后放疗，效果较好。食管癌根治性切除后通常利用胃、间置结肠、带蒂或游离空肠重建食管通道。对一些晚期食管癌已无法切除者，应考虑作转流手术，食管狭窄腔内安置内支架或胃、空肠造瘘等姑息性手术，以解决进食困难，维持营养，再争取行其他的治疗。

近年来，国内在食管癌手术技术改进方面做了大量工作，出现了各种手术途径和数十种不同的切除和吻合技术，目的在于减少近远期并发症（如吻合口瘘和狭窄、反流性食管炎），提高患者术后生活质量和远期生存率。绝大部分外科医师对食管癌发生在相当于隆突以下部分及近贲门者,采取左、右后外侧开胸径路;对发生在隆突以上部位者采取右后外开胸径路,施行部分食管或食管胃部分切除及二野淋巴结清扫术作为标准术式;经过长时间的随访,各种方法并无本质上的差别,只要按照操作规程,仔细进行手术,各种技术均可取得较好效果。但远期生存率则无重大突破,均不能解决食管癌外科治疗的全部问题。近10年来,管状吻合器和直线缝合器等在食管癌和贲门癌手术中的应用日益广泛。器械吻合缩短了手术时间,降低了并发症的发生率,取得了良好的效果和积累丰富的经验。微创外科的发展在食管外科也得到了广泛应用,电视胸腔镜外科手术(VATS)和纵隔镜检查术(mediastinoscopy)现已应用于食管癌分期等,由于较大范围的解剖耗时长久,延长相应的单肺通气时间,VATS要求手术人员操作技术熟练和器械设备精良。食管癌外科治疗的手段,还有待于进一步探索实践。

（二）食管癌其他治疗方法

1. 内镜治疗 对于没有淋巴结转移的早期食管癌及其癌前病变,可采用内镜黏膜下剥离术或内镜黏膜切除术,完全切除率高,5年生存率>90%。内镜下支架植入、局部注射抗癌药、内镜激光、食管扩张等方法,可解决中晚期食管癌患者进食进水困难。

2. 放射治疗 对于不适合手术的晚期食管癌患者,或拒绝手术者,可进行放射治疗。某些较晚期的食管癌,可先放射治疗,待肿瘤缩小后再行手术治疗。近年来,尚有腔内近距离放射治疗,如结合外照射可望提高疗效。还有术中行放射,直接照射已切除之瘤床及局部淋巴结,以提高远期生存率。

3. 药物治疗 单纯化疗对食管癌作用较差,目前采用化学药物、中医中药与免疫药物治疗相结合的办法,不仅可使症状缓解,而且可使部分患者瘤体缩小,从而延长生命。

4. 综合治疗 目前对食管癌的治疗采取以手术治疗为主,结合放疗、化疗、药物治疗以及冷冻、激光等综合性治疗。特别强调早期诊断、早期治疗,才能进一步提高远期疗效。食管癌采取何种治疗方法应取决于肿瘤的TNM病理分期。

食管癌的放化疗:[18]F-FDG-PET技术在放疗计划中帮助确定食管癌根治性放疗靶区,可达到最佳剂量分布、避免靶区遗漏和正常组织过量照射,提高治疗增益比。后程加速超分割放射治疗、三维适形放射治疗(3DCRT)和调强适形放射治疗(IMRT)食管癌,使靶区受到精确剂量照射,保护周围正常组织。[125]I组织间植入近距离治疗食管癌是一种新的有效方法,独特的物理学及放射学优势,使其在食管癌的治疗中变得越来越重要。光动力学治疗(PDT)可有效清除伴高度或低度不典型增生的巴雷特食管,实现病变区鳞状上皮的重新覆盖。新的光敏剂研究,为今后光动力治疗的发展开辟了新空间。同步放化疗优于单纯及序贯放化疗。对于可切除的食管癌,术前同步放化疗降低肿瘤分期,利于手术切除,达到病理完全缓解者能获得长期生存,对淋巴结阳性及术后有肿瘤残留者,同步放化疗可降低复发。各种新技术的应用,使食管癌的治疗日趋完善,但各种方法均有其优缺点,应该根据患者特点进行个体化选择,以提高治疗效果。

近年来,随着对肿瘤分子生物学机制研究的不断深入,分子靶向药物的出现为食管癌患者生存期的延长及生存质量的改善带来了可能。但该领域的研究尚处于萌芽时期,研究主要集中在针对表皮生长因子受体(epidermal growth factor receptor, EGFR)这个靶点上,涉及食管腺癌的研究文献相对较食管鳞癌多,这与西方国家多以食管腺癌为主有关。在食管癌的靶向治疗上,多靶点联合应用靶向药物特别是单抗类药物联合新型细胞毒性药物,以及联合放疗会是将来研究的重点。

食管癌的外科治疗仍不能令人满意,由于多数患者就诊时已属晚期(T_3、T_4 或 N_1),远期效果不理想。因此,探讨更早期发现、早期诊断和更加根治性的切除方法(手术、放疗、化疗)等综合治疗的研究,是未来的重要任务。当前,迫切需要的是探索最佳综合治疗方案,包括化疗药物的选择、联合化疗的应用、放疗计划的制订以及外科术式的组合,并付诸临床随机试验。

九、康复评定

(一)心理评定

食管癌患者在患病后容易出现烦躁、焦虑等负性情绪,会影响手术效果。心理评定方法与一般伤病相同,情绪测验可以采用汉密尔顿抑郁量表、汉密尔顿焦虑量表,人格测验采用艾森克人格问卷。

(二)疼痛评定

疼痛评分可以采用视觉模拟评分法(VAS)、口述描绘评分(VRS),或简式麦吉尔疼痛问卷。

(三)心肺功能评定

术前心肺功能和身体功能评估可预测患者预后,用于术前康复干预。术前心肺功能评估常见的测试有 6min 步行测试、心肺运动试验(cardiopulmonary exercise test, CPET)等。

1. 6min 步行测试　场地一般选择平坦封闭、硬直的走廊,长度为 30m,每隔 3m 做标记,起点处有明亮的颜色条带,折返处有类似橙色交通锥标,每圈起始均有明显标志。测试前向患者说明具体方法和要求,嘱其休息 10min,测量静息状态脉搏、血压、经皮动脉血氧饱和度(SPO_2),根据博格评分(Borg scale)(表 2-2-2)评价呼吸困难与疲劳程度。患者穿着舒适的鞋和衣服,开始测试,以平时的速度尽可能快地行走,从起点走向终点并往返,认真记录往返圈数。测试过程中给予患者鼓励,如"您做得很好,继续坚持"。测试结束前 15s 提示患者:"测试结束时要原地停止"。如中途累了,可靠墙休息片刻,恢复后继续行走至 6min 结束。如提前终止测试,让患者立即休息,同时做好停止的时间、步行距离、停止地点、原因的记录。测试结束后,统计圈数,计算患者 6min 内步行的距离。监测并记录患者的脉搏、血压、心率、SO_2,用博格评分评价患者的呼吸困难和疲劳情况。

表 2-2-2　博格评分

评分	标准
0 分	一点也不觉得呼吸困难或疲劳
0.5 分	极其轻微的呼吸困难或疲劳,几乎难以察觉
1 分	非常轻微的呼吸困难或疲劳
2 分	轻度的呼吸困难或疲劳
3 分	中度的呼吸困难或疲劳
4 分	略严重的呼吸困难或疲劳
5 分	严重的呼吸困难或疲劳
6~8 分	非常严重的呼吸困难或疲劳
9 分	极其严重的呼吸困难或疲劳
10 分	极度的呼吸困难或疲劳,达到极限

2. CPET 对运动中的患者进行连续性心电图、气体代谢参数及血压监测，能够准确反映出患者最大运动能力，从而客观定量评价心脏储备功能和运动耐力。限制性心肺运动试验能够准确反映出患者的疾病情况，也可反映出临床治疗改善状况。

（四）吞咽功能评定

标准吞咽功能量表(standardized swallowing assessment, SSA)，是由 Ellul 等于 1996 年首先报道，经科学设计专门用于评定患者的吞咽功能，分为三个部分：①临床检查，包括意识、头与躯干的控制、呼吸、唇的闭合、软腭运动、喉功能、咽反射和自主咳嗽，总分 8~23 分；②让患者吞咽 5mL 水 3 次，观察有无喉运动、重复吞咽、喘鸣及吞咽后喉功能等情况，总分 5~11 分；③如上述无异常，让患者吞咽 60mL 水，观察吞咽需要的时间、有无咳嗽等，总分 5~12 分。该量表的最低分为 18 分，最高分为 46 分，分数越高，说明吞咽功能越差。

（五）日常生活活动能力评定

可采用改良巴塞尔指数。

十、康复治疗

对于可切除的食管癌患者，食管切除术仍是最佳的治疗方法。但是，几乎所有的患者在行食管切除术后都会出现一些症状，影响患者的术后生活质量，比如咳嗽、疼痛、吞咽困难、反流和恶心 / 呕吐等症状。很多报道显示，术后这些症状会严重影响患者生命质量，甚至会影响患者的预后。肺部并发症作为食管癌术后常见的并发症，其发生率达到了 16.7%。其中，最常见的并发症是肺不张、肺部感染和呼吸衰竭。系统的康复可以有效减少上述问题对患者的影响，提高患者的生活质量。

（一）术前康复

术前康复也叫预康复(prehabilitation)，主要是指在术前通过各种方法优化患者的身体状况，提高患者的身体功能储备，为心肺功能达不到手术标准的患者争取手术机会，并减少术后并发症。术前康复的目的是提高患者术前的身体功能或维持放化疗期间的身体功能。目前食管癌术前的康复主要包括以吸气肌为主的呼吸肌训练和各种形式的有氧运动。

1. 呼吸肌训练 呼吸肌训练旨在提高吸气肌的功能和力量。训练方法有腹式呼吸训练、缩唇呼吸训练、主动呼吸训练、有效咳嗽、吹气球、阻流吸气装置、呼吸训练器等。

2. 有氧训练 术前中度到高强度的有氧运动计划可提高围手术期患者的有氧代谢能力和身体功能，同时也能减少术后并发症、缩短住院天数。如居家运动训练、做体操、步行、打太极拳、骑自行车等。

（二）术后早期康复

1. 围手术期并发症及康复治疗 食管癌的外科治疗主要为消化道重建手术。由于食管癌手术时间相对较长，涉及胸腔、腹腔及颈部等多个部位及器官，患者多合并其他严重疾病，因而术后并发症较多，有些严重并发症甚至危及患者生命。术后早期康复的关键就是并发症的观察与治疗。

吻合口瘘是食管癌切除术后最危险和最严重的并发症之一。近年有资料显示，术后吻合口瘘的发生率为 1.04%~30.00%。早期诊断、早期治疗是降低病死率的关键。颈部吻合口瘘表现为局部感染、皮下气肿、脓肿等，一旦出现需立即切开引流，预后较佳。而胸内吻合口瘘发生较为凶险，表现为胸痛、呼吸困难、高热、心动过速、感染性休克等症状。故术中最大限度保留胃的血液供应，尽量游离胃，以减少吻合时张力；保护食管肌层及胃壁组织的完整，食管游离端不应超过 3cm，勿损伤食管肌层，是维护吻合部血运良好、预防吻合口瘘的重要环节。提倡使用吻合器，器械吻合具有操作简便、省时、吻合确切、吻合口切缘整齐及钉距均匀等优点，除能明显缩短食管胃吻合时间及总手术时间外，还能使黏膜对合良好，有效降低术后并发症发生率。吻合口瘘多发生于术后的 3~6d，应根据患者的一般情况、瘘口大小等决定治疗措施。对一般情况差，发生在主动脉弓上的高位吻合口瘘，应采用保守治疗，在胸腔适当位置做通畅的胸腔引流，以确保引流畅通。同时采用空肠造瘘或十二指肠营养管维持营养，这些措施对于保证吻合口瘘的愈合起很好的作用。

食管癌患者术后常发生肺部并发症，主要为肺炎、肺不张、胸腔积液、脓胸、呼吸衰竭等。主要原因为高龄、口腔不卫生、术中麻醉刺激、手术时呼吸道内分泌物潴留、术后疼痛、膈肌损伤等因素。对于存在上述情况的患者尤要加强术前准备及术后护理。有人认为主动脉弓上吻合也是肺部并发症发生的危险因素，因为与弓下吻合相比较，它对肺的挫伤更严重，对肺泡表面活性物质的损伤更明显，同时容易损伤迷走神经支气管支、肺支，导致咳嗽反射兴奋性降低。

食管癌术后最常见的心血管并发症是心律失常，国内外报道发生率为 18.6%~35.1%。其中最常见的心律失常有窦性心动过速、期前收缩、心房颤动及心房扑动。对于术前有严重心血管合并症的患者选择合适的治疗方法是有重要意义的。有学者认为在食管癌切除的不同术式中，术后心血管并发症的发生率明显不同，弓上吻合者发生率显著增多，因此推荐颈部或弓下吻合术式，以减少心血管并发症的发生。

食管癌患者合并糖尿病时，往往给手术和围手术期治疗带来不利影响。食管癌患者常常存在不同程度的营养障碍、低蛋白血症、电解质紊乱，其合并有糖尿病时，手术风险增大，而且术后并发症多。严格控制血糖水平是围手术期治疗的关键。合理足量应用胰岛素控制血糖是防止围手术期高血糖和糖尿病酮症酸中毒发生的有效手段。合并糖尿病的食管癌患者术后因糖尿病使全身和局部抵抗力下降，易出现肺部感染、切口感染，甚至吻合口瘘。预防感染，及时做细菌培养加药敏试验，注意雾化排痰、加强伤口处理，必要时应延长胰岛素使用时间，可有效降低并发症的发生率。

综上所述，食管癌术后并发症发生率仍较高，并且后果严重。控制并发症的发生要确保术前合并症的治疗，而手术操作轻柔、无菌及无瘤术的控制、胃的充分游离、吻合确切等是预防食管癌手术并发症的重要措施。

2. 镇痛康复 食管术后疼痛尤其是胸部切口疼痛是人体多种因素的综合作用，涉及多种伤害的共同作用。包括皮肤切口，胸壁肌肉分离，肋骨 / 肋椎关节结构破坏，肋间神经、臂丛神经、膈神经等的受损破坏。术后长期慢性疼痛的发病率高，且不被重视，影响患者术后恢复及生活质量。镇痛药物包括水溶性药物（如吗啡）和脂溶性药物（如芬太尼）。镇痛方式包括局部镇痛（如硬膜外镇痛、胸膜内胸膜外镇痛、椎旁神经节阻滞、低温冷冻、经皮电刺激神经镇痛等）、全身镇痛（包括阿片类药物通过肌肉 / 静脉或皮下注射给药，常可有效控制食管开胸术后疼痛）以及自控式镇痛泵镇痛。临床推荐使用多种方式平衡联合用药。

开胸术后疼痛综合征，是指术后沿开胸切口瘢痕持续或反复发作 2 个月以上的疼痛，其发病率高，其中影响日常生活的疼痛发病率为 5%~10%。发病机制包括躯体性疼痛和神经性疼痛。前者源于胸壁的肌肉、骨骼或关节，也可能由肿瘤复发或脓胸刺激胸壁或胸膜引起；后者由神经压迫、肋间神经瘤、交感神经变性等引起。

术后所有疼痛的患者均需要全面地临床评价，排除肿瘤复发或感染等并发症，再进一步治疗,方法包括:①局部治疗,包括药物、理疗、经皮电刺激、冷热疗、超声治疗、针灸推拿、破坏神经或者神经剥离术;②全身治疗,包括镇痛药物、抗抑郁药、抗惊厥药、解痉药、激素等;③其他治疗,包括鼓励患者回到正常的工作或者生活中去以及适当的心理咨询干预。总之,运用以上多学科的综合治疗,95%以上的患者疼痛可得到明显缓解或减轻。

3. 饮食康复　食管癌术后饮食是一个重要问题,术后应禁食 5~7d,然后由流质开始,逐渐过渡到半流质、普通软食。一般患者在院内医护人员的监护下,能遵循饮食规则,而出院后一旦失去束缚,便不能控制自己,一次吃得过多或过猛过急,而造成一些并发症的发生。因此,应做好患者的饮食指导,鼓励患者少食多餐、细嚼慢咽。主张辨证施食,不必拘泥于所传的忌口之说,每种食物均少吃一点,寻找适合自己的食物,主张食谱不宜太窄,忌口不宜过严,根据自己的体质及病情决定饮食。饮食应以高蛋白、高热量、高维生素、富含微量元素的食物为主,如瘦肉、蛋类、奶、菌菇、蜂蜜以及新鲜的蔬菜、水果等。少吃熏、烤、腌、泡、油炸以及粗硬食物,主食粗细粮搭配,以保证营养均衡。少吃含有亚硝酸盐的食物,多吃富含叶酸和维生素 C 的蔬菜水果,适度运动避免肥胖,不吃槟榔,不吸烟、不饮酒;减少胃食管反流的发生,包括避免刺激性、难消化及增加胃酸的食物,如茶、咖啡、糯米、甜食、汽水、稀饭、面包;避免吃得太饱;睡觉时抬高躯干等。总体原则是保持饮食营养均衡,改变术前不良饮食习惯,维持理想体重。培养每周测体重的习惯,保持理想的营养状况,必要时可以给予专业的营养咨询及营养支持治疗。

4. 物理治疗　术后胸部的物理治疗是食管癌术后康复不可或缺的一部分。术后胸部的物理治疗包括呼吸功能训练和气道廓清。食管癌术后患者在清醒后应尽早开始呼吸功能训练,主要是以腹式呼吸和缩唇呼吸为主的深呼吸训练。治疗师可根据患者的情况给予局部的胸廓扩张训练,如主动呼吸循环技术、辅助咳嗽、震荡呼气正压、叩背震动等气道廓清技术进行有效的气道廓清。肺诱导式肺量计是一种能够提供视觉反馈吸气容量或流速的呼吸训练器,能够提高患者的主动参与性。术后通过呼吸功能训练器进行主动深呼吸功能训练联合雾化吸入治疗,不仅可以改善术后患者肺通气功能,有利于术后肺复张,而且有利于气道分泌物的排除。该方法操作简单,可重复性好,患者接受程度高,能够在术后早期进行。呼吸功能训练器的具体使用方法如下:取出呼吸功能训练器,将螺纹连接管与外壳的接口、咬嘴连接,垂直摆放;吸气训练时,将含有"吸"字底座放在下方,含住咬嘴,以深长均匀的吸气流速,使浮子保持升起状态,尽量长时间保持,换气时正常呼吸,吸气训练每次10~15min;呼气训练时,将含有"吹"字底座放在下方,含住咬嘴,以深长均匀呼气流速,使浮子保持升起状态,尽量长时间保持,换气时正常呼吸,呼气训练每次 10~15min。

5. 吞咽功能训练　据报道,食管癌术后喉返神经损伤总体发生率为4.2%。喉返神经损伤后,患者表现为声音嘶哑、进流质饮食呛咳,影响术后排痰并有异物误入气管的风险。同时,食管癌术后患者经过较长时间的禁食、禁饮,吞咽能力下降。在术后检查示吻合口愈合良好,遵医嘱可经口进食时,患者均有不同程度的饮水疼痛、呛咳等吞咽不协调情况发生,影响患者的进食,增加了痛苦体验。吞咽功能训练的具体方法包括:①咬合肌训练(患者做空咀嚼动作);②舌部主动运动(前伸、后缩、舌尖舔上下唇、口角,向后卷舌);③用力吞咽空气、声带闭合训练(经鼻孔深呼气,闭唇屏气5s,然后做清嗓动作,如常发"啊"音),根据患者的耐受性,进行每日 5 次,每次 3min 的训练,康复治疗师指导及督促患者完成训练。患者经食管造影剂检查,示吻合口愈合良好,遵照医嘱可经口饮水的第二日,通过标准吞咽功能量表(SSA)对患者的吞咽功能进行评定,观察患者饮水时是否有不顺畅、呛咳、吞咽疼痛等吞咽不协调情况。吞咽功能训练增加了患者进食的信心,康复治疗师督促患者完成吞咽训练及对患者的吞咽功能评定过程中,也增进了与患者的交流,能够鼓励患者进食,减少患者进食中的担忧。

6. **有效咳嗽** 能够帮助患者及时清除气道分泌物,减少肺部并发症的发生。有效咳嗽包括三个部分:深吸气、屏气和快速呼出气体。

7. **早期活动** 早期活动是快速康复外科的重要组成部分。食管癌术后的早期活动包括床上四肢的主动活动、床上转移、床边坐起、站立、原地踏步和早期楼道内步行、床边脚踏车有氧运动等。康复医师每天根据患者的靶心率和6min步行试验的检测制订运动处方,包括运动方式、运动强度、运动时间、运动频率、运动注意事项。护士应督促指导,监测生命体征变化。

(三)术后远期康复

1. **休息与活动康复** 指导患者出院后保持规律的作息时间,做到劳逸结合,并预防感冒,保持心情舒畅。术后运动是一种重要的康复措施,运动有利于康复,甚至能减少复发与转移的机会,患者可适当地参加体育锻炼。体质较弱的卧床患者可在床上进行呼吸体操、肢体躯干活动,防止坠积性肺炎、肌肉萎缩、关节挛缩、下肢深静脉血栓形成等并发症的发生。能下地活动者可打太极拳、散步、慢跑等,做到循序渐进,持之以恒。贫血及心肺功能下降者需控制运动强度,注意监测疲劳水平。血小板计数低下者需谨慎运动,过低者禁忌运动。白细胞计数降低者只能做轻度活动,并注意适当的消毒隔离。体质好的患者可以适当参加工作。另外,术后康复过程中,要注意防微杜渐,小病早治疗,如感冒、肺炎、腹泻、肠炎等。小病自身也是身体免疫力不高的表现,小病不及时治疗或久治不愈,均可以引起免疫力下降,打破身体内在平衡。

2. **心理康复** 肿瘤患者的生理和心理康复,是肿瘤治疗的一大难题,也是影响其生存的一大重要因素。食管癌是对生命质量影响最大的恶性肿瘤之一。食管癌切除食管、胃或肠吻合后,患者存在吞咽不畅、胃食管反流、食欲差、消化不良、腹泻、便秘、胸部胀满不适、呼吸不畅、胸部紧绷感、疼痛及心理障碍等。有研究表明,绝大多数患者术后生命质量难以恢复到术前水平,术后生存时间在两年以上的患者才可能在术后6~9个月恢复到术前水平。食管癌术后由于胃肠道功能减弱,致使放化疗的胃肠道副反应较其他恶性肿瘤反应重,一部分患者恢复相当慢,几个月甚至一年都不能恢复到放化疗前的水平,当然也难以继续接受进一步治疗,所以食管癌切除术后康复显得比其他肿瘤更加重要、迫切。研究表明良好的生命质量有助于提高肿瘤患者生存。

食管癌术后并发症如胃食管反流是终身的,胃肠功能减弱是长期的,而且这些并发症用目前的药物治疗效果较差,所以需要患者正确认识这些并发症和不适,以减少术后身体不适引起的心理问题。作为恶性肿瘤,食管癌常常会引起心理障碍,患者需要经常帮助、安慰、鼓励甚至治疗。精神状态与疾病的发生发展和预后关系密切,精神因素能在很大程度上影响免疫功能。有学者认为,有信心战胜癌症并顽强生活的人,大脑中会产生希望和期待的良好兴奋灶,这种良好兴奋灶通过大脑边缘系统使免疫活动增强,促使癌细胞凋亡。因此,我们应根据不同患者的心理特点,出院前多与之交谈,有针对性地进行出院指导,教会患者自我调节,保持心理健康,告诉患者情绪与疾病发展的关系,帮助患者正确对待。同时,指导家属与之多谈心,经常给予精神鼓励,使患者树立正确的人生观、健康观,保持乐观、开朗的心情。成立食管癌患者康复俱乐部,定期邀请专家讲解食管癌相关知识;针对远期并发症胃食管反流、腹泻、疼痛、消瘦、抑郁等进行教育讲解或辅导、治疗;安装食管癌患者康复咨询热线,随时对成员的疾苦或不适进行解答或指导;邀请长期生存食管癌患者典型交流经验;同时积极运用支持心理治疗等手段保护和增进患者的期望和信心;让俱乐部成为患者相互交往平台。使患者能正确认识术后不适反应,减轻由此而产生的心理副反应,通过心理治疗,鼓励患者表现积极向上的生活态度,鼓励他们勇敢地走出家庭、走向社会,积极参与人际交往,从事适当的社会工作。积极的有氧运动有利于减少疲劳、心理苦恼、减轻疼痛,提高生活质量。研究表明,俱乐部成员社会功能、角色功能和情绪功能优于非俱乐部成员,失眠和疼痛症状少于后者,说明在食管癌康复俱乐部,通过康复指导和药物、心理治疗可以提高患者生命质量,特别是能改善社会功能、角色功能和情感功能,同时减少疲劳、失眠和疼痛症状。

3. 复查　指导患者及时、定期复查。第一次复查安排在术后 3 个月左右,术后 2 年内每 4~6 个月复查一次,3~5 年内每 6 个月复查一次,5 年后每年复查一次。若患者出现胃肠功能紊乱、吞咽困难、声音嘶哑、咳嗽痰中带血、颈部出现肿块、肝区不适等应随时就诊,以便发现有无吻合口狭窄或早期转移的发生。

4. 中西医结合康复　中医在食管癌的综合治疗及术后康复中起着不可或缺的提高治疗效果的作用。各期食管癌,可以在原有手术、放疗、化疗等治疗基础上配合中药治疗,缓解治疗反应,提高生活质量,注重扶正祛邪相结合,辨病与辨证相结合,减轻治疗的毒副作用,增强患者对治疗的耐受力或增强治疗效果。

十一、营养治疗

食管癌是较为常见的消化道恶性肿瘤。食管癌患者在术后,极易出现营养不良,早期营养支持证实了术后营养治疗能不同程度改善患者营养状态、免疫功能,并降低应激反应。

1. 食管癌患者入院后均应常规进行营养状况评估和综合测定,推荐使用患者主观整体评估(subjective global assessment, SGA)作为营养评估工具。

2. 患者肠内营养的适应证　中重度吞咽梗阻、1 个月内体重下降 5% 以上、BMI<18.5kg/m^2、PG-SGA 评分≥4 分、摄食量少于需要量的 60% 达 3d 及以上时,且消化吸收功能存在。

3. 需行手术治疗的患者,若合并下列情况之一:6 个月内体重丢失 10%~15%,或 BMI<18.5kg/m^2,或 PG-SGA 达到 C 级,或无肝功能不全患者的血清白蛋白<30g/L,营养治疗可以改善患者的临床结局(降低感染率,缩短住院时间)。这些患者应在术前给予营养治疗 10~14d,即使手术因此而推迟也是值得的。

4. 每日推荐能量供给总量为 25~30kcal/kg,蛋白质供给总量 1.5~2.0g/kg,建议给予高蛋白质、高脂肪(富含 ω-3 多不饱和脂肪酸)、低碳水化合物的肠内营养配方。肠内营养支持途径首选(oral nutritional supplement, ONS),当口服不能满足患者营养需要时,行管饲喂养。

5. 食管肿瘤术后患者需禁食一段时间(10d 左右),此时需通过管饲或肠外途径进行营养支持。开始进食后,应按照"循序渐进,少量多餐"的原则增加营养,开始进食时,一般只能喝清水或清流食,1~2d 后尝试流食,2~3d 过渡至半流食,1~2 周后软食,约 3 个月后普食。每餐量从 50mL 开始,患者耐受良好后,逐步增加至 150~200mL。营养不足部分可通过匀浆膳或肠内营养制剂补足。

6. 恢复正常进食后需注意平衡膳食,适量增加富含蛋白质食物的摄入,如鸡蛋、瘦肉、豆制品等。术后 1 年内,膳食应细软易消化,推荐的食物有软米饭、面条、花卷、蛋羹、酸奶、炖至细软的蔬菜和水果、炖肉。忌暴饮暴食。

7. 禁食刺激性食物,包括油腻、过冷或热、辛辣、粗硬等食物,避免造成消化道反应或吻合口瘘。

十二、康复护理

(一)疾病知识指导

向患者介绍胃癌疾病相关知识,如发病原因、临床表现、处理措施及预后,使其对疾病有正确认识,积极配合医护人员控制疾病。

(二)生活指导

指导患者保持良好的心理状态,生活规律,合理安排工作和休息时间,注意劳逸结合,适当增加体育锻炼,增强机体抵抗力。

(三)用药指导

指导患者合理使用止疼药,应发挥自身积极应对能力,提高用药效果。

(四)术后护理

1. 床边护理 术后生命体征平稳后,护理人员协助家属搀扶患者适当下床,鼓励患者进行康复训练;护理人员协助患者制订相关的康复训练指导,前期指导患者进行相关臀部及躯干小范围运动,协助家属对患者进行简单四肢伸展运动或举手过头运动,通过早期运动康复训练促进患者血液循环,加快切口周围血流速度,促进患者尽快康复。

2. 卧位护理 在患者术后全身麻醉未醒前予以去枕平卧位,头偏一侧,待病情稳定后再予以斜坡卧位,其间应对其头部活动加以限制。一般选择摇床为宜,有利于躺卧舒适。帮助患者按压皮肤、叩背、翻身,促进其血液循环,避免压力性损伤。待患者清醒后,安全体位下指导患者进行肩、肘、腕关节运动,可提高患者的舒适度,缓解病痛。

3. 饮食护理 根据患者的日常饮食习惯及过敏史,为患者制订个性化饮食方案,指导患者饮食清淡、少食多餐、禁烟酒、忌辛辣饮食;为患者发放饮食宣传册及画册,增加患者对饮食护理的认知。

(1)肠外营养护理:术后第 1 天对患者输注肠外营养,营养液现配现用,严格进行无菌操作,不间断地输注 12~15h,持续输注 7d 以上,直到患者可以进食半流质食物为止。

(2)肠内营养护理:在手术的当天,置入空肠造瘘管,手术之后做好常规的胃肠减压。术后先给予肠外营养,第 2 天向空肠造瘘管输注适量的 5% 葡萄糖氯化钠溶液,注意输注速度为 20mL/h。第 3 天进行输注肠内营养液,观察患者是否有不良反应(如腹胀、腹痛和腹泻等),若有则放缓滴注的速度,若未发生不良反应,则可以根据患者的肠道情况逐步加快输注速度。

十三、预防原则

(一)病因学预防

食管癌的确切病因未完全明确,受多种因素的影响,比如亚硝胺的摄入、不良的生活或饮食习惯、慢性炎症刺激、环境或遗传因素等。因此,明确并尽可能地规避病因是预防食管癌的关键。

(二)早发现、早诊断、早治疗

在食管癌病因学预防显效缓慢的情况下,想在短期内获得明显的防治效果,以"三早"

（即早期发现、早期诊断、早期预防）为核心的二级预防是降低食管癌病死率、提高生存率、改善预后、提高生活质量及延长生存期的有效措施。早期发现是降低食管癌病死率的关键。根据食管癌的病因学分析结果及流行病学研究，可通过内镜检查、影像学检查、组织学与细胞学检查、实验室检查等对高危人群（食管癌高发区 40 岁以上、有食管癌家族史、有癌前疾病或癌前病变）进行监测。对于早期发现的癌前病变，如食管上皮非典型增生、巴雷特食管、高级别上皮内瘤变等应及时诊治，密切随访，以降低癌症的发生风险。

（三）预防术后并发症及合并症

当前临床对于食管癌患者的治疗一般选择根治手术，但是由于食管癌为消耗性疾病的一种，大部分患者都存在不同程度的营养不良，且手术对患者会造成较明显创伤。加上中老年患者对手术的耐受性较差，术后会出现较多并发症或合并症，例如肺部感染、吻合口瘘等，所以在手术后必须做好并发症或合并症的预防工作，以保证手术治疗的效果。

十四、预后与转归

影响食管癌治疗预后的主要危险因素包括患者的年龄、肿块长度、组织学分型、淋巴结转移、神经侵犯、TNM 分期等。早期食管癌及时根治预后良好，手术切除 5 年生存率大于90%，未经治疗的患者一般在 1 年内死亡，食管癌进展期患者 5 年生存率仅 10%。食管癌位于食管上段、病变长度大于 5cm、已侵犯食管肌层、癌细胞分化程度差、已有转移者，预后不良。

（赵铁军　姚仕华）

参 考 文 献

［1］王立东，宋昕，赵学科，等 . 食管癌环境和遗传危险因素交互作用的分子基础和精准预防［J］. 中国肿瘤临床，2016，43（12）:515-520.

［2］王立东，韩文莉，宋昕，等 . 食管癌研究关键科学问题的认识和思考［J］. 肿瘤防治研究，2020，47（2）:83-89.

［3］吴阶平，裘法祖 . 黄家驷外科学［M］.7 版 . 北京：人民卫生出版社，2008.

［4］顾恺时 . 顾恺时胸心外科手术学［M］. 上海：上海科学技术出版社，2003.

［5］SHORT M W, BURGERS K G, FRY V T, et al.Esophageal Cancer［J］.Am Fam Physician, 2017, 95（1）:22-28.

［6］于永魁，马军，魏秀峰，等 . 食管癌术后早期进食显著改善患者的"疲劳 / 疼痛"型和"吞咽困难"症状［J］. 胃肠病学和肝病学杂志，2019，28（2）:179-182.

［7］王龙平，曾斌，白文芳，等 . 食管癌围手术期的物理治疗进展［J］. 中国康复理论与实践，2019，25（10）:1168-1171.

［8］吕家华，李涛，谢丛华，等 . 食管癌放疗患者肠内营养专家共识［J］. 肿瘤代谢与营养电子杂志，2015，2（4）:29-32.

［9］国家卫生健康委员会，食管癌诊疗规范（2018 年版）［J］. 中华消化病与影像杂志（电子版），2019，9（4）:158-192.

第三章 胃 部 疾 患

第一节 慢性胃炎康复

一、概述

慢性胃炎(chronic gastritis)是指由多种病因引起的慢性胃黏膜炎症病变。发病率在各种胃病中居于首位,约占内镜检查者的 80%~90%。一般随年龄增长而增加,特别是中年以上更为常见。幽门螺杆菌(*Helicobacter pylori*,Hp)感染是最常见的病因。目前,胃镜及活检组织病理学检查是诊断和鉴别诊断慢性胃炎的主要手段。

二、病因

(一)Hp 感染

Hp 经口进入胃内,部分可被胃酸杀灭,部分则附着于胃窦部黏液层,依靠其鞭毛穿过黏液层,定植于黏液层与胃窦黏膜上皮细胞表面,一般不侵入胃腺和固有层内。一方面避免了胃酸的杀菌作用,另一方面难以被机体的免疫机能清除。Hp 产生的尿素酶可分解尿素,产生的氨可中和反渗入黏液内的胃酸,形成有利于 Hp 定居和繁殖的局部微环境,使感染慢性化。

Hp 凭借其产生的氨及空泡毒素导致细胞损伤,进而促进上皮细胞释放炎症介质,菌体细胞壁 Lewis X、Lewis Y 抗原引起自身免疫反应,多种机制使炎症反应迁延或加重。其对胃黏膜炎症发展的转归取决于 Hp 毒株及毒力、宿主个体差异和胃内微生态环境等多种因素。

70%~90% 慢性活动性胃炎患者的胃黏膜中存在 Hp 感染,5%~20% 的 Hp 阴性率反映了慢性胃炎病因的多样性。Hp 相关性胃炎患者 Hp 的胃内分布与炎症一致。根除 Hp 可使胃黏膜炎症消退,一般中性粒细胞消退较快,淋巴细胞、浆细胞消退需较长时间。除 Hp 感染外,胆汁反流、药物、自身免疫等因素也可引起慢性胃炎。

(二)十二指肠 - 胃反流

与各种原因引起的胃肠道动力异常、肝胆道疾病及远端消化道梗阻有关。长期反流可导致胃黏膜慢性炎症。

(三)药物和毒物

服用非甾体抗炎药(nonsteroid anti-inflammatory drug,NSAID)或环氧合酶 -2(cyclooxygenase-2,COX-2)选择性抑制剂,也是慢性胃炎的常见病因。许多有毒物质也可能损伤胃黏膜,其中酒精最为常见。酒精对于胃黏膜的刺激性较大,过量饮酒后容易导致胃黏膜不同程度受损,从而引起烧心、胃痛、胃胀。如果酒精的刺激导致胃黏膜明显受损,或胃部小血管破损时,可引发胃出血。

(四)自身免疫

胃体腺壁细胞除分泌盐酸外,还分泌一种黏蛋白,称为内因子。它能与食物中的维生

素 B_{12}（外因子）结合形成复合物，使之不被酶消化。到达回肠后，维生素 B_{12} 得以被吸收。

当体内出现针对壁细胞或内因子的自身抗体时，自身免疫性的炎症反应导致壁细胞总数减少、胃底腺萎缩、胃酸分泌降低；同时内因子减少可导致维生素 B_{12} 吸收不良，出现巨幼细胞贫血，称之为恶性贫血。本病在北欧发病率较高。

（五）年龄因素和其他

无论是慢性萎缩性胃炎还是慢性非萎缩性胃炎，患病率均随年龄的增长而升高。这主要与 Hp 感染率随年龄增加而上升，以及老年人胃黏膜出现退行性改变有关。老年人胃黏膜修复再生功能降低，炎症慢性化，上皮增殖异常及胃腺体萎缩。这同时也反映了 Hp 感染产生的免疫反应导致胃黏膜损伤的演变过程。这同时也反映了 Hp 感染产生的免疫反应导致胃黏膜损伤所需的演变过程。

三、胃镜及组织学病理

胃镜下，慢性非萎缩性胃炎的黏膜可充血水肿或黏膜皱襞肿胀增粗；慢性萎缩性胃炎的黏膜色泽变淡，皱襞变细而平坦，黏液减少，黏膜变薄，有时可透见黏膜血管纹。新悉尼胃炎分类和近年慢性胃炎分级诊断均要求胃镜检查至少应取 5 块活检，根据可操作的与胃癌风险联系的胃炎评估（operative link for gastritis assessment，OLGA）方法观察标本中萎缩的腺体个数，计算萎缩区域，活检部位如图 3-1-1 所示。

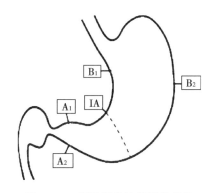

图 3-1-1　慢性胃炎诊断活检部位

A_1~A_2:胃窦小弯及大弯，黏液分泌腺；IA:胃角小弯，早期萎缩及肠上皮化生好发部位；
B_1~B_2:胃体前后壁，胃底腺。

调查结果显示，在各型慢性胃炎中，内镜诊断慢性非萎缩性胃炎最常见（49.4%），其次是慢性非萎缩性胃炎伴糜烂（42.3%），慢性萎缩性胃炎比例是 17.7%；病理诊断萎缩占 25.8%，肠化生占 23.6%，上皮内瘤变占 7.3%。以病理诊断为"金标准"，则内镜诊断萎缩的敏感度仅为 42%，特异度为 91%。说明我国目前慢性萎缩性胃炎的患病率较高，但是内镜诊断萎缩性胃炎的敏感度较低，需结合病理检查结果，确诊应以病理诊断为依据。

不同病因所致胃黏膜损伤和修复过程中产生的慢性胃炎组织学变化如下。

（一）炎症

炎症是以淋巴细胞、浆细胞为主的慢性炎症细胞浸润，基于炎症细胞浸润的深度分为轻、中、重度。由于 Hp 感染常呈簇状分布，胃窦黏膜炎症也有多病灶分布的特点，也常有淋巴滤泡出现。

炎症的活动性是指中性粒细胞出现，它存在于固有膜、小凹上皮和腺管上皮之间。轻度：黏膜固有层有少数中性粒细胞浸润。中度：中性粒细胞较多存在于黏膜层,可见于表面上皮细胞、小凹上皮细胞或腺管上皮内。重度：中性粒细胞较密集,可形成小凹脓肿。

(二) 萎缩

萎缩是指病变扩展至腺体深部,腺体破坏、数量减少,固有层纤维化。可根据是否伴有化生而分为非化生性萎缩和化生性萎缩。以胃角为中心,波及胃窦及胃体的多灶萎缩发展为胃癌的风险增加。

(三) 化生

长期慢性炎症使胃黏膜表层上皮和腺体被杯状细胞和幽门腺细胞所取代。其分布范围越广,发生胃癌的危险性越高。胃腺化生分为 2 种：①肠上皮化生(intestinal metaplasia),以杯状细胞为特征的肠腺替代了胃固有腺体;②假幽门腺化生(pseudopyloric metaplasia),胃底腺的颈黏液细胞增生,形成幽门腺样腺体,它与幽门腺在组织学上一般难以区别,需根据活检部位做出判断。判断肠上皮化生的危害大小,要分析其范围、程度,必要时参考肠上皮化生分型。

(四) 异型增生

异型增生又称不典型增生,是细胞在再生过程中过度增生和分化缺失,增生的上皮细胞拥挤、有分层现象,核增大失去极性,有丝分裂象增多,腺体结构紊乱。世界卫生组织(WHO)国际癌症研究协会推荐使用的术语是上皮内瘤变(intraepithelial neoplasia)。低级别上皮内瘤变包括轻度和中度异型增生,而高级别上皮内瘤变包括重度异型增生和原位癌。异型增生是胃癌的癌前病变,轻度者常可逆转为正常;重度者有时与高分化腺癌不易区别,应密切观察。

在慢性炎症向胃癌发展的进程中,胃癌前情况(premalignant conditions)包括萎缩、肠上皮化生和异型增生等。我国临床医生通常将其分为胃癌前状态(即胃癌前疾病,伴有或不伴有肠上皮化生的慢性萎缩性胃炎、胃息肉、胃溃疡和残胃及梅内特里耶病等)和癌前病变(即异型增生)两部分。

四、临床表现

大多数患者无明显症状,即便有症状也多为非特异性,可表现为中上腹不适、饱胀、早饱、钝痛、烧灼痛等,进食可加重或减轻,也可呈食欲缺乏、嗳气、反酸、恶心等消化不良症状。症状的轻重程度与胃镜和病理组织学所见不成比例。体征多不明显,有时上腹轻压痛。恶性贫血者常有全身衰弱、疲软,可出现明显的厌食、体重减轻、贫血,一般消化道症状较少。NSAID 所致者多数患者症状不明显,或仅有轻微上腹不适或隐痛。危重症应激者症状被原发疾病所掩盖,可致上消化道出血,患者则以突然呕血和 / 或黑便为首发症状。

五、诊断

由于慢性胃炎症状表现缺乏特异性,因此胃镜及组织学检查是慢性胃炎诊断的关键,仅依靠临床表现不能确诊。

(一) 胃镜检查

内镜下慢性非萎缩性胃炎的诊断依据是红斑(点、片状或条索状)和出血点。慢性萎缩性胃炎的诊断依据是黏膜红白相间,以白为主,呈细颗粒样改变,血管显露,色泽发灰,皱襞细小。如果同时存在平坦、隆起糜烂以及胆汁反流,可诊断为慢性非萎缩性或萎缩性胃炎伴糜烂,或伴胆汁反流。

(二)组织学检查

黏膜病变处活检后观察 Hp、炎症、活动性、萎缩、化生和异型增生或上皮内瘤变,前五种指标可以按程度划分为无(0)、轻度(+)、中度(++)、重度(+++)4级。

(三)实验室检查

1. Hp 检测 一种是用非侵入性的幽门螺杆菌检测的方法,包括:① ^{13}C 或 ^{14}C 尿素呼气试验(Hp-urea breath test,Hp-UBT),该检查不依赖胃镜,患者依从性好,准确性较高,是 Hp 检测的重要方法之一,目前被广泛应用于临床;②粪便 Hp 抗原检测,方法简单、方便,敏感性和准确性堪比 Hp-UBT。第二种为侵入性的检查方法,是通过胃镜的检查,采取胃黏膜活检进行检测,主要包括快速尿素酶试验、组织学检查和幽门螺杆菌的培养。

2. 血清抗壁细胞抗体、内因子抗体及维生素 B_{12} 水平测定。

3. 血清胃泌素 -17(G-17)、胃蛋白酶原Ⅰ和Ⅱ测定 有助于判断胃黏膜萎缩是否存在及其部位和程度,是一种新的非侵入性检测方法。血清胃蛋白酶原(PG)水平可反映胃黏膜的功能状态,当胃黏膜出现萎缩,PGⅠ和PGⅡ的水平下降,PGⅠ水平下降更加明显,故 PGⅠ/PGⅡ比值随之降低。PG 测定有助于判断萎缩的范围,胃体萎缩者 PGⅠ、PGⅠ/PGⅡ比值降低,血清胃泌素 -17 水平升高;胃窦萎缩者血清胃泌素 -17 水平降低,PGⅠ、PGⅠ/PGⅡ比值正常;全胃萎缩者则两者均降低。通常将 PGⅠ≤70g/L 且 PGⅠ/PGⅡ比值≤3.0 作为慢性萎缩性胃炎的诊断临界值。

4. 胃液分析 现已很少应用,A 型慢性萎缩性胃炎胃酸降低,重度者可无胃酸。

六、鉴别诊断

(一)功能性消化不良

功能性消化不良是指一组病因未明,排除了器质性疾病,包括溃疡样、反流样、动力障碍样或混合型消化不良综合征,其病程持续 4 周以上,使用胃排空测定技术(核素闪烁扫描、超声波、X 线等)、腔内压测定、胃电图等检查,如发现胃排空延缓或胃电节律紊乱等,有助于诊断。

(二)胃癌

胃癌的表现多无特异性,如食欲减退、恶心呕吐、上腹部不适、贫血等颇似慢性胃炎,但慢性胃炎病史较长,症状反复发作,药物治疗可缓解,早期的胃镜和活检、超声内镜、X 线钡餐等检查,有助于鉴别诊断。

(三)消化性溃疡

消化性溃疡和慢性胃炎均有消化不良的症状,但消化性溃疡多是以上腹部节律性、周期性疼痛发作为主,而慢性胃炎的上腹痛大多无节律性,且以消化不良症状为主。两者的鉴别诊断主要依靠 X 线钡餐检查、胃镜和活检、超声内镜等。

(四)慢性胆囊炎、胆石症

慢性胆囊炎多伴有胆石症,临床症状多不典型,尤其是当胆囊管或胆管系统无梗阻时,患者可有慢性右上腹部不适或疼痛、上腹饱胀等消化不良症状。但其既往常有胆绞痛病史,摄入油腻食物后可引发典型的胆绞痛发作。B 型超声波、口服胆囊造影术、静脉胆管造影术、经皮经肝胆管造影、胃镜、内镜逆行胰胆管造影、磁共振胰胆管成像等有助于与慢性胃炎相鉴别。

（五）慢性肝炎、肝癌、慢性胰腺疾病

慢性肝炎、肝癌、慢性胰腺疾病可以食欲缺乏、消化不良等症状为主诉，但通过详细地询问病史、查体以及相关的实验室和影像学检查可以与慢性胃炎相鉴别。

七、临床治疗

慢性胃炎的治疗应尽可能针对病因，遵循个体化原则。治疗的目的是去除病因、缓解症状和改善胃黏膜炎性反应。大多数成人都有轻度慢性非萎缩性胃炎（浅表性胃炎），如 Hp 阴性且无糜烂及症状，可不予药物治疗。如慢性胃炎波及黏膜全层或呈活动性，出现癌前情况如肠上皮化生、假幽门腺化生、萎缩及异型增生，可予短期或长期间歇治疗。同时应建议患者改变饮食习惯和个体化调整生活方式，尽量避免长期大量服用引起胃黏膜损伤的药物（如 NSAID），避免过度饮用咖啡、酒和长期大量吸烟。

（一）对因治疗

对于 Hp 相关胃炎，单独应用表 3-1-1 所列出的药物，均不能有效根除 Hp。以下抗生素在酸性条件下不能正常发挥抗菌作用，需要联合 PPI 抑制胃酸后，才能使其发挥作用。故目前倡导的联合方案为含有铋剂的四联方案，即 1 种 PPI+2 种抗生素和 1 种铋剂，疗程 14d。由于各地抗生素耐药情况不同，抗生素及疗程的选择应视当地耐药情况而定。

大量研究证明，根除 Hp 可使慢性胃炎黏膜组织学发生改变，包括消除活动性、减慢慢性炎症的程度。可使部分患者的胃黏膜萎缩得到逆转，但肠化生似乎难以逆转。有一些因素也可影响萎缩、肠化生逆转的判断，如活检部位差异、随访时间的长短、Hp 感染胃黏膜大量炎性细胞浸润造成的萎缩假象等。萎缩发展过程中可能存在"不可逆转点"，如果超过该点就难以逆转。多数研究证实，根除 Hp 可在一定程度上防止胃黏膜萎缩和肠化生的进一步发展。

如上所述，Hp 胃炎不管有无症状和／或并发症，均属感染性疾病，应行 Hp 根除治疗，除非有抗衡因素存在（抗衡因素包括患者伴存某些疾病、社区再感染率高、卫生资源优先度安排等）。Hp 根除治疗后所有患者均应行常规复查，评估根除治疗的效果，目前临床上比较常用的是非侵入性疗法 ^{13}C 或 ^{14}C 尿素呼气试验，时间不少于治疗完成后 4 周。

表 3-1-1　具有杀灭和抑制 Hp 作用的药物

抗生素	阿莫西林、克拉霉素、甲硝唑、替硝唑、喹诺酮类抗生素、呋喃唑酮、四环素等
PPI	艾司奥美拉唑、奥美拉唑、兰索拉唑、泮托拉唑、雷贝拉唑、艾普拉唑等
铋剂	枸橼酸铋钾、胶体果胶铋等

（二）对症治疗

1. 抑酸或抗酸治疗　有胃黏膜糜烂或以烧心、反酸及上腹部饥饿痛等症状为主者，根据病情或症状严重程度选用抗酸剂、组胺 2（H2）受体拮抗剂或质子泵抑制剂（PPI）。针对服用 NSAID 药物的患者，可使用 PPI 减轻 NSAID 对胃黏膜的损害。

2. 促动力药、消化酶制剂　以上腹部饱胀、恶心等为主要症状者可用促动力药，而伴胆汁反流者则可应用促动力药和／或有结合胆酸作用的胃黏膜保护剂。具有明显进食相关的腹胀、纳差等消化不良症状者，可考虑应用消化酶制剂。

3. 增强胃黏膜防御　用于胃黏膜糜烂或症状显著者，药物包括胶体铋、铝碳酸镁制剂、

硫糖铝、瑞巴派特、替普瑞酮等。

（三）其他治疗

1. 中药 多个中成药可缓解慢性胃炎的消化不良症状，甚至可能有助于改善胃黏膜病理状况；如摩罗丹、胃复春、羔羊胃提取物维生素 B_{12} 胶囊等。但目前多缺乏多中心、安慰剂对照、大样本、长期随访的临床研究证据。

2. 抗氧化剂 维生素 C、维生素 E、β- 胡萝卜素和微量元素硒等抗氧化剂可清除 Hp 感染所致炎症产生的氧自由基。恶性贫血者需终生注射维生素 B_{12}。

3. 抗抑郁药或抗焦虑药 精神心理因素与消化不良症状发生相关，睡眠障碍或有明显精神因素者以及常规治疗无效和疗效差者，可考虑进行精神心理治疗。

（四）癌前情况处理

在根除 Hp 的前提下，适量补充复合维生素及某些中药等。对药物不能逆转的局灶高级别上皮内瘤变（含重度异型增生和原位癌），可在胃镜下行黏膜下剥离术，并应视病情定期随访。

八、康复评定

（一）生理功能评定

1. 疼痛 慢性胃炎常伴有胃痛等症状，采用视觉模拟评分法（VAS），评价患者疼痛程度。

2. 运动功能评定 一般不影响运动功能，可因营养不良、贫血等使患者出现肌力下降，采用徒手肌力测试方法，评价患者运动功能。

（二）心理功能评定

如慢性胃炎迁延不愈，尤其是出现恶性贫血会影响患者的心理功能，出现精神心理问题，如焦虑、抑郁。临床常采用焦虑自评量表（SAS）评价患者焦虑状态，抑郁自评量表（SDS）评价患者抑郁状态。

（三）日常生活活动评定

一般不影响日常生活能力，如出现恶性贫血等可影响患者的正常进食和行走等日常生活能力，采用改良巴塞尔指数评定表进行评定。

（四）生活质量评定

如恶性贫血、肌力下降最终会影响患者的生活质量，采用健康调查量表 36（36-Item Short Form Health Survey, SF-36），对患者的生活质量进行判定，包括生理功能、生理职能、社会功能、情感职能、精神健康、一般健康、躯体疼痛、精力，分数越高表示生活质量越好。

九、康复治疗

（一）康复目标及原则

康复治疗可改善慢性胃炎患者的生理功能、心理功能、社会功能，提高慢性胃炎患者的生活质量，应早期介入。康复治疗遵循个体化原则，以改善患者症状、提高患者生活质量为主，主要康复干预手段有物理治疗、运动治疗、中医传统治疗等，临床可根据具体情况选择合适的治疗方式，并配合饮食调节、心理疏导等方法综合治疗。

（二）物理治疗

物理治疗作用主要包括改善胃的血液循环及营养状况、调节胃黏膜的分泌功能、消炎解痉止痛。主要治疗如下。

1. 超短波疗法　适用于胃酸分泌少的患者。

2. 调制中频电疗法　适用于上腹痛的慢性胃炎患者。

3. 紫外线疗法　适用于胃酸分泌功能低下的患者。

4. 直流电离子透入疗法　适用于胃酸分泌功能亢进、胃痛症状较重的患者，根据病情需要导入普鲁卡因、阿托品等药物。

5. 直流电疗法　适用于胃酸缺少者。

6. 间动电疗法　胃酸分泌多用密波，分泌少用疏波；上腹痛选疏密波，慢性萎缩性胃炎加间升波。

7. 其他　可酌情采用红外线、石蜡疗法等温热疗法。

（三）运动疗法

具有减轻慢性胃炎患者消化不良症状、维持和改善胃蠕动功能、改善机体整体耐力的作用。根据病情选择有氧耐力运动项目，如步行、慢跑、游泳、打太极拳等。

（四）中医传统治疗

中医认为，慢性胃炎病变在胃，与肝、脾关系密切。脾气主升，胃气主降，脾胃气机升降失司是其基本病机，情致不畅，伤及于肝，肝气郁结，胃失和降，胃气上逆，气滞寒凝伤阳，气郁化火伤阴，从而导致脾胃气机失调。中国传统治疗主要有针刺疗法、艾灸、埋线、穴位贴敷、穴位注射、拔罐、推拿、小针刀等。

1. 针刺疗法

（1）体针：取中脘、内关、胃俞、足三里，以 1.5 寸毫针刺入。穴位加减：脾胃虚弱者加脾俞、公孙以补脾益胃，用补法；脾胃虚寒者加神阙、气海以温中散寒，用补法；肝胃不和者加肝俞、太冲、行间以疏肝和胃，用泻法；胃阴不足者加太溪、三阴交以滋阴养胃，用补法。

（2）指针：取中脘、至阳、足三里等穴，以双手拇指或中指点压、按揉，力度以患者能耐受并感觉舒适为度。同时令患者行缓慢腹式呼吸。连续按揉 3~5min 即可止痛。

（3）耳针：取穴神门、胃、交感、十二指肠、肝、脾，每次选用 3~5 穴，毫针浅刺，亦可用王不留行籽贴压。

2. 穴位疗法

（1）穴位贴敷：温胃膏（附子、肉桂、炮姜、小茴香、丁香、木香、香附、吴茱萸），麝香（另研），共研细末，用生姜汁调和成软膏状，用时先将麝香置入神阙内，再将铜钱大小的药丸敷于麝香上面，外加胶布固定。适用于脾胃虚寒胃痛。偏于肝气犯胃者，取肝俞、胆俞、脾俞为主穴，每次可选足三里或内关作配穴。

（2）穴位注射：选取中脘、足三里、肝俞、胃俞、脾俞。每次选 2 穴，诸穴可交替使用。用黄芪注射液或丹参注射液、当归注射液、生脉注射液、维生素 B_1 注射液、维生素 B_{12} 注射液，每穴注入药液 0.5~1.0mL，每日 1 次或隔日 1 次。适用于脾胃虚寒胃痛。

（3）穴位埋线法：选取中脘、足三里、肝俞、胃俞、脾俞、至阳（常有压痛点），行常规穴位埋线，每次埋线 1~3 穴为宜，在同一穴位做多次治疗时应偏离前次治疗部位。适用于肝气犯胃和脾胃虚寒胃痛。

3. 灸法

（1）灸神阙穴：先用细盐将肚脐填平，取厚约 0.2~0.3cm 姜片以粗针刺数个小孔后置于盐上,然后取清艾绒撮捏成圆锥状花生米大小置于姜片上点燃,燃尽后可易炷再灸。

（2）灸足三里穴:取清艾绒捏制成花生米大的艾炷置于足三里处,皮肤上可擦少许凡士林或蒜汁以便粘住艾炷,然后点燃,可连灸 7~10 壮,灸完后由于灼伤可形成灸疮。也可用艾条熏灼足三里穴。

（3）艾条灸法:适用于脾胃虚寒、脾气虚或中老年人胃脘隐痛、食欲缺乏者,可用艾条温和灸中脘穴、梁门、足三里穴。具体方法为取艾条点燃后直对准穴位,距离以患者耐受为度;使皮肤出现红晕而不烫伤,症状减轻后可适当减少施灸次数;若患者腹中冷痛加灸神阙穴、公孙穴。

4. 推拿　用拇指在患者中脘穴、内关穴、足三里穴和至阳穴重压揉按,用力由轻至重,再由重到轻,脘痛缓解后再按压 5min。适用于胃脘痛诸证。

5. 刮痧　在患者上脘、中脘、下脘部和胸骨柄及脊椎两侧,用75% 酒精消毒后,用汤匙或牛角梳由上往下刮动,用力适度,以皮肤出现紫红色皮下出血点为度。适用于胃脘痛实证、热证。

6. 熨敷　食盐适量炒热,趁热敷熨胃痛部位,民间用治胃寒作痛。

（五）心理治疗

随着生物医学模式向生物 - 心理 - 社会医学模式的转变,慢性胃炎与精神心理因素相互影响,已经逐渐演变成严重危害人类健康的一种身心疾病,而慢性胃炎患者的焦虑与抑郁量表评分也较正常人高。其中慢性胃炎与焦虑症的相关性最为突出。常见的心理障碍包括丧失治疗信心、恐癌心理及对特殊检查的恐惧等。心理干预措施可有效缓解患者不适,调整其不良心理状态,使患者在保持乐观情绪的基础上增加对治疗疾病的信心。一般采用心理支持、疏导的治疗方法,有消化不良症状且伴明显精神心理因素的慢性胃炎患者可用抗抑郁药或抗焦虑药。抗抑郁药物或抗焦虑药物可作为伴有明显精神心理因素者以及常规治疗无效和疗效差的补救治疗,包括三环类抗抑郁药(TCA)或选择性 5- 羟色胺再摄取抑制药(SSRI)等。使慢性胃炎患者得到帮助,消除心理障碍,对缓解慢性胃炎的发病、减轻症状、提高生活质量有一定的帮助。

（六）社区康复

患者居住环境应保持足够的安静、整洁,定时通风换气,注意休息,保证充足睡眠。注意合理饮食,选择易消化、质软、富含维生素的食物,坚持少食多餐,戒烟酒,忌辛辣、生冷、肥甘、煎炸等食物。社区卫生人员告知患者关于疾病治疗的有关环节,细心解答患者有疑虑的问题;普及疾病的有关知识,使患者能够对疾病有正确的认识和了解;加强对患者家属的认知干预,指导其应在旁积极鼓励患者,同时还应指导其对患者的生活细心照顾;采用多元化健康教育,使用视频、宣传手册、多媒体、图片等方式给予患者多元化健康指导。

十、营养治疗

（一）治疗原则

营养治疗是治疗慢性胃炎的重要措施。通过调整膳食的成分、质地及餐次,减少食物对胃黏膜的刺激、促进胃损伤黏膜的修复,防止慢性胃炎发作。

1. 能量　能量摄入 104.6~146.4kJ/（kg·d）[25~35kcal/（kg·d）]以维持适宜体重为目标,三大产能营养素配比合理。

2. 蛋白质 蛋白质具有增加胃酸分泌作用，要避免摄入过多。蛋白质的供应与健康人基本一致，每日的摄入量占总能量的 10%~15%。

3. 脂肪 脂肪具有刺激胆囊收缩素分泌，导致胃排空延缓和胆汁反流。患者脂肪摄入量应适量。脂肪产能占总能量的 20%~25%。

4. 碳水化合物 碳水化合物不影响胃酸分泌，但单糖和双糖可刺激胃酸分泌。碳水化合物产能占总能量的 55%~60%。少食用含单、双糖的食物。

5. 矿物质 矿物质的供应与健康人基本一致，需要量可参考我国居民膳食营养参考摄入量（DRIs）中的 RNIs 或适宜摄入量（AIs）来确定。患者宜摄入足量的来源于天然食物的矿物质。若出现贫血症状，可直接补充铁剂。

6. 维生素 患者维生素的需要量可参考我国居民营养素参考摄入量（DIRs）中的 RNIs 或 AIs 来确定。患者宜摄入足量的来源于天然食物的维生素。

7. 水 水的需要量与健康人基本一致，应保证每日饮水约 1 200mL。

8. 膳食纤维 患者膳食纤维需求量与健康人基本一致，每日 20~35g。但在慢性胃炎急性发作期应减少膳食纤维摄入量。

（二）实施过程

1. 发作期膳食以流食和少渣半流食为主

（1）流食：新鲜果汁、藕粉、米汤、鸡蛋汤以及肠内营养制剂。

（2）半流食：米粥类、水蒸蛋、挂面、面片、馄饨等。

2. 缓解期可采用软食，并逐步过渡到普食

（1）软米饭、馒头、包子、面包、鱼肉、虾肉、瘦肉类以及纤维细软的蔬菜，如黄瓜、番茄、茄子、冬瓜、西葫芦、白菜、菠菜等。

（2）对胃酸分泌过少或缺乏的患者，可给予浓鱼汤、肉汁以刺激胃酸分泌。对胃酸分泌过多者，应避免食用含氮浸出物高的原汁浓汤。牛乳有中和胃酸的作用，但其中蛋白质会刺激胃酸分泌，可适量饮用。

（3）可防治贫血的食物有动物肝脏、蛋黄、瘦肉、大枣、猕猴桃等。

（4）富含维生素 A（或 β- 胡萝卜素）的食物有动物肝脏、瘦肉、胡萝卜、番茄等。

3. 忌（少）用食物

（1）发作期病情未稳定时应禁用牛乳、豆浆，并减少糖类的摄入。

（2）禁食含膳食纤维多的蔬菜、水果，如韭菜、芹菜、葱头和未成熟的水果。

（3）忌食油煎、油炸食物与腌、熏、腊、酱的食物。

（4）忌食糯米饭、年糕、玉米饼等食物。

（5）避免食用生冷、酸辣、粗糙的食物。

（6）禁用各种酒类或含酒精的饮料、碳酸饮料及刺激性调味品，如辣椒、咖喱、胡椒、葱、蒜、芥末等。

（三）出院指导

1. 患者应养成进食平衡膳食的习惯。饮食要有规律，忌过饥或过饱，并养成细嚼慢咽的饮食习惯。

2. 不食用过冷、过热、过酸、过甜、过咸的食物或刺激性调味品，以及烟、酒、浓茶、咖啡等，以减少对胃黏膜的刺激。

3. 烹调宜采用蒸、煮、烩、焖、炖、氽等方法，使食物细软易于消化。

十一、康复护理

（一）疾病知识指导

向患者及家属介绍本病的有关病因,指导患者避免诱发因素。教育患者保持良好的心理状态,平时生活要有规律,合理安排工作和休息时间,注意劳逸结合,积极配合治疗。

（二）用药指导

根据患者的病因、具体情况进行指导,如避免使用对胃黏膜有刺激的药物,必须使用时应同时服用抑制胃酸分泌的药物或胃黏膜保护药。向患者介绍药物的不良反应,嘱其如有异常及时复诊,定期门诊复查。

（三）饮食指导

向患者说明摄取足够营养素的重要性,鼓励患者少食多餐,食物应多样化,注意补充多种营养物质。指导患者及家属改进烹饪技巧,增强食物的色、香、味,刺激患者食欲。慢性萎缩性胃炎胃酸分泌减少者食物应完全煮熟后食用,以利于消化吸收;反流性胃炎胃酸分泌多者应避免进食酸性、多脂肪食物。不吃霉变食物,少吃熏制、腌制、富含硝酸盐和亚硝酸盐的食物,多吃新鲜食物;避免过于粗糙、辛辣的食物及长期大量饮酒、吸烟。定期测量体重,监测有关营养指标的变化。

（四）心理疏导

消除并缓解患者的紧张焦虑情绪。分散患者注意力,减少各种精神刺激,指导患者提高心理防御机制,使其积极主动地参与治疗和护理。

十二、预防原则

（一）慢性胃炎患者的日常保健

1. 保持精神愉快　精神抑郁或过度紧张容易诱发和加重慢性胃炎消化不良症状。

2. 生活有规律　建立合理的生活制度、保证充足睡眠、避免过度劳累,是慢性胃炎康复的基础。要注意调整休息时间,遵守合理作息时间,如果过度疲劳和起居制度严重紊乱,可使体质和免疫力下降、胃肠功能紊乱。

3. 注意保暖　根据气候变化,适量增减衣被。尤其冬季,寒冷刺激会使胃黏膜血管收缩,炎症趋向活跃,从而使慢性胃炎的症状加重。因此,要特别注意保暖,避免全身特别是胃部不要受凉。

4. 遵照医嘱用药　慎用对胃黏膜有损伤的药物,如保泰松、吲哚美辛、糖皮质激素、红霉素、四环素等。

5. 饮食有节　平时注意饮食定时定量,胃炎活动期以少量多餐为原则,每日 4~6 餐为宜。食物以富含蛋白质及维生素的新鲜食物为主,如牛奶、豆浆、和新鲜蔬菜等。要注意多食细软易消化食品,食物宜精工细作,进食宜细嚼慢咽。过酸、过辣等刺激性食物及生冷不易消化的食物应尽量避免。应戒烟忌酒,忌服浓茶、浓咖啡等有刺激性的饮料。

6. 适当运动　患者可根据自身情况,进行自我锻炼,如选择跑步、游泳、太极拳、医疗体操、球类运动等,还可选择休闲性作业活动,在娱乐活动中达到治疗疾病、促进康复的目的。

（二）慢性胃炎患者的自我管理

1. 建立良好的生活和饮食习惯　慢性胃炎患者应饮食规律,三餐按时进食,忌暴饮暴食;按时休息,保证充足睡眠和休息时间,不熬夜。慢性胃炎患者应忌高盐饮食,少吃腌、熏、煎、烤、炸的食品;少吃粗粮、高脂肪食物、辛辣和刺激性食物、浓茶、甜食和产气食物;多食用新鲜水果、蔬菜。

2. 去除病因和诱因　有 Hp 感染慢性胃炎患者,根除治疗后应遵照医嘱进行复诊,以确定 Hp 是否根除或复发;戒烟,忌酒、浓茶、咖啡等刺激性饮料;慎用、忌用对胃黏膜有损伤的药物。

3. 特别注意精神心理状态的自我调整与治疗　慢性胃炎伴有心理障碍患者,一方面要保持积极乐观的心理状态;另一方面,在服用抗焦虑药或抗抑郁药期间,要遵从医嘱坚持规律服用药物,定期复诊,以及时调整用药方案,监测药物的副反应。

4. 关注远期疗效,遵从医嘱定期随访监测　慢性胃炎的病程是一个长期、慢性、反复的过程,除症状外,萎缩、肠上皮化生、上皮内瘤变等病变应当是观察的重要内容。慢性胃炎的临床疗效评价时间推荐 3 个月以上,以便于疗效的准确评估。治疗结束后进行长期随访,观察胃癌发生率等终点结局指标及疾病复发情况。慢性萎缩性胃炎伴有上皮内瘤变和肠上皮化生者有一定的癌变概率。因此需要定期随访(内镜检查 + 活检)和干预:①不伴肠化和上皮内瘤变的轻、中度萎缩性胃炎患者 1~2 年行内镜检查 1 次;②重度萎缩或伴肠化的萎缩性胃炎患者每年行内镜检查 1 次;③有低级别上皮内瘤变患者每 6 个月内镜检查 1 次;④有高级别上皮内瘤变患者经证实后须立即行内镜下黏膜切除或手术治疗。

十三、预后与转归

慢性胃炎长期持续存在,但多数患者无症状。慢性非萎缩性胃炎预后良好,部分患者萎缩可以改善或逆转;肠上皮化生通常难以逆转。Hp 相关性胃窦炎易发生十二指肠溃疡;多灶萎缩者易发生胃溃疡。对有危险因素的慢性胃炎患者需定期随访。

(夏兴洲　郑鹏远　汤有才)

参 考 文 献

[1] 张声生,唐旭东,黄穗平,等.慢性胃炎中医诊疗专家共识意见(2017)[J].中华中医药杂志,2017,32(7):3060-3064.

[2] 中华医学会消化病学分会.中国慢性胃炎共识意见(2017 年,上海)[J].中华消化杂志,2017,37(11):721-738.

[3] 杜奕奇,蔡全才,廖专,等.中国早期胃癌筛查流程专家共识意见(草案)(2017 年,上海)[J].胃肠病学,2018(2):8-14.

[4] 唐旭东,李振华,李保双.慢性胃炎诊疗指南[J].中国中医药现代远程教育,2011,9(10):123-125.

[5] 佚名.安徽省慢性胃炎分级诊疗指南(2016 版)[J].安徽医学,2017,38(07):813-822.

[6] 尤黎明,吴瑛.内科护理学[M].北京:人民卫生出版社,2017.

[7] 何成奇,吴毅.内外科疾病康复学[M].北京:人民卫生出版社,2018.

[8] YANG N, SAMPATHKUMAR K, LOO S CJ, et al.Recent advances in complementary and replacement therapy with nutraceuticals in combating gastrointestinal illnesses[J].Clinical nutrition, 2017, 36(4):968-979.

[9] CHAKRAVARTY K, GAUR S.Role of probiotics in prophylaxis of helicobacter pylori Infection[J].Current pharmaceutical biotechnology, 2019, 20(2):137-145.

第二节 消化性溃疡康复

一、概述

消化性溃疡（peptic ulcer，PU）指胃肠黏膜发生的炎性缺损，通常与胃酸和胃蛋白酶的消化作用有关，病变穿透黏膜肌层或达更深层次。消化性溃疡常发生于胃、十二指肠，也可发生于食管-胃吻合口、胃-空肠吻合口或附近，含有胃黏膜的梅克尔憩室（Meckel diverticulum）等。

PU 是一种全球性常见病，男性多于女性，可发生于任何年龄段，估计约有 10% 的人一生中患过本病。常见的 PU 有胃溃疡（gastric ulcer，GU）和十二指肠溃疡（duodenal ulcer，DU），DU 多于 GU，两者之比约为 3∶1。DU 多见于青壮年，GU 多见于中老年人。过去 30 年随着 H_2 受体拮抗剂、质子泵抑制剂等抑酸药应用和幽门螺杆菌根除治疗的进展，PU 及其并发症发生率明显下降。近年来，随着阿司匹林等非甾体抗炎药（nonsteroid anti-inflammatory drug，NSAID）应用增多，老年消化性溃疡发病率有所增高。

二、病因

PU 病因和发病机制是多因素的，损伤与防御修复不足是发病机制的两方面。

（一）胃酸与胃蛋白酶

正常人胃黏膜约有 10 亿壁细胞，每小时泌酸约 22mmol。DU 患者壁细胞总数平均为 19 亿，每小时泌酸约 42mmol，比正常人高 1 倍左右。但是，个体之间壁细胞数量存在很大差异，DU 患者和正常人之间的壁细胞数量也存在一定的重叠。

胃蛋白酶是 PU 发病的另一个重要因素，其活性依赖胃液的 pH，pH 为 2~3 时，胃蛋白酶原易被激活；pH>4 时，胃蛋白酶失活。因此，抑制胃酸可同时抑制胃蛋白酶的活性。

PU 发生的机制是致病因素引起胃酸、胃蛋白酶对胃黏膜的侵袭作用与黏膜屏障的防御能力间失去平衡。侵袭作用增强和/或防御能力减弱均可导致 PU 的产生。GU 和 DU 同属于 PU，但 GU 在发病机制上以黏膜屏障防御功能降低为主要机制，DU 则以高胃酸分泌起主导作用。

（二）幽门螺杆菌

Hp 是 PU 的重要致病因素。DU 患者的 Hp 感染率可高达 90% 以上，GU 的 Hp 阳性率为 60%~90%。另一方面，Hp 阳性率高的人群，PU 的患病率也较高。根除 Hp 有助于 PU 的愈合及显著降低溃疡复发。

（三）药物

长期服用 NSAID、糖皮质激素、氯吡格雷、双膦酸盐、西罗莫司等药物的患者易于发生 PU。其中 NSAID 是导致 PU 的最常用药物，包括布洛芬、吲哚美辛、阿司匹林等，有 5%~30% 的患者可发生溃疡。

（四）黏膜防御与修复异常

胃黏膜的防御和修复功能对维持黏膜的完整性、促进溃疡愈合非常重要。胃黏膜活检是常见的临床操作，造成的医源性局灶溃疡不经药物治疗，可迅速修复自愈，反映了胃黏膜强大的自我防御与修复能力。防御功能受损,修复能力下降,都对溃疡的发生和转归产生影响。

（五）遗传易感性

部分 PU 患者有明显的家族史,存在遗传易感性。

（六）其他

大量饮酒、长期吸烟、应激等是 PU 的常见诱因。胃石症患者因胃石的长期机械摩擦刺激而产生 GU。放疗也可引起胃或十二指肠溃疡。与其他疾病合并发生,如胃泌素瘤,又称佐林格 - 埃利森综合征（Zollinger-Ellison syndrome）、克罗恩病、肝硬化、慢性阻塞性肺疾病、休克、全身严重感染、急性心肌梗死、脑卒中等。少见的感染性疾病,单纯疱疹病毒、结核、巨细胞病毒等感染累及胃或十二指肠可产生溃疡。

三、病理

不同病因的 PU,好发部位存在差异。典型的 GU 多见于胃角附近及胃窦小弯侧,活动期 PU 一般为单个,也可多个,呈圆形或卵圆形。多数活动性溃疡直径<10mm,边缘较规整,周围黏膜常有充血水肿,表面覆以渗出物形成的白苔或黄苔,底部由肉芽组织构成。溃疡深者可累及胃、十二指肠壁肌层或浆膜层,累及血管时可引起大出血,侵及浆膜层时易引起穿孔;溃疡愈合后产生瘢痕。DU 的形态与 GU 相似,多发生在球部,以紧邻幽门的前壁或后壁多见,DU 可因反复发生溃疡而变形,瘢痕收缩而形成狭窄或假性憩室等。

四、临床表现

（一）症状

典型症状为上腹痛,性质可有钝痛、灼痛、胀痛、剧痛、饥饿样不适。特点:①慢性病程,可达数年或 10 余年;②反复或周期性发作,发作期可为数周或数个月,发作有季节性,典型者多在季节变化时发生,如秋冬和冬春之交发病;③部分患者有与进餐相关的节律性上腹痛,餐后痛多见于 GU,饥饿痛或夜间痛、进餐缓解多见于 DU;④腹痛可被抑酸剂或抗酸剂缓解。

部分病例仅表现上腹胀、上腹部不适、厌食、嗳气、反酸等消化不良症状。还有一类无症状性溃疡,这些患者无腹痛或消化不良症状,而以消化道出血、穿孔等并发症为首发症状,可见于任何年龄,以长期服用 NSAID 的患者及老年人多见。

（二）体征

发作时剑突下、上腹部或右上腹部可有局限性压痛,缓解后可无明显体征。

（三）特殊溃疡

1. 复合溃疡 指胃和十二指肠均有活动性溃疡,多见于男性,幽门狭窄、梗阻发生率较高。

2. 幽门管溃疡 餐后很快发生疼痛,易出现幽门梗阻、出血和穿孔等并发症。胃镜检查时应注意活检排除癌变。

3. 球后溃疡 指发生在十二指肠降部、水平部的溃疡。多位于十二指肠降部的初始部及乳头附近,溃疡多在后内侧壁。疼痛可向右上腹及背部放射。严重的炎症反应可导致胆总管引流障碍,出现梗阻性黄疸等。

4. 巨大溃疡 指直径>2cm 的溃疡,常见于有 NSAID 服用史及老年患者。巨大十二指肠球部溃疡常在后壁,易发展为穿透性,周围有大的炎性团块,疼痛可剧烈而顽固,可放射至背部,老年人也可没有症状。巨大 GU 并不一定都是恶性。

5. **老年人溃疡及儿童期溃疡** 老年人溃疡临床表现多不典型,常无症状或症状不明显,疼痛多无规律,较易出现体重减轻和贫血。GU 多位于胃体上部,溃疡常较大,易被误认为胃癌。由于 NSAID 在老年人群体中使用广泛,老年人溃疡有增加的趋势。

儿童期溃疡主要发生于学龄儿童,发生率低于成人。患儿腹痛可在脐周,时常出现恶心或呕吐,可能与幽门、十二指肠水肿和痉挛有关。随着年龄的增长,溃疡的表现与成年人相近。

6. **难治性溃疡** 经正规抗溃疡治疗而溃疡仍未愈合。可能的因素有:①病因尚未去除,如仍有 Hp 感染,继续服用 NSAID 等致溃疡药物等;②穿透性溃疡;③特殊病因,如克罗恩病、胃泌素瘤、放疗术后等;④某些疾病或药物影响抗溃疡药物吸收或效价降低;⑤误诊,如胃或十二指肠恶性肿瘤;⑥存在不良诱因,包括吸烟、酗酒及精神应激等。

五、并发症

(一)出血

PU 是上消化道出血最常见的病因。在我国,约占非静脉曲张破裂出血病因的50%~70%,DU 较 GU 多见。当 PU 侵及周围或深处的血管,可产生不同程度的出血。轻者表现为大便隐血阳性、黑便,重者出现大出血、表现为呕血或暗红色血便。PU 患者的慢性腹痛在出血后常减轻。

(二)穿孔

当溃疡穿透胃、十二指肠壁时,发生穿孔。1/3~1/2 的穿孔与服用 NSAID 有关,多数是老年患者,穿孔前可以没有症状。穿透、穿孔临床常有三种后果。

1. **溃破入腹腔引起弥漫性腹膜炎** 呈突发剧烈腹痛,持续而加剧,先出现于上腹,继之延及全腹。体征有腹壁板样僵直,压痛、反跳痛,肝浊音界消失,部分患者出现休克。

2. **穿透周围实质性脏器**,如肝、胰、脾等形成穿透性溃疡,呈慢性发病过程,腹痛规律改变,变为顽固或持续。如穿透至胰腺,腹痛放射至背部,血淀粉酶可升高。

3. **穿破入空腔器官形成瘘管** DU 可以穿破胆总管、形成胆瘘,GU 可穿破入十二指肠或横结肠、形成肠瘘,可通过内镜、钡剂或 CT 等检查发现。

(三)幽门梗阻

临床症状有上腹胀痛,餐后加重,呕吐后腹痛可稍缓解,呕吐物可为宿食,严重呕吐可致失水,低氯、低钾性碱中毒,体重下降、营养不良。体检可见胃蠕动波及闻及振水声等。多由 DU 或幽门管溃疡反复发作所致,炎性水肿和幽门平滑肌痉挛所致暂时梗阻可因药物治疗、溃疡愈合而缓解;严重瘢痕或与周围组织粘连、恶变引起胃流出道狭窄或变形,表现为持续性梗阻。

(四)癌变

反复发作、病程持续时间长的 GU 癌变风险高。DU 一般不发生癌变。胃镜结合活检有助于明确良恶性溃疡及是否发生癌变。

六、辅助检查

(一)胃镜检查及活检

胃镜检查是 PU 诊断的首选方法和金标准,可用于:①确定有无病变、部位及分期;

②鉴别良恶性溃疡;③评价治疗效果;④对合并出血者给予止血治疗;⑤对合并狭窄梗阻患者给予扩张或支架治疗;⑥超声内镜检查,评估胃或十二指肠壁、溃疡深度、病变与周围器官的关系、淋巴结数目和大小等。对于 GU,应常规在溃疡边缘取活检,关于活检块数尚无定论,一般溃疡周边 4 个部位的活检多能达到诊断需要。部分 GU 在胃镜下难以区别良恶性,有时需多次活检和病理检查,甚至应用超声内镜评估或穿刺活检。对 GU 迁延不愈,需要排除恶性病变的,应多点活检,正规治疗 8 周后应复查胃镜,必要时再次行活检和病理检查,直到溃疡完全愈合。

（二）X 线钡剂造影

随着内镜技术的普及和发展,上消化道钡剂造影应用得越来越少,但钡剂(包括造影剂)造影有其特殊意义,适宜于:①了解胃的运动情况;②胃镜禁忌者;③不愿接受胃镜检查者和没有胃镜检查条件时。气钡双重对比造影能较好地显示胃肠黏膜形态,但总体效果仍逊于内镜检查,且无法通过活检进行病理诊断。溃疡的钡剂直接征象为龛影、黏膜聚集,间接征象为局部压痛、胃大弯侧痉挛性切迹、狭窄、十二指肠球部激惹及球部畸形等。

（三）CT 检查

对于穿透性溃疡或穿孔,CT 很有价值,可以发现穿孔周围组织炎症、包块、积液,对于游离气体的显示甚至优于立位胸片。另外,对幽门梗阻也有鉴别诊断的意义。口服造影剂,CT 可能显示出胃壁中断、穿孔周围组织渗出、增厚等。

（四）实验室检查

1. Hp 检测　有 PU 病史者,无论溃疡处于活动还是瘢痕期,均应考虑 Hp 检测。

2. 其他检查　血常规、粪便隐血试验有助于了解溃疡有无活动出血。

七、诊断与鉴别诊断

（一）诊断

慢性病程、周期性发作、节律性上腹痛、NSAID 服药史等是疑诊 PU 的重要病史。胃镜检查可以确诊 PU。不能接受胃镜检查者,上消化道钡剂发现龛影,可以诊断溃疡,但难以区分其良恶性。

（二）鉴别诊断

1. 其他引起慢性上腹痛的疾病　PU 诊断确立,但部分患者在 PU 愈合后仍有症状或症状不缓解,应注意诱因是否解除,是否有慢性肝胆胰疾病、功能性消化不良等与 PU 并存。

2. 胃癌　胃镜发现胃溃疡时,应注意与恶性溃疡相鉴别,典型胃癌溃疡形态多不规则,直径常大于 2cm,边缘呈结节状,底部凹凸不平、覆污秽状苔。

3. 胃泌素瘤　胃泌素瘤系一种胃肠胰神经内分泌肿瘤。促胃液素由胃、上段小肠黏膜的 G 细胞分泌,具有促进胃酸分泌、细胞增殖、胃肠运动等作用。胃泌素瘤以多发溃疡、不典型部位、易出现溃疡并发症、对正规抗溃疡药物疗效差、可出现腹泻、高胃酸分泌、血促胃液素水平升高等为特征。胃泌素瘤通常较小,约 80% 位于胃泌素瘤三角区内,即胆囊与胆总管汇合点、十二指肠降部和十二指肠水平部交界处、胰腺颈部与体部交界处组成的三角区内,其他少见的部位包括胃、肝脏、骨骼、心脏、卵巢、淋巴结等;50% 以上的胃泌素瘤为恶性,部分患者发现时已有转移。临床疑诊时,应检测血促胃液素水平;增强 CT 或磁共振扫描有助于发现肿瘤部位。PPI 可减少胃酸分泌、控制症状,应尽可能手术切除肿瘤。

八、临床治疗

PU 的治疗目标是去除病因、控制症状、促进溃疡愈合、预防复发和避免并发症。

(一)药物治疗

自 20 世纪 70 年代以后,PU 药物治疗经历了 H_2 受体拮抗剂、质子泵抑制剂和根除 Hp 三次里程碑式的进展,溃疡愈合率显著提高,并发症发生率显著降低,相应的外科手术明显减少。

1. 抑制胃酸分泌

(1) H_2 受体拮抗剂:是治疗 PU 的主要药物之一,疗效好,用药方便,价格适中,长期使用不良反应少。常用药物有法莫替丁、尼扎替丁、雷尼替丁(表 3-2-1),治疗 GU 和 DU 的 6 周愈合率分别为 80%~95% 和 90%~95%。

表 3-2-1 常用 H_2 受体拮抗剂

通用名	英文名	规格	治疗剂量	维持剂量
法莫替丁	Famotidine	20mg	20mg,每日 2 次	20mg,每晚 1 次
尼扎替丁	Nizatidine	150mg	150mg,每日 2 次	150mg,每晚 1 次
雷尼替丁	Ranitidine	150mg	150mg,每日 2 次	150mg,每晚 1 次

(2) PPI:是治疗消化性溃疡的首选药物(表 3-2-2)。PPI 入血,进入到胃黏膜壁细胞酸分泌小管中,酸性环境下转化为活性结构,与质子泵即 H^+-K^+-ATP 酶结合,抑制该酶的活性、从而抑制胃酸的分泌。PPI 可在 2~3d 内控制溃疡症状,对一些难治性溃疡的疗效优于 H_2 受体拮抗剂,治疗典型的胃和十二指肠溃疡 4 周的愈合率分别为 80%~96% 和 90%~100%。值得注意的是治疗 GU 时,应首先排除溃疡型胃癌的可能,因 PPI 治疗可减轻其症状,掩盖病情。

表 3-2-2 常用各种 PPI

通用药名	规格	治疗剂量	维持剂量
奥美拉唑(Omeprazole)	10mg,20mg	20mg,每日 1 次	20mg,每日 1 次
兰索拉唑(Lansoprazole)	30mg	30mg,每日 1 次	30mg,每日 1 次
泮托拉唑(Pantoprazole)	20mg	40mg,每日 1 次	20mg,每日 1 次
雷贝拉唑(Rabeprazole)	10mg	20mg,每日 1 次	10mg,每日 1 次
艾司奥美拉唑(Esomeprazole)	20mg,40mg	40mg,每日 1 次	20mg,每日 1 次
艾普拉唑(Ilaprazole)	10mg	10mg,每日 1 次	10mg,每日 1 次

PPI 是酸依赖性的,酸性胃液中不稳定,口服时不宜破坏药物外裹的保护膜。PPI 的肠衣保护膜在小肠 pH≥6 的情况下被溶解释放,吸收入血。

2. 根除 Hp　PU 不论活动与否,Hp 阳性患者均应根除 Hp,根除 Hp 可显著降低溃疡的复发率。由于耐药菌株的出现、抗菌药物不良反应、患者依从性差等因素,部分患者胃内的 Hp 难以根除,此时应因人而异制订多种根除 Hp 方案。对有并发症和经常复发的 PU 患者,应追踪抗 Hp 的疗效,一般应在治疗至少 4 周后复检 Hp,避免在应用 PPI 或抗生素期间复检

Hp 出现假阴性结果。

3. 保护胃黏膜

（1）铋剂：这类药物分子量较大，在酸性溶液中呈胶体状，与溃疡基底面的蛋白形成蛋白 - 铋复合物，覆于溃疡表面，阻隔胃酸、胃蛋白酶对黏膜的侵袭损害。由于 PPI 的性价比高和广泛使用，铋剂已不作为 PU 的单独治疗药物。但是，铋剂可通过包裹 Hp 菌体，干扰 Hp 代谢，发挥杀菌作用，被推荐为根除 Hp 的四联药物治疗方案的主要组成之一。服药后常见舌苔和粪便变黑。短期应用本药后血铋浓度可上升（5~14μg/L），但在安全阈值（50μg/L）之内。由于肾脏为铋的主要排泄器官，故肾功能不全者应忌用铋剂。

（2）弱碱性抗酸剂：常用铝碳酸镁、磷酸铝、硫糖铝、氢氧化铝凝胶等。这些药物可中和胃酸，起效较快，可短暂缓解疼痛，但很难治愈溃疡，已不作为治疗 PU 的主要或单独药物。这类药物能促进前列腺素合成，增加黏膜血流量、刺激胃黏膜分泌 HCO_3^- 和黏液，碱性抗酸剂目前更多被视为黏膜保护剂。

4. PU 的治疗方案及疗程　为了达到溃疡愈合，抑酸药物的疗程通常为 4~6 周，一般推荐 DU 的 PPI 疗程为 4 周，GU 疗程为 6~8 周。根除 Hp 所需的 1~2 周疗程可重叠在 4~8 周的抑酸药物疗程内，也可在抑酸疗程结束后进行。

5. 维持治疗　GU 愈合后，大多数患者可以停药。但对溃疡多次复发，在去除常见诱因的同时，要进一步查找是否存在其他病因，并给予维持治疗，即较长时间服用维持剂量的 H_2 受体拮抗剂或 PPI（表 3-2-1、表 3-2-2）。疗程因人而异，短者为 3~6 个月，长者为 1~2 年，或视具体病情延长用药时间。

（二）患者教育

适当休息，减轻精神压力；改善进食规律、戒烟、戒酒及少饮浓茶、浓咖啡等。停服不必要的 NSAID 以及其他对胃有刺激或引起恶心、不适的药物，如确有必要服用 NSAID 和其他药物，建议和食物一起或餐后服用，或遵医嘱加用保护胃黏膜的药物。

（三）内镜治疗及外科手术

1. 内镜治疗　根据溃疡出血病灶的内镜下特点选择治疗策略（表 3-2-3）。PU 出血的内镜下治疗，包括溃疡表面喷洒蛋白胶、出血部位注射 1∶10 000 肾上腺素、出血点钳夹和热凝固术等，有时采取 2 种以上内镜治疗方法联合应用。结合 PPI 持续静脉滴注对 PU 活动性出血止血成功率达 95% 以上。

表 3-2-3　PU 出血的内镜特点与治疗策略

内镜特点	再出血率 /%	治疗策略
活动性动脉出血	90	PPI+ 胃镜下治疗，必要时血管介入治疗或手术
裸露血管	50	PPI+ 胃镜下治疗
血凝块	25~30	PPI，必要时胃镜下治疗
溃疡不伴血迹	<5	PPI

PU 合并幽门变形或狭窄引起梗阻，可首先选择内镜下治疗，常用方法是内镜下气囊扩张术，有的需要反复多次扩张，解除梗阻。

2. 外科治疗　PPI 的广泛应用及内镜治疗技术的不断发展，大多数 PU 及其并发症的治

第三章 胃 部 疾 患

疗已不需要外科手术治疗。但在下列情况时,要考虑手术治疗:①并发消化道大出血经药物、胃镜及血管介入治疗无效时;②急性穿孔、慢性穿透溃疡;③瘢痕性幽门梗阻,内镜治疗无效;④GU 疑有癌变。外科手术不只是单纯切除溃疡病灶,而是通过手术永久地减少胃酸和胃蛋白酶分泌的能力。胃大部切除术和迷走神经切断术曾经是治疗 PU 最常用的两种手术方式,但目前已很少应用。

手术治疗并发症可有术后胃出血、十二指肠残端破裂、胃肠吻合口破裂或吻合口瘘、术后梗阻、倾倒综合征、胆汁反流性胃炎、吻合口溃疡、缺铁性贫血等。

九、康复评定

(一)疼痛评定

目前主要根据患者的主观感受来测定疼痛的程度,主要有以下几种。

1. 采用视觉模拟评分法(visual analogue scale, VAS)。

2. 口述描绘评分(verbal rating scale, VRS)。

(二)营养状况的评定

1. 总体蛋白质储存的评定　详见第二章营养状况评定。

2. 骨骼肌容量与脂肪厚度的评定　详见第二章营养状况评定。

3. 骨骼肌营养状况的评定　详见第二章营养状况评定。

4. 全身营养状态的评定　凡体重减轻超过平时体重的 10% 为全身营养不良,体重急速减轻为重度营养不良指标之一。

(三)心理评估

常采用焦虑自评量表(SAS)(见附录 4.2)评价患者焦虑状态,抑郁自评量表(SDS)评价患者抑郁状态。

(四)生活质量评定

溃疡可引起恶性贫血、肌力下降,最终会影响患者的生活质量、劳动、就业和社会交往等能力。采用生活质量指数(quality of life index, QLI)和健康调查量表 36(36-Item Short Form Health Survey, SF-36)。

(五)日常生活功能评定

一般患者日常活动不会受限,溃疡引起的恶性贫血可影响患者正常进食和行走等日常生活能力。可用改良巴塞尔指数进行评定。

十、康复治疗

(一)健康教育

消化性溃疡多由不健康的行为生活方式、饮食习惯及自我保健知识的缺乏等因素引起,对消化性溃疡患者进行健康教育,可以帮助患者正确认识本病,指导患者树立健康的信念,积极采纳健康的生活方式,提高患者的治疗依从性,减少疾病的复发,提高患者的生活质量。嘱患者采取健康的生活方式,戒烟戒酒,适量运动,避免过度劳累和精神紧张,让患者认识到采取健康行为的益处。

(二)物理治疗

中频电疗法、超声波疗法、直流电离子透入疗法等物理治疗,有消炎止痛,改善循环和防止消化不良的作用。禁忌证为:溃疡伴出血、穿孔或幽门梗阻。

1. 中频电疗法

（1）正弦调制中频电疗法：两个电极于胃区前后对置，选用交调和变调波，调制频率100Hz，调制深度75%。

（2）干扰电疗法：4个电极交叉置于腹部和背部第六胸椎第七胸椎区，频率50~100Hz和90~100Hz。

2. 超声波疗法　治疗前先让患者饮用温开水400~500mL，患者取坐位或卧位，移动法，强度1.0~2.0W/cm^2，分别在胃区和脊柱（第五胸椎至第十胸椎）两侧皮肤治疗。

3. 直流电离子导入疗法

（1）鼻黏膜反射疗法：将浸湿的2.5%维生素B$_1$溶液的小棉条，轻轻塞入患者的鼻前庭，棉条末端置于口唇上方（皮肤上垫块小胶皮），用一铅板电极与阳极连接；另一极置于枕部接阴极。适用于溃疡病早期或有出血的患者。

（2）颈交感神经节反射疗法：电极用2%普鲁卡因溶液浸湿，置于喉结节两侧颈交感神经节处，与阳极相接；另一极置于肩胛间，与阴极相接。

4. 超短波疗法　用五官超短波治疗仪，电极置于喉结两侧颈交感神经节处，微热量。

5. 其他　温度生物反馈疗法、电睡眠疗法等也可消除大脑皮质的兴奋灶，反射性地调节胃肠活动功能。

（三）运动疗法

适度地运动可改善肌力、肌耐力和整体体能，还促使大脑分泌一种心理"愉快素"——β-内啡肽，使人欣快、振奋。它能调节心血管的收缩和舒张，使血管有弹性，还具有止痛作用。因患者长期受不良情绪的影响，体育、娱乐疗法是改善他们负性心理状态的一副良药。

根据病情选择有氧运动项目，如有氧体操、太极拳、跳舞、步行、跑步、游泳、骑自行车、门球、排球等。在提高整体身体素质的基础上，减轻胃及十二指肠溃疡患者消化不良症状，维持和改善胃蠕动功能。

（四）中医传统疗法

胃为仓廪之官，主受纳及运化水谷，若素体脾胃虚弱，运化失常，气机不畅，或中阳不足，中焦虚寒，则易发生胃痛，治疗当以温中健脾、补虚固本为主。中医传统治疗主要有针灸、艾灸等。

1. 针灸　针灸是中医特色外治法的一种，在消化系统疾病中应用较广，具有疗效稳定、无不良反应等优势。选穴以足太阴脾经、任脉、足阳明胃经穴位频率最高。中脘为胃募穴，针刺可直接作用于胃腑，调控胃腑气血、阴阳虚实，足三里运脾和胃、行气活血，二者配伍，可解痉制酸。公孙为足太阴脾经之络穴，通冲脉，可健脾益胃；天枢调理脾胃、理气健脾；关元可培肾固本，温肾助阳；梁丘为足阳明胃经郄穴，可治胃痛、胃痉挛等。同时针刺足三里、关元、天枢，可疏通经络，改善胃肠蠕动。针刺方法：取0.25mm×40mm或0.25mm×50mm毫针，局部消毒，常规进针，得气后采用捻转补法。该法不适用于伴胃穿孔、胃出血、恶性变病灶、幽门梗阻、肠梗阻者。

2. 艾灸　艾灸产生的温热作用能够加快损伤部位气血运行的速度，增强胃肠的运动力，降低神经末梢兴奋性而减轻疼痛及抗痉挛，从而疏通经络、调和气血，"以温促通"，促进溃疡面的修复与愈合，达到治疗胃溃疡的目的。有研究采用隔姜灸中脘、足三里的方法治疗脾胃虚寒型消化性溃疡，疗效显著。

（五）胃肠道微生态

益生菌用于消化性溃疡患者的治疗可减少抗菌药物副作用,安全性较高,能有效提升患者治疗依从性,进而提高 Hp 根除率。常用菌群为乳酸杆菌、双歧杆菌、多菌混合物等。

（六）心理指导

PU 是消化系统疾病中比较典型的一种心身疾病,负性情绪会影响患者治疗的主动性和依从性。目前认为心理波动可影响胃肠的生理功能。消化性溃疡患者在焦虑和忧伤时,症状可复发或加剧。因此,医护人员需及时与患者进行有效沟通,了解其心理状况,通过给患者精神上的安慰、支持、劝说、暗示、疏导等,让患者正确面对自己的病情,缓解患者的焦虑、抑郁情绪,保持心理平衡,增强与疾病斗争的动力和信心,利于疾病的痊愈。常用的心理疗法有以下几种。

1. 支持性心理治疗　支持性心理治疗是通过与患者进行充分沟通,了解患者心理问题的症结所在,及时对问题进行分析和做适当的解释,帮助、鼓励患者克服负面情绪,充分发挥患者的潜能,顺利完成康复计划。

2. 认知疗法　认知疗法一般用于缓解康复对象的自觉症状和慢性疼痛,改善他们的社会交往和生活障碍,使他们以积极的态度进行康复训练。

3. 集体心理治疗　治疗者运用各种技术并利用集体成员间的相互影响,给康复对象提供帮助别人、与人交流的机会,使他们敞开心扉、倾吐苦恼,共同鼓励,增强康复信心。

4. 家庭心理治疗　取得家庭成员在康复过程中的配合和协助,要求家属对患者给予关怀,满足患者需求。

十一、营养治疗

消化性溃疡营养治疗的目的是减少和缓解胃酸分泌,维持胃肠黏膜自身的防御能力,减轻或解除症状,促进溃疡愈合,避免并发症,预防复发,并保证营养。

（一）保证碳水化合物供给

碳水化合物可作为溃疡患者主要的能量来源,每天可供给 300~350g(占总能量的 55%~60%)。碳水化合物的供给以主食为主,如软米饭、粥、面条、馒头等。副食可选用豆腐、水蒸蛋、鱼肉等,应做到荤素搭配和品种的多样化。急性活动期,为避免胃过分扩张,宜少食多餐,餐间可酌情增加 2~4 次点心,使胃中经常保持适量食物,以中和胃酸,促进溃疡面愈合,加餐可选用饼干、蛋糕、水果、藕粉等。对于已经痊愈的患者应鼓励其逐渐恢复正常的膳食习惯,以避免多餐次引起的食物反复刺激胃酸分泌,使胃常处于应激状态,反而加重病情。

（二）合理补充蛋白质与脂肪

蛋白质选择以易消化吸收的优质蛋白为主,如鸡肉、鸡蛋、鱼等。蛋白质摄入量以 1g/(kg·d)为宜,发生溃疡出血时,可酌情增加。脂肪能促进脂溶性维生素的吸收,但同时也会增加食物在胃内的潴留时间,促进胃酸分泌,因此推荐低脂、清淡饮食,一般在缓解期可供给脂肪 70~80g/d。

（三）全面补充维生素、矿物质

以健康人的日推荐摄入量为参考,结合具体病情,做适当调整,注意兼顾水溶性维生素和脂溶性维生素的供给。消化性溃疡患者经常用含铝和镁的抗酸药,会影响磷的吸收,服用 H_2 受体拮抗剂会影响铁的吸收,因此需重视矿物质特别是磷和铁的补充。胃液中盐酸含量取决于血中钠离子浓度,而后者与饮食中食盐摄入量直接相关;另外,由于溃疡病患者钠代谢减低,容易导致钠潴留,增加胃液分泌。因此,患者宜清淡饮食,切忌食盐摄入量过多,摄入量应低于5g/d,其他调味品也应适当控制。

(四)合理选择膳食纤维

合理摄入膳食纤维,有利于消化性溃疡的愈合。但应注意芹菜、竹笋、黄豆芽、韭菜、藕等纤维过粗,容易引起机械性损伤,不宜过多食用。蒜苗、生大葱、生蒜等刺激性强、易产气的食物也应限量摄入。

(五)保证水的供给

消化性溃疡患者要保证水充足摄入,日供给量1 500mL左右,水温不宜过冷或过热,不宜喝冰水、咖啡、浓茶,避免对胃黏膜的刺激和促进胃酸分泌。对合并有出血、幽门梗阻的患者,应遵医嘱予以静脉补液。

(六)规律饮食,细嚼慢咽,必须吃早餐

保持饮食规律是消化性溃疡患者必须坚持的准则,一般一日三餐,急性期可少量多餐,控制饮食,不要过饥过饱,不暴饮暴食。细嚼慢咽不只能使食物得到充分的研磨,利于消化,同咀嚼过程本身能够刺激唾液分泌,唾液中的唾液淀粉酶具有中和胃酸,提高胃黏膜屏障作用的效果。消化性溃疡患者要养成良好的饮食习惯,准时进餐,不能以任何理由不吃早餐或推迟早餐1h以上。

(七)消化性溃疡急性发作期的饮食禁忌

刺激胃酸分泌的食品和调味品均为消化性溃疡急性发作期的饮食禁忌:如浓肉汤、鸡汤、鱼汤、香料、辣椒、咖喱粉、芥末、浓茶、浓咖啡、烈酒等;富含粗纤维的食品,如粗粮、莴苣、芹菜、韭菜等;易产酸的食品,如土豆、地瓜、过甜点心以及糖醋食品等;易产气的食品,如生葱、生蒜、生萝卜、蒜苗、碳酸饮料等;生冷、坚硬和不易消化的食品,如冷饮、凉拌菜、腊肉、油炸食品、熏制品、糯米制品等;过凉与过热的食物均能对胃黏膜表面血管产生不良影响,也应尽量避免。

(八)消化性溃疡并发出血的患者的饮食

当出血量大于60mL时,应暂禁食,使胃酸、胃蛋白酶的分泌及胃肠道蠕动减少,一旦出血得到控制可进冷或微温的流食,如流食温度过高,易引起再次出血。病情基本稳定、症状消失后,可采用细软温和膳食,继而逐渐恢复正常膳食。患者如出现缺铁性贫血,应给予富铁的食物。

(九)丙氨酰谷氨酰胺

丙氨酰谷氨酰胺属非必需氨基酸,是合成核苷酸和氨基己糖的主要前体,前者参与细胞增生,后者在形成胃肠道黏膜上起着重要作用,并可防止细菌移位和肠道毒素进入血循环,使内毒素水平下降,增加患者胃肠道和机体免疫功能,可减少细胞因子和炎症介质的释放,对患者的营养支持有重要作用。饮食中添加丙氨酰谷氨酰胺可促进小肠黏膜细胞合成蛋白质和DNA,从而起到保护胃黏膜屏障的作用。

十二、康复护理

(一)疾病知识指导

定期向患者普及胃溃疡疾病知识,如治疗方法、目的及效果,正确指导患者进行康复检查及锻炼。让患者了解负面情绪对疾病恢复的不利影响,并告知患者相关注意事项。

（二）用药指导

教育指导患者治疗药物的用法用量、注意事项和可能出现的不良反应，提高其用药依从性，指导其按医嘱坚持规律、联合、足疗程服药，不宜在症状稍好转或出院后就停药。指导患者慎用或勿用易致溃疡复发的非甾体抗炎药，如必须服用，则应安排在饭后服，且不应长期使用。

（三）生活方式指导

指导患者通过不断训练、调整，逐渐改变原来不良的生活习惯，自觉建立良好生活方式，如培养定时定量、均衡的饮食习惯，参加文体活动改善心理健康，扩大社会交往的范围以减轻焦虑心理等。良好的生活方式可提高患者的自我护理能力，减少复发率，改善生活质量。

（四）开展延续性护理服务

为增强患者治疗疾病的信心，可以针对患者制订标准化的健康教育方案。通过建立微信群等方式定期随访，对患者进行护理指导与监督，提高患者医嘱依从性，增强自我控制能力并增加健康医学知识，同时使患者按医嘱顺利完成疗程，达到提高疗效和降低复发率的目的。

十三、预防原则

按照系统、全程、联合用药的原则，一丝不苟地治疗，消化性溃疡一般2~8周就可愈合。但很多患者，尤其是年轻患者，因为服药数日，症状改善或消失便停止了服药。但此时溃疡并未愈合，停药后很容易复发。Hp感染是消化性溃疡的主要病因，所以预防Hp感染十分关键。Hp可以通过人与人之间的接触进行传播，也可以通过食物和水进行传播，应注意饮食卫生，减少感染Hp的机会。患者经治疗根除幽门螺杆菌后，视自身病情酌情减少或停用NSAID药物，防止溃疡复发。预防的主要措施是维持治疗，目前一般推荐用标准剂量的PPI半量或全量长期维持，对高危患者（如不能停服阿司匹林等NSAID、有消化道出血史、高龄且伴有严重疾病难以承受溃疡复发者）推荐用PPI全量维持。要杜绝一切可以引起溃疡复发的诱因。戒烟忌酒；保持情绪稳定，心情开朗；避免服用刺激胃黏膜的药物；规律生活起居，讲究饮食卫生，避免刺激性食物、生冷不洁食物和不易消化的食物等。

十四、预后与转归

有效的药物治疗可使消化性溃疡愈合率达到95%以上，青壮年患者PU病死率接近于零，老年患者主要死于严重的并发症，尤其是大出血和急性穿孔，病死率<1%。

（郑鹏远　汤有才）

参 考 文 献

[1] 葛均波,徐永健,王辰.内科学[M].9版.北京:人民卫生出版社,2018.

[2] 童小军.消化性溃疡的营养治疗[J].中国医药指南,2012,10(25):670-671.

[3] 何成奇,吴毅.内外科疾病康复学[M].3版.北京:人民卫生出版社,2018.

[4] 黄晓林,燕铁斌.康复医学[M].5版,北京:人民卫生出版社,2013.

第三节 胃癌及术后康复

一、概述

胃癌(gastric cancer)是指源自胃黏膜上皮的恶性肿瘤,目前已成为威胁人类健康的重要疾病之一。2022 年全球新发胃癌病例约为 104 万,排在全部恶性肿瘤的第 5 位。东亚地区的中国、日本及韩国是胃癌最高发的地区,2018 年男女性胃癌发病率均接近第二高发的东欧地区发病率的 2 倍。我国胃癌发病例数和死亡例数分别占全球胃癌发病和死亡的42.6% 和 45.0%,伴随着我国日益严重的人口老龄化,恶性肿瘤的发病率还将上升。

二、病因

胃癌的主要病因尚不能明确阐明,目前的主流观点认为,胃癌可能是多种内部或外部因素综合作用的结果。可能的因素如下。

（一）外界因素

1. 环境因素　根据调查,胃癌高发地区多在火山岩和变质岩地带,低发地区多位于石灰岩地带。高发区水土中的硒、镍、钴的微量元素的含量较高。例如,东亚地区胃癌发病率高于北美及欧洲地区。在欧洲,胃癌发病率在南欧的意大利则显著高于西欧国家。

2. 饮食因素　长期摄入亚硝酸盐类食物(腌肉、咸鱼、腌菜、雨露等)的人群中,胃癌的发病率显著升高,而新鲜蔬菜、水果的摄入量则与胃癌的病死率呈显著负相关。

（二）内部因素

1. Hp 感染　Hp 感染引起胃黏膜炎症损伤,易受外源性或内源性致癌物作用而发生癌变。Hp 本身可以产生多种酶类和毒素造成细胞的 DNA 损伤。Hp 感染还可以使胃酸分泌减少,pH 升高,导致亚硝胺等致癌物的产生增加。

2. 胃溃疡　慢性溃疡周围常伴有慢性萎缩性胃炎及胃上皮异型增生,这种增生的上皮具有不稳定性,容易遭受致癌因素的刺激而导致癌变。

3. 慢性萎缩性胃炎　其特征是胃黏膜的慢性炎症和腺体萎缩。主要分为Ⅰ型和Ⅱ型。Ⅰ型:以胃体为主,很少累及胃窦,病理表现为弥漫性的腺体萎缩和肠化生。Ⅱ型:以胃窦为主,病理表现为幽门腺体的萎缩,常伴有化生。

4. 残胃　胃大部切除术后,残胃发生癌变的概率明显升高。可能的原因是胃肠吻合术后,胆汁和碱性肠液反流入胃,胃内 pH 升高,改变了胃内环境,易产生亚硝胺等致癌物。其次,胆汁内含胆酸,在胃内可产生脱氧胆酸和石胆酸等致癌物。

5. 胃息肉　胃息肉常常无症状,大多数是体检发现。胃息肉中增生性息肉的恶变率为1.5% ~ 3%,腺瘤性息肉的恶变率在 6%~75% 之间。

三、病理

采用美国癌症联合会(AJCC)和国际抗癌联盟(UICC)联合制定的胃癌 TNM 分期(第8 版),T 代表原发肿瘤浸润胃壁的深度。T_x:原发肿瘤无法评估;T_0:无原发肿瘤的证据。T_{is}:原位癌:上皮内肿瘤,未侵及固有层,高度不典型增生。T_1:肿瘤侵犯固有层,黏膜肌层或黏膜下层。T_{1a}：肿瘤侵犯固有层或黏膜肌层。T_{1b}：肿瘤侵犯黏膜下层。T_2：肿瘤侵犯固有肌层。T_3：肿瘤穿透浆膜下结缔组织，而尚未侵犯脏腹膜或邻近结构。T_4：肿瘤侵犯浆膜（脏腹膜）或邻近结构。T_{4a}：肿瘤侵犯浆膜（脏腹膜）。T_{4b}：肿瘤侵犯邻近结构。N 代表区域淋巴结转移情况。N_x：区域淋巴结无法评估。N_0：区域淋巴结无转移。N_1：1~2 个区域淋巴结有转移。N_2：3~6 个区域淋巴结有转移。N_3：7 个（含）以上区域淋巴结有转移。N_{3a}：7~15个区域淋巴结有转移。N_{3b}：16 个（含）以上区域淋巴结有转移。M 代表远处转移情况。M_0：无远处转移。M_1：有远处转移（表 3-3-1）。

表 3-3-1　AJCC 胃癌病理分期

	N_0	N_1	N_2	N_{3a}	N_{3b}	任何 N、M_3
T_1	ⅠA	ⅠB	ⅡA	ⅡB	ⅢB	Ⅳ
T_2	ⅠB	ⅡA	ⅡB	ⅢA	ⅢB	Ⅳ
T_3	ⅡA	ⅡB	ⅢA	ⅢB	ⅢC	Ⅳ
T_{4a}	ⅡB	ⅢA	ⅢA	ⅢB	ⅢC	Ⅳ
T_{4b}	ⅢA	ⅢB	ⅢB	ⅢC	ⅢC	Ⅳ
任何 T、M_1	Ⅳ	Ⅳ	Ⅳ	Ⅳ	Ⅳ	Ⅳ

四、分型

（一）大体分型

早期胃癌（early gastric carcinoma）局限于黏膜或黏膜下层的浸润性癌，无论是否有淋巴结转移。根据病灶形态可分三型：Ⅰ型（隆起型），癌灶突向胃腔；Ⅱ型（表浅型），癌灶比较平坦没有明显隆起与凹陷；Ⅲ型（凹陷型），凹陷和表浅凹陷结合的病灶。当癌组织侵犯胃壁固有肌层或以上时将其称为进展期胃癌（advanced gastric carcinoma），采用 Borrmann 分型方法将其分为：Ⅰ型（结节隆起型），边界清楚并突入胃腔的块状癌灶；Ⅱ型（局限溃疡型），边界清楚并略隆起的溃疡状癌灶；Ⅲ型（浸润溃疡型），为边界模糊不清的溃疡，癌灶向周围浸润；Ⅳ型（弥漫浸润性），癌肿沿着胃壁各层全周浸润生长，边界不清。若全胃受累，胃壁僵硬如革囊状，称为革袋胃，恶性程度极高，发生转移早。

（二）组织学分型

2010 年，WHO 修订了基于形态学特征的胃癌分类体系，将胃癌分为五大类：腺癌、腺鳞癌、鳞状细胞癌、未分化癌和未分类癌。腺癌根据其生长方式进一步细分为五种类型：乳头状、管状、黏液性、低黏附性癌（包括印戒细胞癌）和混合型腺癌。

（三）胃癌扩散与转移

1. 直接浸润　贲门胃底癌易侵及食管下端，胃窦癌可向十二指肠浸润。分化差、浸润性生长的胃癌突破浆膜后，易扩散至网膜、结肠、肝、脾、胰腺等邻近器官。当胃癌组织侵及黏膜下层后，可沿组织间隙与淋巴网蔓延，扩展距离可达癌灶外 6cm，向十二指肠浸润常在幽门下 3cm 以内。

2. 血行转移　发生在晚期，癌细胞进入门静脉或体循环向身体其他部位播散，形成转移灶。常见转移的器官有肝、肺、胰、骨骼等处，以肝转移为多。

3. 腹膜种植转移　当胃癌组织浸润至浆膜外后，肿瘤细胞脱落并种植在腹膜和脏器浆膜上,形成转移结节。直肠前凹的转移癌(Blumer's shelf),直肠指检可以发现。女性患者胃癌可形成卵巢转移性肿瘤(Krukenberg's tumor)。癌细胞腹膜广泛播散时,可出现大量癌性腹水。

4. 淋巴转移 是胃癌的主要转移途径,进展期胃癌的淋巴转移率高达 70% 左右,早期胃癌也可有淋巴转移。胃癌的淋巴结转移率和癌灶的浸润深度呈正相关。引流胃的区域淋巴结有 16 组,依据它们与胃的距离,可分为 3 站。1~6 组淋巴结为胃旁淋巴结,按照顺序编码为贲门右、贲门左、胃小弯、胃大弯、幽门上、幽门下淋巴结。7~16 组淋巴结按照动脉分支排序分别为胃左动脉旁、肝总动脉旁、腹腔动脉旁、脾门、脾动脉旁、肝十二指肠韧带内、胰后、肠系膜上动脉旁、结肠中动脉旁、腹主动脉旁淋巴结。胃癌由原发部位经淋巴网向胃周淋巴结转移,继之癌细胞随支配胃的血管,沿血管周围淋巴结向心性转移至区域淋巴结。终末期胃癌可经胸导管向左锁骨上淋巴结转移,或经肝圆韧带转移至脐部,导致脐周淋巴结肿大。

五、临床表现

(一)早期胃癌的症状

早期胃癌常无明显的特异性症状,主要有进餐后上腹部饱胀不适、嗳气等表现,常常被患者忽视。

(二)进展期胃癌的症状

1. 上腹部疼痛 是进展期胃癌最常见的症状,常于餐后发生,按溃疡病予以抑酸、保护胃黏膜等治疗可暂获缓解。

2. 营养不良症状 食欲减退、体重减轻、乏力等营养不良性症状也较常见,大概有 20%~60% 患者发生。

3. 呕吐或黑便 在晚期患者中,常常发生幽门梗阻导致的呕吐,以隔夜宿食为特点,黑便在肿瘤破溃或腐蚀黏膜血管导致胃出血后发生。

(三)体征

早期胃癌多无明显异常体征,进展期乃至晚期胃癌患者可出现下列体征:上腹部深压痛,常是体检可获得的唯一体征;位于幽门窦或胃体的进展期胃癌,有时可扪及上腹部肿块;可触及的锁骨上或脐周肿大淋巴结;肝大、黄疸和腹水以及可触及的卵巢肿物及直肠周围的结节状板样肿块。

六、辅助检查

(一)实验室检查

1. 血常规检查 主要因为晚期胃癌发生出血或营养不良导致血红蛋白下降。

2. 血清学肿瘤标志物检测 各种肿瘤标志物对胃癌的诊断价值评价不一,目前的文献报道表明,血清 CEA、CA19-9、CA72-4、CA12-5、CA15-3 等往往在进展期胃癌中升高,尤其是在发生肝门部淋巴结、腹膜种植转移的患者中阳性率较高。一些少见的胃癌类型,如肝样腺癌中,甲胎蛋白(AFP)的数值也会升高。

(二)影像检查

1. 胃镜检查 随着无痛胃镜的普及,胶囊胃镜的出现,通过体检胃镜来筛查胃癌在近年来已经越来越普及。胃镜是发现胃癌最直接和有效的手段。通过胃镜,不仅能直接观察黏膜病变、病变部位、形态及病变范围,又能同时做病理活检确诊,甚至还能通过胃镜进行早期胃癌的治疗(图 3-3-1, 图 3-3-2)。

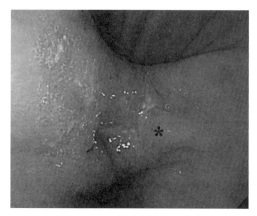

图 3-3-1　胃角浅表凹陷型

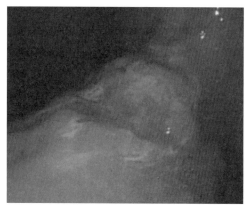

图 3-3-2　胃窦溃疡浸润型

2. X 线造影检查　常规的 X 线钡剂检查可显示其病变的类型、范围、大小等情况
(图 3-3-3, 图 3-3-4),因此,在我国大多数中小医院中仍有通过钡餐来筛查胃癌的应用。

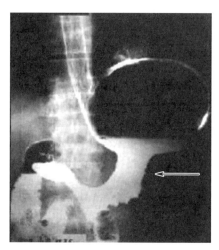

图 3-3-3　"指压征"(胃腔狭窄)

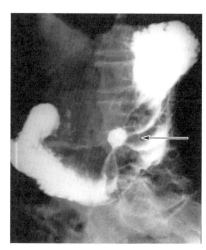

图 3-3-4　胃壁黏膜集中

3. CT 扫描　上腹部增强 CT 现在已经常规应用于胃癌的诊断、术前分期及预后评估。
胃癌在 CT 上最常见的征象是胃壁增厚、胃腔肿块、溃疡和胃腔狭窄(图 3-3-5,图 3-3-6)。通
过增强 CT 检查,可以初步做到术前的影像学 T 分期。同时,CT 也是判断胃周淋巴结肿大情
况以及肝脏、胆囊、胰腺、脾脏、膈肌等邻近器官有无侵犯的重要手段。

4. MRI 检查　正确的胃癌术前分期对选择合理的治疗方案、评价预后具有重要的指导
意义。特别是随着内镜、腹腔镜治疗及术前辅助化疗等新技术的开展,临床对胃癌术前分
期提出了更高的要求。MRI 检查弥补了传统方法的不足,它能清楚地显示癌肿在胃腔内外、
壁内生长,周围器官的侵犯和远处转移情况,尤其是胃癌的异常信号特征,在胃癌的诊断和
鉴别诊断上具有其他影像学检查无法比拟的优越性。MRI 无 X 线辐射且具有很高的软组织
分辨率,因此 MRI 在胃癌的监测和分期中具有很多潜在的优势,可为胃癌的诊断、解剖结构
的辨识以及术前分期提供丰富、有价值的信息。尤其对不适宜 CT 检查的患者,MRI 可作为

一种有效的替代检查方法（图 3-3-7）。

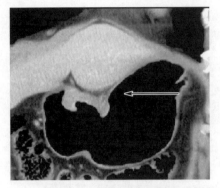
图 3-3-5　胃角溃疡浸润型

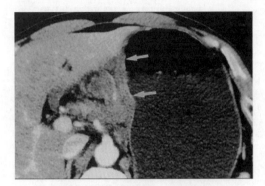
图 3-3-6　胃壁增厚，淋巴结肿大

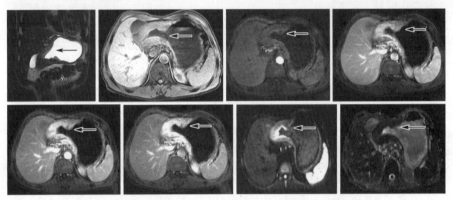
图 3-3-7　胃窦癌在 MRI 中不同加权像及不同期的成像情况

5. 超声内镜检查　良好的肿瘤术前分期是治疗方案的选择及预后判断的基础，对于胃癌，通过内镜将超声探头直接作用在病变部位，可以很好地评估病灶在胃壁的浸润深度（T 分期），对胃周淋巴结的转移预测（N 分期）的准确率也较高。

6. 腹腔镜检查　腹腔镜检查可以直视腹内病变且能进行活检，故对胃癌的远处转移（M 分期）的判读有较高的价值。对胃癌的腹膜种植转移的（P 分期）判断效果明显优于 CT 及 MRI（图 3-3-8）。

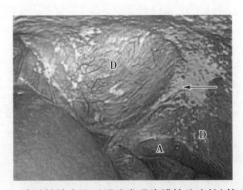
图 3-3-8　腹腔镜检查可以明确发现腹膜转移病灶（箭头所指）
注：A. 为脂肪组织；D. 为正常腹膜组织；箭头处为转移癌组织。

7. 正电子发射断层成像技术（PET） 胃癌的预后较差,已成为所有恶性肿瘤中第3位的癌症致死原因。因此,早期诊断和精确评估对治疗方法的选择及预后至关重要。^{18}F-脱氧葡萄糖(^{18}F-fluorodeoxy glucose,^{18}FDG)PET-CT作为现代影像诊断手段,可通过一次检查同时提供代谢影像与解剖形态影像。目前广泛应用于多种恶性肿瘤的诊断、肿瘤分期、治疗评估和术后复查,通过FDG PET-CT可以评估胃癌患者的全身情况,判断有无远处转移,为后续的医疗决策提供翔实的资料(图3-3-9)。指南推荐经济情况许可的胃癌患者术前行PEC-CT评估。但在胃癌的术前评估中,PEC-CT对解剖结构的评估度相对不清,仍不能取代腹部增强CT在胃癌的术前分期中的作用。

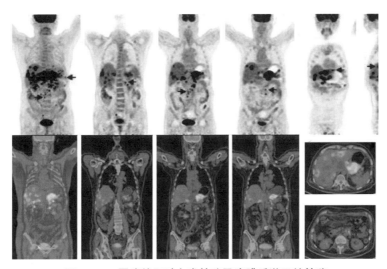

图3-3-9 胃癌伴肝脏多发转移及腹膜后淋巴结转移

七、诊断与鉴别诊断

（一）诊断

1. 临床表现 临床表现不能作为诊断胃癌的主要依据,但详细的病史采集和体格检查能为及早发现可疑患者以及评价合并症、伴随疾病对整体治疗措施产生的影响提供帮助。

2. 定性诊断 采用胃镜检查进行病变部位活检及病理检查等明确病变是否为癌、肿瘤的分化程度以及特殊分子表达情况等,以确定胃癌自身性质和生物行为学特点密切相关的属性与特征。

3. 分期诊断 集中体现在局部浸润深度、淋巴结转移程度以及远处转移存在与否3个方面。胃癌的分期诊断主要目的是在制订治疗方案之前充分了解疾病的严重程度及特点,以便为选择合理的治疗模式提供充分的依据。

（二）鉴别诊断

1. 胃炎 分为急性胃炎和慢性胃炎。急性胃炎常有明显诱因,如应激、药物作用、酒精刺激后,起病较急,不难与胃癌相鉴别;而慢性胃炎可无明显症状,也可出现中上腹不适、钝痛、烧灼感、贫血、呕血、黑便等,症状均无特异性,难以与胃癌相鉴别,需行胃镜检查确诊。

2. 胃溃疡 与胃癌相比较,胃溃疡一般病程较长,且其腹痛具有节律性,多为餐后痛,且常有反复发作史,抗酸治疗有效,多不伴有食欲减退。通过 X 线钡餐检查和胃镜检查可鉴别。

3. **胃淋巴瘤**　占胃恶性肿瘤的 2%~7%。其中非霍奇金淋巴瘤占胃原发恶性淋巴瘤的 95% 以上,常广泛浸润胃壁,形成大片浅溃疡区域。以上腹不适、出血及腹部肿块为主要临床表现,胃组织活检可鉴别。

4. **胃肠间质瘤**　来源于间叶细胞的恶性肿瘤,约占胃肿瘤的 3%,一般膨胀性生长,可向黏膜或浆膜下浸润成为球形或分叶状的肿块。胃肠间质瘤发现时往往体积比较大,超声胃镜可鉴别。

5. **胃良性肿瘤**　包括上皮细胞瘤和间叶组织瘤,前者主要为胃腺瘤,后者以平滑肌瘤为主。胃窦和胃体为多发部位,一般体积小,生长慢,多无明显临床表现,X 线钡餐下可见圆形或椭圆形的充盈缺损;胃镜下则可见黏膜下肿块。

八、临床治疗

胃癌应当采取综合治疗的原则,根据肿瘤病理学类型及临床分期,结合患者一般状况和器官功能状态,采取多学科综合治疗协作组(multidisciplinary team, MDT)模式,有计划、合理地应用手术、化疗、放疗和生物靶向治疗等手段,达到根治或最大幅度控制肿瘤、延长患者生存期、改善生活质量的目的。

(一)手术治疗

手术是治疗胃癌的主要手段,也是目前能治愈胃癌的唯一手段。手术治疗主要包括内镜黏膜切除术(EMR)、腹腔镜微创手术、传统开腹手术等。

1. **内镜黏膜切除术(EMR)**　目前对于早期的黏膜癌,通过内镜黏膜切除术来治疗已取得广泛的共识,并经过循证医学的验证。其主要方法是在内镜下先行病灶黏膜下注射生理盐水,使病变隆起,用吸引头或圈套器固定病灶,再行电凝切除。

2. **胃癌 D2 根治术**　在 2002 年版日本《胃癌治疗规范》中,已将 D2 根治术定为胃癌根治术的标准术式。目前,D2 根治术已在我国的全国范围内得到了推广和实施。胃癌 D2 根治术是指胃癌在 M_0 的情况下,根据肿瘤的大小、部位,切除近、远端 2/3 的胃或全胃加上清扫与肿瘤相对应的第一站和第二站区域淋巴结。

3. **腹腔镜微创手术**　自 1994 年 Kitano 等报道首例腹腔镜辅助远端胃癌根治手术后,腹腔镜在胃癌外科治疗领域得到了认可并被广泛推广。相比于传统开放手术,腹腔镜手术具有相同的可行性、肿瘤学安全性,能达到相同的根治水平,同时还能减少手术的创伤,提高患者术后生命质量,尤其在术后加速康复方面的优势较明显。

(二)化疗

胃癌的治疗是以手术为主的综合治疗,化疗也是胃癌治疗中研究最早、范围最广的一种治疗方法。

1. **术后化疗**　胃癌的术后化疗主要是以氟尿嘧啶(5-FU)为主的单药或联合化疗,联合方案主要有配合铂类抗癌药(奥沙利铂、顺铂等)、蒽环类抗癌药(阿霉素、表柔比星)、紫杉醇类抗癌药(多烯紫杉醇、紫杉醇白蛋白)等。

2. **新辅助化疗**　胃癌的新辅助化疗指对于分期较晚的进展期胃癌,在手术前施行 3~4 个疗程的化疗方案。

3. **术后腹腔化疗**　腹腔内游离的癌细胞及残留的微小癌灶造成的腹膜种植转移复发

是导致胃癌患者死亡的重要原因,而手术和静脉化疗很难达到较好的治疗效果,目前研究主要通过术后的腹腔化疗来控制。其主要通过将腹膜透析度较高的药物,经腹腔灌注或热灌注等方法注入腹腔内以达到腹腔化疗的目的。

(三)放疗

美国 SEER 数据库的资料显示,术后辅助放化疗的参与延长了 ⅡB~Ⅳ 期可手术非转移性胃癌患者的生存期。目前,放射治疗在中国胃癌辅助治疗中的应用尚较少。但结合国内外的多项研究,即便是 D2 根治术后,辅助化疗的基础上联合放疗仍然能进一步延长患者的生存,且胃癌辅助放疗的参与进一步减轻胃癌辅助治疗的毒副反应,因此值得在临床中大力开展。放疗目前已迈向精确定位、精确设计和精确治疗,能最大限度地降低对正常组织的损伤,进一步提高对肿瘤的疗效。国家卫生健康委员会《胃癌诊疗规范(2011 年版)》中明确要求,胃癌行 D0~D1 根治性切除术后病理分期 $T_3 \sim T_4$ 或 N+ 但无远处转移的病例应给予术后同步放化疗;标准 D2 根治术后病理分期为 $T_3 \sim T_4$ 或区域淋巴结转移较多的建议行术后同步放化疗。

(四)免疫治疗

肿瘤免疫治疗按作用机制可分为主动免疫治疗和被动免疫治疗;按特异性可分为特异性免疫治疗和非特异性免疫治疗;按治疗方法可分为肿瘤疫苗、抗体、细胞因子 / 融合肽段、免疫调节剂(包括免疫检查点抑制剂和非特异免疫增强剂等)、免疫过继治疗等。肿瘤免疫治疗目前尚处于起步阶段,目前免疫检查点抑制剂研发正在火热进行,细胞免疫疗法亦需进一步成熟,肿瘤免疫治疗的理论基础和技术基础仍然受限,现阶段依然离不开和其他方法或药物联合治疗。但从目前的免疫治疗药物和方法的临床试验结果来看,肿瘤免疫治疗有着巨大潜力,有望成为临床重要的治疗手段。在胃癌治疗药物种类短缺,治疗效果不佳的临床背景下,免疫治疗有可能最先在这一领域体现其巨大价值。

九、康复评定

(一)疼痛评估

患者的主诉是疼痛评估的金标准,镇痛治疗前必须评估患者的疼痛强度。疼痛评估首选数字分级评分法(NRS),评估内容包括疼痛的病因、特点、性质、加重或缓解因素、疼痛对患者日常生活的影响、镇痛治疗的疗效和副作用等。疼痛程度用 0~10 个数字依次表示,0 表示无疼痛,1~3 分轻度疼痛(不影响睡眠),即安静平卧时不痛,翻身、咳嗽、深呼吸时疼痛;4~6 分中度疼痛(入眠浅),即安静平卧时有疼痛,影响睡眠;7~10 分重度疼痛(睡眠严重受扰)即翻转不安,无法入睡,全身大汗,无法忍受。由患者自己选择一个最能代表自身疼痛程度的数字,或由医护人员询问患者:"你的疼痛有多严重?"由医护人员根据患者对疼痛的描述选择相应的数字。

1 分:安静平卧不痛,翻身咳嗽时疼痛

2 分:咳嗽疼痛,深呼吸不痛

3 分:安静平卧不痛,咳嗽深呼吸疼痛

4 分:安静平卧时有间隙疼痛

5 分:安静平卧时有持续疼痛

6 分:安静平卧时有疼痛较重

7 分:疼痛较重,翻转不安,无法入眠

8分：持续疼痛难忍，全身大汗

9分：剧烈疼痛无法忍受

10分：最疼痛，生不如死

评估时还要明确患者是否存在肿瘤急症所致的疼痛，以便立即进行相应治疗。癌痛五级评定法是根据癌症患者应用镇痛剂的种类和方式，将癌痛分为0~4级（表3-3-2）。

表3-3-2　癌痛五级评定法

级别	应用镇痛剂情况
0级	不需使用
1级	需使用非麻醉性镇痛剂
2级	需口服麻醉剂
3级	需口服和/或肌内注射麻醉剂
4级	需静脉注射麻醉剂

（二）躯体功能评定

恶性肿瘤患者在患病及进行手术、放疗、化疗后，多系统器官功能减退，需要适时进行躯体功能康复。

1. 躯体功能评定　通用的躯体活动功能评定采用日常生活活动能力改良巴塞尔指数评定。

2. Karnofsky功能状态量表　主要按照患者能否自理生活、是否需要他人照顾、能否进行正常生活和工作的进行评定，实行百分制。

（三）营养评估

首先需要正确评定每个肿瘤患者的营养状况，筛选出具备营养治疗适应证的患者，及时给予治疗；为了客观评价营养治疗的疗效，需要在治疗过程中不断进行再评价，以便及时调整治疗方案。胃癌一经明确诊断，即应进行营养风险筛查。现阶段应用最广泛的恶性肿瘤营养风险筛查工具为营养风险筛查量表（NRS 2002）及患者主观全面评定（subjective global assessment, SGA）。

胃癌患者实施营养风险筛查和营养评估后，若术前营养状况良好，无须营养治疗；重度营养不良患者或中等程度营养不良而需接受手术的患者推荐在术前实施7~14d营养治疗，有利于降低术后并发症发生率及病死率。

（四）心理评估

应根据临床实践指南进行心理痛苦的评估和管理。可采用症状自评量表、汉密尔顿抑郁量表和汉密尔顿焦虑量表。

十、康复治疗

（一）围手术期快速康复

目前在胃癌的康复治疗治疗中，主要强调的是围手术期的快速康复，即加速康复外科（enhanced recovery after surgery, ERAS），是指采用有循证医学证据的围手术期处理的一系列优化措施，以减少手术患者的生理及心理的创伤应激，达到快速康复的目的。1997年，丹麦外科医师Henrik Kehlet首次提出ERAS理念。2007年，黎介寿院士首次将ERAS理念引入中国。2016年我国制定了《胃癌胃切除手术加速康复外科专家共识》。

在加速康复外科的实施过程中，可根据手术开展情况将之划分为术前、术中及术后三个阶段，且不同时期的工作重点不同。加速康复外科理念在不同时期的工作内容及其作用分析如下。

1. 术前准备阶段

（1）术前健康宣教：术前高质量的健康教育可明显缓解胃癌手术患者的焦虑、紧张情绪，帮助患者调整生理和心理状态到最适宜接受手术的状态，减轻手术带来的应激反应。术前向患者宣讲无须留置尿管与胃管，在麻醉之后留置尿管和三腔胃肠管，可避免患者清醒时置管造成的焦虑、紧张等，有效降低生理应激反应。

（2）术前肠道准备：传统的肠道准备目的是将肠腔内容物彻底清除，为手术实施提供较大的视野，以便手术可顺利开展，同时降低吻合口瘘、术后感染等并发症的发生风险。快速康复外科理念不提倡在术前实施肠道准备，这是因为肠道准备可能会导致机体出现水及电解质紊乱、肠道菌群移位，而不实施肠道准备可降低低血压的发生风险，减少术后肠麻痹和肠管水肿的发生风险。

（3）术前营养支持：术前营养支持治疗营养不良是胃癌患者发生术后并发症的独立预后因素。术前进行必要的营养支持治疗是胃癌手术施行 ERAS 的重要内容。胃癌患者良好的术前营养储备状态是耐受手术的重要前提，是术后创面愈合的重要基础。对于胃癌患者术前营养评估时，出现下列任一种情况，就需要考虑进行≥1周术前营养支持治疗：①血清 Alb<30.0g/L。②过去 6 个月内，体重下降>10%。③ BMI<18.5kg/m^2。④主观全面评定（subjective global assessment, SGA）为 C 级。

（4）术前禁食、水的理念改变：胃手术前传统常规处理措施为术前 12h 禁食、6h 禁水。但有研究结果表明：术前长时间禁食并不能降低术后并发症发生率，反而会引起胰岛素抵抗和术后不适。因此，对无胃肠动力障碍或肠梗阻患者术前 6h 可进食半流样固态食物，术前 2h 可饮水，手术中发生胃内容物误吸的概率与传统禁食、水的措施无明显差异。基于大宗病例的研究结果表明：若患者术前未合并糖尿病，麻醉前 2h 应口服 12.5% 碳水化合物饮品 400mL；术前 10h 应口服 12.5% 碳水化合物饮品 800mL，此措施可以减轻患者术前饥饿、口渴、焦虑，缩短患者住院时间以及减少术后胰岛素抵抗。

（5）术前血栓风险评估与预防：癌症患者通常都是高龄患者及高凝状态，术前需要积极完善静脉血栓风险评估表（VTE）。对评分为中、高危的患者需要提前穿戴合适的弹力袜。对于一些合并其他基础疾病的高危患者（如冠脉支架植入术后、脑梗患者）在停用原有抗凝药物后，需接受低分子量肝素桥接治疗预防。

2. 手术阶段

（1）麻醉措施及补液情况：在手术期间，麻醉方案主要选择全身麻醉，推荐术中使用低潮气量通气。在保证组织灌注及血容量稳定的前提下，进行控制性液体输注，同时术中做好保暖工作。这是因为若不限制输液量，大量低温液体被输注到患者机体中后，可导致心脏负荷加重，引发组织间液潴留，使机体凝血功能和肝脏代谢功能下降。而术中保暖并适当控制输液量，可降低出血和心肺功能不全发生的风险，有助于胃肠功能尽快恢复。

（2）术后早期拔除鼻胃管或不放置鼻胃管：与传统胃肠道手术后常规放置鼻胃管且需要等待患者排气后再拔除的观念不同，现有的研究证明放置鼻胃管胃肠减压与手术并发症无相关关系。已有的研究结果证实：胃切除手术中不放置鼻胃管，可减少患者肺部并发症的发生,缩短肛门排气时间,加快患者恢复经口进食,缩短住院时间。术后应强调恶心、呕吐及腹胀的预防与治疗;若术前就有幽门梗阻、术中胃壁水肿或存在吻合口瘘及出血风险者,建议留置鼻胃管。术后患者如果发生胃潴留、腹胀或严重恶心、呕吐,可以考虑插入鼻胃管进行减压。

3. 术后早期康复阶段

（1）术后镇痛:胃部手术是腹上区手术,手术后术区的疼痛对患者呼吸、早期活动均产生较大影响。术后良好的镇痛是 ERAS 的重要环节之一,有效的镇痛可以缓解患者紧张和焦虑,提高早期进食、早期活动等依从性。所以术后镇痛是 ERAS 的重要内容,推荐采用多模式镇痛方案。NSAID 被美国和欧洲多个国家的指南推荐为术后镇痛基础用药。多模式的镇痛还包括口服对乙酰氨基酚、切口局部浸润注射罗哌卡因或腹横筋膜平面阻滞等。由于阿片类药物的不良反应较大,可影响肠功能恢复、呼吸抑制、头晕、恶心、呕吐等,所以应尽量避免或减少阿片类止痛药物的应用,建议多采用帕瑞昔布等非甾体类的镇痛药来改善患者的术后疼痛。

（2）术后早期肠内营养支持的康复作用:术后营养支持对于胃癌患者的尽快康复十分重要。胃癌患者多数存在营养不良和进行性体重下降等不良现象,尤其是手术造成的创伤和引发的生理变化,可导致机体营养消耗进一步加重。此时,需提供恰当的营养支持,促进机体康复。目前,临床实践已经证实,肠内营养比肠外营养更适于胃癌患者,因此只要患者仍有肠道功能,就应首选肠内营养支持。术后尽快恢复经口进食胃癌手术患者尽早恢复经口进食及饮水,术后早期肠内营养可促进肠道功能早日恢复,维护肠黏膜功能,防止菌群失调和移位,还可以降低术后感染发生率及缩短术后住院时间。推荐术后清醒即可少量饮水,术后第 1 天开始口服液体或少量清流质食物 500~1 000mL,以后每天逐渐增量,一旦患者恢复通气可由流质饮食转为半流质饮食,进食量根据胃肠耐受量逐渐增加。

（3）术后早期下床活动:在术后康复阶段,很多胃癌患者因疾病影响、手术造成的创伤及疼痛等,不愿尽早下床活动,常规护理对这一问题并不重视。加速康复外科理念强调患者术后尽早下床活动。早期下床活动可以促进呼吸系统、肌肉骨骼系统等多系统功能恢复,预防肺部感染、褥疮和深静脉血栓形成。术后早期活动可促进胃肠功能恢复,而胃肠功能恢复时间是决定患者术后住院时间的主要因素之一。实现早期下床活动应加强术前宣传教育、施行多模式镇痛以及早期拔除胃管、尿管和腹腔引流管等各种导管。推荐术后清醒即可半卧位或适量床上活动,无须去枕平卧 6h;术后第 1 天开始下床活动,建立每日活动目标,逐日增加活动量。

4. 胃癌术后远期恢复阶段的康复治疗

（1）胃肠道功能紊乱的康复治疗:腹胀、腹痛、腹泻是胃术后患者最常发生的胃肠道功能紊乱。做好胃癌手术后患者的饮食指导至关重要。首先选择易消化、高蛋白、低糖、适量脂肪的食物,坚持少量多餐,避免胃肠积食过多,以免引起消化不良。进食温和性质的食物,做到合理搭配,营养均衡,避免刺激性、过敏性、高渗性食品及过冷过热气食物。如冰激凌、油炸类食物、牛奶、豆浆及酸辣刺激性食物。避免饮浓茶、烈酒、浓咖啡及吸烟等不良习惯。适当地早期、循序渐进地活动,对胃肠蠕动恢复有明显作用。对于腹胀无法采用饮食调节的,可采用多潘立酮、枸橼酸莫沙必利等促进胃肠蠕动,可采用胰酶来帮助消化,可采用乳果糖来适当缓泻。

（2）胃癌术后消化道重建导致的消化液反流的康复治疗:胃癌术后的患者,无论是行远端胃大部切除还是行全胃切除,常会出现因为消化液(胆汁)反流而导致的胃部烧灼痛、口干口苦、食欲下降、胸骨后烧心等不适症状,多需采用胃动力药和胃黏膜保护剂(多潘立酮、枸橼酸莫沙必利、硫糖铝等),也可以适当地通过中医调整一些健脾胃的药膳来改善症状。

(3)胃癌术后辅助化疗的康复治疗:胃癌术后患者通常需要行6~8个疗程的辅助化疗。在化疗的过程中,常会发生消化道不良反应、骨髓抑制、肝肾功能异常、周围神经毒性反应,给患者带来极大痛苦。

1)消化道不良反应的康复治疗:针对化疗后的恶心、呕吐、食欲下降等消化道不良反应,主要通过避免油腻饮食,少量多餐,进食开胃食品,如山楂、白扁豆、白萝卜等。严重时可针对性地使用托烷司琼等中枢止吐药,胰酶等助消化药,多潘立酮等促胃动力药来改善。化疗后的口腔黏膜充血、水肿、溃疡则可通过漱口水来保持口腔清洁,不吃过热、过冷或辛辣饮食。可补充 B 族维生素及维生素 C 等来促进口腔溃疡康复愈合。

2)骨髓抑制的康复治疗:针对化疗后骨髓抑制导致的红细胞、白细胞下降的情况,在化疗间期需要持续口服利可君、地榆升白片、芪胶升白胶囊等提高白细胞,如果白细胞过低,则需要注射重组人粒细胞集落刺激因子来动员骨髓产生白细胞。在饮食方面,可适当补充瘦肉、猪蹄、海参、黑鱼、阿胶等。

3)肝肾功能损害的康复治疗:针对化疗后肝肾功能损伤导致的氨基转移酶(简称转氨酶)异常、肌酐异常等情况,需要在化疗间期积极进行保肝治疗及改善肾功能等康复治疗。在饮食方面,则可适量补充香菇、黑木耳、猴头菇等菌类食品,可补充猕猴桃、苹果、葡萄等新鲜水果。

(二)传统治疗

胃癌术后远期并发症较多见,有残胃运动障碍、盲袢综合征、胃切除后吸收不良等。术后做运动疗法利于患者的康复,其要点是术后第 1 天就开始做不太剧烈的头、颈、上肢、躯体、臀部、下肢的活动,其目的是恢复和维持充分的关节活动度、增强肌力和促进血液循环以利于胃肠功能的恢复。术后早期下床活动,可预防肠粘连。胃癌未经手术者,局部忌用推拿疗法。术后脐周按摩 100~200 圈致脐腹产生热感为止,早晚各一次,可以治疗胃癌术后胃排空延迟症。背部俞穴按揉,以胃俞、脾俞为主按揉督脉、膀胱经穴位,循经按揉胃经、脾经穴位等。

(三)心理治疗

胃癌是一种恶性程度较高的疾病,临床医生应当帮助患者树立信心,保证治疗和康复的顺利进行。心理治疗的基本形式有集体治疗、个别治疗和行为治疗,均是通过现身说法、引导劝慰、解释鼓励、说服暗示、系统脱敏法、厌恶疗法及自我调整等方法,来达到改变旧的条件反射,建立正常心理和新的行为反应。

十一、营养治疗

胃癌患者营养不良会降低患者的生活质量,增加术后感染以及并发症的风险,增加患者的死亡风险,同时也会限制患者对治疗方案的选择性,导致治疗效果不佳。

1. NRS-2002≥3 分或 PG-SGA 评分在 2~8 分的患者,应术前给予营养支持;NRS-2002≥3 分,PG-SGA 评分≥9 分的择期手术患者给予 10~14d 的营养支持后手术仍可获益。开腹大手术患者,无论其营养状况如何,均推荐手术前使用免疫增强型营养支持 5~7d,并持续到手术后 7d 或患者经口摄食>60% 需要量为止。免疫增强型肠内营养应同时包含欧米伽 -3 脂肪酸(ω-3PUFA)、精氨酸和核苷酸三类底物。

2. 中度营养不良计划实施大手术患者或重度营养不良患者建议在手术前接受营养治疗 1~2 周,即使手术延迟也是值得的。预期术后 7d 以上仍然无法通过正常饮食满足营养需求的患者,以及经口进食不能满足 60% 需要量 1 周以上的患者,应给予术后营养治疗。

3. 胃癌患者围手术期能量的目标需要量推荐采用间接测热法实际测量,或按照 25~30kcal/(kg·d)来计算,蛋白质的目标需要量推荐按照 1.2~1.5g/(kg·d)计算,根据患者实际情况适当调整。

4. 胃癌围手术期营养治疗首选口服营养补充(oral nutritional supplement, ONS),若无法经口进食,或 ONS 无法满足营养需求,应及时给予人工营养制剂,在肠道功能允许的前提下,优先选用肠内营养(enteral nutrition, EN)进行营养治疗。因各种原因无法经肠道进行营养治疗或经肠道营养治疗无法满足能量或蛋白质目标需要量的 50%、持续 7~10d 时,应联合肠外营养(parenteral nutrition, PN)支持。如患者存在机械性梗阻、腹膜炎、肠缺血、重度休克 EN 禁忌证,应及时进行完全的 PN 支持。

5. 胃癌患者,尤其是合并胰岛素抵抗的患者,在选择其供能营养素时,可适当提高脂肪供能比,胃癌患者由于瘤体、手术、放化疗等多种因素,维生素 D、维生素 B_{12} 及铁等微量营养素缺乏较为常见,推荐按照人体需要量补充微量元素,避免一次性大剂量补充。

6. 建议胃癌患者术后早期 24~48h 恢复经口进食、ONS 或 EN。EN 建议从小剂量、低浓度开始,根据患者状况逐渐加量,能量和蛋白缺口用 PN 补足,EN 提供的能量和蛋白质>50% 目标需要量时即可停用 PN。

7. 对于术后存在中 - 重度营养不良、ICU 滞留时间较长或仅依靠进食难以满足能量及蛋白质目标需要量的患者,以及术后进行辅助放化疗的患者,建议出院后继续给予以 ONS 为主的营养治疗,以整蛋白配方为主,每天能量应达 400 ~ 600kcal,时间可持续 3~6 个月或更长。

十二、康复护理

(一)疾病知识指导

开展健康卫生宣教,向健康人群及患者介绍胃癌疾病相关知识,如发病原因、临床表现、处理措施及预后,使其对疾病有正确认识,积极配合医护人员控制疾病。对高危人群或有家族史者,应给予根治幽门螺杆菌治疗,指导其定期检查,以便早诊断、早治疗。

(二)生活指导

指导患者保持良好的心理状态,生活规律,合理安排工作和休息时间,注意劳逸结合,适当增加体育锻炼,增强机体抵抗力。注意个人卫生,尤其是体质衰弱者,需做好口腔及皮肤黏膜的护理,以预防继发感染。

(三)用药指导

指导患者合理使用止疼药,应发挥自身积极应对能力,提高用药效果。

(四)术后护理指导

1. 术后止痛 护士严密观察患者术后伤口疼痛情况,选择性地使用硬膜外镇痛泵,维持使用至术后 48h。

2. 术后早期肠内营养 术后第 1 天给予 5% 葡萄糖氯化钠注射液经鼻肠管 10mL/h 泵

入,口干者可给予少量温开水经口饮入。第2天起可逐渐增加肠内营养。术后早期肠内营养过程中若出现恶心、呕吐、腹泻等不适,立即放慢或暂时停止输注营养液,同时可给予止泻、止吐等对症处理。另外患者在营养液输注过程中保持坐位,经常翻身,有助于肠蠕动恢复,减轻腹痛、腹胀等症状。

3. 术后早期活动　患者麻醉清醒6h后,协助患者取侧卧位和半卧位;术后第1天指导患者进行床上翻身、活动四肢等,第2天鼓励患者下床活动,第3天开始指导患者由站立、走动至如厕,逐渐增加活动量,根据患者适应情况进行调整。护士督促、协助并鼓励患者活动,保证患者每天有足够活动量,同时注意保护患者,防止患者出现摔倒、晕厥等情况。

十三、预防原则

日常生活中,注意胃癌的一级预防,从病因学及发病学着手降低胃癌发病率,比如:建立良好的饮食习惯,多食用新鲜蔬菜水果,避免腌制、煎炸、霉变、刺激食品及长期吸烟饮酒;保持良好心理状态及充分睡眠、保持良好的生活方式。重视胃癌二级预防,注意高危患者筛查及高危因素的干预,争取早发现、早诊断和早治疗,以提高胃癌治疗疗效和总生存率。符合下列第1条和2~6中任一条者均应列为胃癌高危人群,建议作为筛查对象:①年龄40岁以上,男女不限;②胃癌高发地区人群;③幽门螺杆菌感染者;④既往患有慢性萎缩性胃炎、胃溃疡、胃息肉、手术后残胃、肥厚性胃炎、恶性贫血等胃癌前疾病;⑤胃癌患者一级亲属;⑥存在胃癌其他高危因素(高盐、腌制饮食、吸烟、重度饮酒等)。对于胃癌患者,积极采取合理的综合治疗措施,提高治愈率,并改善生活质量,促进患者康复,以提高胃癌术后生存率。

十四、预后与转归

胃癌的预后与肿瘤的分期、组织学分型,肿瘤所处的部位,肿瘤的初始治疗等密切相关。不同TNM分期患者术后5年生存率不同,季加孚教授团队研究显示,在我国,胃癌患者5年生存率分别为ⅠA期94.5%、ⅠB期88.4%、ⅡA期78%、ⅡB期70.6%、ⅢA期53.8%、ⅢB期33.3%和ⅢC期18.7%。胃癌的早发现、早治疗及合理的综合治疗无疑是影响胃癌患者预后的最关键因素。

(薛绪潮　罗天航)

参 考 文 献

[1] 中国抗癌协会胃癌专业委员会,中华医学会外科学分会胃肠外科学组.胃癌围手术期营养治疗中国专家共识(2019版)[J].中国实用外科杂志,2020,40(2):145-151.

[2] 中国研究型医院学会机器人与腹腔镜外科专业委员会.胃癌胃切除手术加速康复外科专家共识(2016版)[J].中华消化外科杂志,2017,16(1):14-17.

[3] 国家卫生健康委员会.胃癌诊疗规范(2018年版)[J].中华消化病与影像杂志(电子版),2019,9(3):118-144.

[4] JI X, BU Z D, YAN Y, et al.The 8th edition of the American Joint Committee on Cancer tumor-node-metastasis staging system for gastric cancer is superior to the 7th edition: results from a Chinese mono-institutional study of 1663 patients[J].Gastric Cancer, 2018, 21(4):643-652.

[5] WEIMANN A, BRAGA M, CARLI F, et al.ESPEN guideline: Clinical nutrition in surgery[J].Clin Nutr, 2017, 36(3):623-650.

[6] 赵青川, 刘小楠, 丰帆, 等 . 预防性镇痛在胃癌根治术中应用价值的前瞻性研究[J]. 中华消化外科杂志, 2015, 14(1):57-60.

[7] ARENDS J, BACHMANN P, BARACOS V, et al.ESPEN guidelines on nutrition in cancer patients[J].Clin Nutr, 2017, 36(10):11-48.

第四章

肠 部 疾 患

第一节　炎性肠病康复

一、概述

炎性肠病（inflammatory bowel disease，IBD）是一种非特异性的慢性肠道炎症性疾病，主要包括溃疡性结肠炎（ulcerative colitis，UC）和克罗恩病（Crohn's disease，CD）。炎症是身体对任何"外来物"的抵抗反应。这是一个有益于健康的自然过程。"外来物"可以是任何东西，人体对这些"外来物"的自然反应是攻击它，摆脱它，吞噬并消化它，或者摧毁它。炎症所引起的红肿、发热、疼痛是由这一"攻击-摧毁"过程所产生的代谢产物蛋白质造成的。有时身体错误地把自身的一部分或分泌物当作"外来物"，然后攻击自身，这就是所谓自身免疫性疾病，炎性肠病属于自身免疫性疾病。

过去西方国家的 IBD 发病率较高，而在我国发病率较低，但近 20 年来，由于国人饮食习惯改变和环境因素的影响，我国 IBD 患者人数也呈进行性增加。其中，经常熬夜、长期疲劳、饮食西方化、吸烟、饮食过于精细等，都是诱发 IBD 的原因。通常，15~35 岁是 IBD 的高发年龄段，然而也有年仅 3 岁的孩子患病，第二个高峰年龄段在 50~55 岁。

IBD 是一种典型的终身（慢性）疾病，虽然很难根治，但是只要养成健康的生活方式，保证进食、休息、用药规律，定期随访监测，病情是可以得到控制的。

二、病因

目前，该病的病因和发病机制尚未完全明确，已知肠道黏膜免疫系统异常反应所导致的炎症反应在 IBD 发病中起重要作用。IBD 被认为是由多因素相互作用所致，主要包括环境、遗传、感染和免疫因素。

（一）环境因素

环境因素的变化是导致 IBD 的主要因素之一，如饮食、吸烟等。环境因素参与 IBD 的发病体现在以下几个方面：发病率随着当地经济社会的发展而升高，由低发病率的区域移居到高发病率的地区后发病率逐渐升高，城市居民的发病率高于乡村居民的发病率。

（二）遗传易感性

IBD 发病具有遗传倾向，20% 的 IBD 患者一级或二级亲属会患有此病，其中一级亲属患病的相对危险度为 5.1。其遗传易感性主要表现在种族差异，家族聚集性单卵双生同患率高于双卵双生，同时近年兴起的全基因组关联研究发现了多种易感基因，进一步证实了遗传因素对 IBD 发病的影响。

（三）免疫反应与组织炎症

与 IBD 相关的调节黏膜微环境的一系列免疫反应物质在 IBD 的发病过程中均有不同程

度的改变，其中包括：免疫调节性细胞因子，如白介素 -2（IL-2）、IL-4、γ 干扰素（IFN-γ）；免疫抑制性细胞因子，如 IL-10、转化生长因子 -β（TGF-β）；促炎症性细胞因子，IL-1β、肿瘤坏死因子 -α（TNF-α）、IL-6 及趋化因子，如 IL-8、巨噬细胞趋化蛋白 -1 等。同时，其他一些物质在 IBD 的形成、预后中也发挥了重要作用，如氧化代谢产物和一氧化氮对肠道组织有毒性作用，黏附分子能够放大肠道细胞间的炎症反应，生长因子和花生四烯酸可促进肠道愈合、增强肠道细胞保护作用等。

（四）肠道黏膜屏障

肠道黏膜屏障功能异常是人类肠道炎症的重要特征，近 30 年来研究发现结肠上皮黏膜屏障功能受损是 IBD 的发病原因之一。肠道黏膜表面积约 300~400m^2，与肠腔环境相接触。肠黏膜不仅能吸收消化的营养成分，还作为天然和获得性免疫的重要位点，抵御外来有害物质的侵犯。肠黏膜屏障由机械屏障（肠上皮分泌的黏液、肠上皮细胞和紧密连接）、免疫屏障、肠道相关淋巴组织（gut-associated lymphoid tissue，GALT）、吞噬细胞、免疫球蛋白 A（IgA）、防御素、生物屏障（双歧杆菌、乳酸杆菌）及化学屏障（胃酸、胆汁、溶菌酶、黏多糖和蛋白酶等）组成。虽然这些成分相对独立，但他们之间有内在的联系，彼此影响，构成了庞大复杂的立体防御体系。

（五）肠道微生态

体内微生物在生命活动中有不可替代的作用，尤其是占体内细菌绝大多数的肠内细菌。正常人体的肠内细菌重量约为 1kg，与肝脏的重量相当，它们参与了体内代谢的全过程。肠道内微生物群和宿主在长期进化过程中形成的能相互交流物质和信息的生物系统称为肠道微生态，肠道微生态在 IBD 的发生和发展中起到重要的作用。肠道细菌数量及组成的变化称为微生态失衡。微生态失衡的特征包括生物多样性下降、低稳定性厚壁菌门的减少、肠杆菌的增加和一些罕见病的出现。肠道细菌在 IBD 的发病机制中的作用被总结如下：①肠道菌群的改变可严重影响和改变肠道黏膜免疫功能并改变肠道通透性；②肠道菌群可直接侵袭肠上皮细胞诱发炎症，其代谢产物如内毒素等亦可诱发肠道炎症反应；③肠免疫系统紊乱使得对肠内容物的免疫耐受缺失，进一步诱发炎症反应。

三、溃疡性结肠炎

（一）定义

溃疡性结肠炎（ulcerative colitis，UC）是发生在结肠黏膜层与黏膜下层的一种慢性炎症性病变（一般指病程超过 6 周）。临床主要表现为腹泻、腹痛和黏液脓血便，并可出现严重的并发症。其病程迁延，易反复发作，且有癌变倾向，被 WHO 列为现代难治病之一。本病可发生在任何年龄，多见于 20~40 岁成人，亦可见于儿童或老年人，男女发病率无明显差别。目前，UC 的发病机制尚不明确，其发生原因很难用单一因素来解释，这可能是基因、环境和其他因素共同作用触发了机体的炎症过程，而且这个炎症过程无法被正常关闭，最终导致了疾病的发生。

（二）病理

几乎所有 UC 患者的炎症都是从直肠开始，逐渐倒灌累及结肠，甚至末段回肠。有些人只在直肠有炎症，这是 UC 的一种类型，通常被称为溃疡性直肠炎，以此来专指仅有直肠受累的炎症。

显微镜下可见病变主要限于黏膜与黏膜下层。活动期和缓解期有不同表现。活动期：①固有膜内有弥漫性慢性炎性细胞、中性粒细胞、嗜酸性粒细胞浸润；②隐窝有急性炎性细胞浸润,尤其是上皮细胞间有中性粒细胞浸润和隐窝炎,甚至形成隐窝脓肿,脓肿可溃入固有膜;③隐窝上皮增生,杯状细胞减少;④可见黏膜表层糜烂、溃疡形成和肉芽组织增生。缓解期:①中性粒细胞消失,慢性炎性细胞减少;②隐窝大小、形态不规则,排列紊乱;③腺上皮与黏膜肌层间隙增宽;④帕内特细胞化生。

(三)分型及并发症

1. 分型

(1)根据发病的特点可分为初发型和慢性复发型。

(2)根据病情分为活动期和缓解期。

(3)根据病情严重程度分为轻度、中度、重度。排便次数<4次/d,便血轻或无,脉搏正常,无发热及贫血,红细胞沉降率<20mm/h为轻度;排便次数≥6次/d,便血明显,脉搏>90次/min,体温>37.8℃,血红蛋白<75%正常值,红细胞沉降率>30mm/h为重度;中度介于轻度和重度之间。

(4)根据病变范围分为直肠炎、左半结肠炎和广泛结肠炎。

2. 并发症　重症UC患者因结肠病变广泛而严重,肠壁张力减退,肠内容物及气体大量积聚导致结肠急性扩张,并发中毒性巨结肠,病情加剧,易引起急性肠穿孔,预后差。对于病程漫长、病变广泛的患者并发结肠癌的风险明显升高。并发肠梗阻、瘘管或腹腔脓肿少见。

(四)临床表现

1. 消化系统表现　本病的临床表现与结肠受侵范围、炎症程度相关,与西方国家相比,我国的UC以轻症及左半结肠炎患者较为多见。黏液脓血便为主要症状,也可伴有发热、腹部绞痛及体重减轻等,当炎症主要侵犯直肠及乙状结肠时,患者大便次数增加,并以急迫、里急后重、腹痛等症状为主。

(1)血便:黏液脓血便是本病活动期的重要表现,其发生机制为肠黏膜广泛充血、水肿、糜烂,黏膜剥脱坏死及炎性渗出。

(2)腹泻:绝大多数患者的腹泻主要与炎症导致大肠黏膜对水钠吸收障碍,以及结肠运动功能失常有关,粪便中的黏液脓血则为炎症渗出和黏膜糜烂及溃疡所致。

(3)腹痛:轻型患者或在病变缓解期可无腹痛或仅有腹部不适,一般诉有轻度至中度腹痛,多为左下腹或下腹的阵痛,亦可涉及全腹。有疼痛—便意—便后缓解的规律。

(4)里急后重:当直肠受累严重时可出现里急后重,这是由于发炎的直肠顺应性降低及储存粪便能力丧失所致,粪多为混有大量黏液的糊状便,多带有脓血。无体征轻中型患者仅有左下腹轻压痛,有时可触及痉挛的降结肠或乙状结肠,重型患者常有明显压痛,若有腹肌紧张、反跳痛、肠鸣减弱,应注意中毒性巨结肠、肠穿孔等并发症。

2. 全身表现　一般出现在中重型患者。中重型患者活动期常有低度至中度发热,高热多提示并发症或见于急性暴发型。重症或病情持续活动,可出现衰弱、消瘦、贫血、低蛋白血症、水电解质平衡紊乱等表现。

3. 肠外表现　据统计约有15%的UC患者存在肠外表现,这些症状可发生在UC之前、之后或伴随发生。全面而深刻地认识其肠外表现,有助于UC的诊断和鉴别诊断。根据国内的统计结果,我国UC患者的肠外表现发生率远比国外发生率(40%~50%)低,这可能与我国轻型病例为主有关。常见的肠外表现有血栓栓塞症、皮肤病变、眼病、口腔疾病、肝胆疾病、骨关节病、神经系统病变、肺部病变、肾脏病变。

（五）辅助检查

1. 实验室检查

（1）血常规

1）血小板：血小板增多是疾病活动期的一种标志，并且血小板增多，可能是发生全身性血栓栓塞的诱发因素。血小板在这一病理变化过程中，不仅参与了血栓的形成，活化的血小板还可释放多种炎症介质，如血小板活化因子、血栓素、血小板衍生生长因子等，还能产生氧自由基，导致组织损伤。

2）红细胞：贫血是 UC 常见的并发症之一，但多以轻中度贫血为主，常常不被重视。国外资料报道炎性肠病并发贫血的发病率为 6% ~ 74%，炎性肠病合并贫血可降低患者的生活质量、认知能力和工作能力，使患者住院治疗的机会和费用大大增加。

3）白细胞：UC 患者急性活动期有时可在增多的中性粒细胞中出现中毒颗粒，在长期应用糖皮质激素时，白细胞亦可增加。

（2）粪便化验

1）粪便常规：肉眼可见多数为黏液血便，显微镜下可见红细胞和脓细胞，粪便隐血多阳性。有条件者可做粪便钙卫蛋白检测，阳性提示处于活动期。

2）粪便培养：通过粪便病原学检查排除相关感染性结肠炎。临床上常规多次留取粪便培养检查。如怀疑难辨梭状芽孢杆菌感染时需行粪便毒素试验（酶联免疫测定毒素 A 和毒素 B）、核酸 PCR 检测、谷氨酸脱氢酶抗原检测等。

（3）生化检查

1）包括肝功能、电解质、C- 反应蛋白（CRP）、红细胞沉降率（ESR）、凝血功能化验、血清降钙素原（PCT）等。

2）怀疑合并巨细胞病毒（cytomegalovirus，CMV）感染时，可行血清 CMV IgG 及 DNA 检测。

2. 其他检查

（1）结肠镜检查：病变多从直肠开始，呈连续性、弥漫性分布，表现如下。

1）黏膜血管纹理模糊、紊乱或消失、充血、水肿、质脆、出血、脓性分泌物附着，亦常见黏膜粗糙，呈颗粒状。

2）病变明显处可见弥漫性、多发性糜烂或溃疡。

3）缓解期患者可见结肠袋变浅、变钝或消失，假息肉及桥形黏膜等。

（2）钡剂灌肠检查：主要改变如下。

1）黏膜粗乱和 / 或颗粒样改变。

2）肠管边缘呈锯齿状或毛刺样，肠壁有多发性小充盈缺损。

3）肠管缩短，结肠袋消失呈铅管样。

（3）手术切除标本病理检查：肉眼及组织细胞学可见前述 UC 病理特点。

（4）CT 结肠成像检查：因肠腔狭窄结肠镜无法通过，不能获得活检标本时，应完善 CT 结肠成像检查，显示结肠镜检查未及部位。

（六）诊断与鉴别诊断

1. 诊断标准　具有持续性或反复发作的腹泻、黏液血便伴腹痛、里急后重，伴或不伴关节、皮肤、眼、口及肝胆等肠外表现者，在排除细菌性、阿米巴、血吸虫、肠结核等感染性结肠炎及结肠克罗恩病、缺血性结肠炎、放射性结肠炎等疾病基础上，可按下列标准诊断：

①具有上述典型临床表现者为临床疑诊,安排进一步影像检查;②有上述临床表现的同时,结肠镜检查、钡剂灌肠检查中任何一项阳性,可拟诊为本病;③如再加上典型的镜下活检或手术切除标本病理检查的特征性表现,则可确诊;④初发病例、临床表现和结肠镜改变均不典型者,暂不诊断溃疡性结肠炎,但需随访 3~6 个月,观察发作情况;⑤结肠镜检查发现的轻度慢性直、乙状结肠炎不能与溃疡性结肠炎等同,应观察病情变化。

2. 诊断举例 溃疡性结肠炎(初发型、直乙结肠、活动期、中度)。

3. 鉴别诊断 UC 的病因不明,缺乏特异性诊断标准,其临床症状及肠镜表现均可见于肠道其他疾病。因此,鉴别诊断在 UC 诊断中十分重要,必须排除肠道其他相关疾病,方可诊断本病。总的来说,需要与 UC 鉴别的肠道疾病较多,现将平常多见且容易混淆的肠道疾病简述如下。

(1)感染性肠炎:细菌性痢疾、大肠埃希菌肠炎、阿米巴肠炎、血吸虫。常有流行病学特点(如不洁食物史或疫区接触史):急性起病常伴发热和腹痛,具有自限性(病程一般为数天至 1 周,不超过 6 周);抗菌药物治疗有效;粪便检出病原体可确诊。需要注意重度 UC 或在免疫抑制剂维持治疗病情处于缓解期的患者出现难以解释的症状恶化时,应考虑合并难辨梭状芽孢杆菌感染的可能。

(2)非特异性肠炎:白塞病、胶原性结肠炎、嗜酸性结肠炎、克罗恩病。

(3)特异性非感染性肠炎:缺血性肠炎。

(4)治疗性肠炎:放射性肠炎、药物性肠炎(伪膜性肠炎、非甾体抗炎药物肠炎)。

(5)动力障碍性肠道病变:孤立性直肠溃疡综合征。

(6)其他:肠结核、大肠癌、肠易激综合征。

(七)临床治疗

UC 一般呈慢性病程,为终生复发性疾病,因病程漫长者癌变危险性增加,应积极进行治疗,一般选择药物治疗可获得较好疗效。若出现大出血、肠穿孔、重症患者,特别是合并中毒性巨结肠及经内科治疗无效且伴有严重毒血症者,应紧急手术治疗。治疗目标是诱导并维持症状缓解以及黏膜愈合,防治并发症,改善患者生存质量。根据病情严重程度、病变部位选择合适的治疗药物。

1. 一般治疗 患者应注意休息,饮食营养健康。尤其是活动期患者应充分休息,减少精神和体力负担,流质饮食,必要时禁食,病情好转后改为富含营养少渣饮食。因牛乳过敏或不耐受发病的患者应该注意限制乳制品摄入。

2. 药物治疗

(1)活动期治疗

1)氨基水杨酸制剂:包括柳氮磺吡啶(Sasp)、巴柳氮、奥沙拉嗪、美沙拉嗪。Sasp 仅适用于病变局限在结肠的轻、中度患者。5- 氨基水杨酸(5-ASA)制剂美沙拉嗪能在回肠末段、结肠定位释放,适用于轻度回结肠型及轻、中度结肠型患者。此类药物用于轻、中度 UC 患者的诱导缓解及维持治疗。诱导缓解期 5-ASA 制剂 3~4g/d 口服治疗。

2)糖皮质激素:对控制病情活动有较好疗效,适用于各型中、重度患者,以及上述对氨基水杨酸制剂无效的轻、中度患者,不作为长期维持缓解治疗选择。按泼尼松 0.75~1.00mg/(kg·d)给药(其他类型激素的剂量按相当于上述泼尼松剂量折算)。布地奈德全身不良反应较少,疗效则略逊于系统作用糖皮质激素,有条件可用于轻、中度小肠型或回结肠型患者。症状缓解后开始逐渐减量至停药(详见克罗恩病相关章节)。

3）免疫抑制剂：硫唑嘌呤或巯嘌呤适用于对激素治疗无效或对激素依赖（减量或停药短期复发）的患者，加用这类药物后可逐渐减少激素用量乃至停用。中国患者硫唑嘌呤剂量为 1.0~1.5mg/（kg·d），该类药显效时间约需 3~6 个月，维持用药可至 3 年或以上。现在认为上述剂量硫唑嘌呤或巯嘌呤的安全性是可以接受的，严重不良反应主要是白细胞减少等骨髓抑制表现，应用时应严密监测。对硫唑嘌呤或巯嘌呤不耐受者可换用甲氨蝶呤。需注意妊娠为甲氨蝶呤使用禁忌证，用药期间和停药后数月内应避免妊娠。

临床上诱导缓解治疗 UC 活动期时常会将氨基水杨酸制剂与硫嘌呤类药物合用，但氨基水杨酸制剂会增加硫嘌呤类药物的骨髓抑制毒性，应特别注意监测血常规。

4）生物制剂：近年来各类新型药物不断涌现，其中生物制剂进展最为迅速，英夫利西单抗（IFX）为最早的抗 TNF-α 单克隆抗体，是我国目前唯一批准用于炎性肠病治疗的生物制剂。用于激素和上述免疫抑制剂治疗无效或激素依赖者或不能耐受上述药物治疗者。用法参考 CD 治疗。

（2）缓解期维持治疗：用 5-ASA 制剂或糖皮质激素取得缓解者，可用 5-ASA 制剂维持缓解，剂量与诱导缓解的剂量相同或半量。因糖皮质激素无效/依赖而加用硫唑嘌呤或巯嘌呤取得缓解者，继续以相同剂量硫唑嘌呤或巯嘌呤维持缓解。维持治疗的疗程要根据患者具体病情决定，通常不少于 4 年或长期维持。以 IFX 诱导缓解后继续 IFX 维持。

（3）重度 UC 的治疗：首选静脉用糖皮质激素，甲泼尼龙 40~60mg/d 或氢化可的松 300~400mg/d，剂量加大不会增加疗效。在静脉使用足量激素治疗 3d 仍然无效时，应转换治疗方案。

1）可以转换药物治疗，可转换的药物包括：①环孢素（cyclosporine），2~3mg/（kg·d）静脉滴注。该药起效快，短期有效率可达 60%~80%。用药期间需定期监测血药浓度，严密监测不良反应。有效者待症状缓解后，改为继续口服使用一段时间（不超过 6 个月），逐渐过渡到硫嘌呤类药物维持治疗；②IFX，是重度 UC 患者较为有效的挽救治疗措施（用法参考 CD 治疗）。

2）另一种转换方案是立即手术治疗：如转换药物治疗 4~7d 无效者，应及时转手术治疗。手术治疗前应与外科医师和患者密切沟通，以权衡利弊，视具体情况决定。

（4）血栓的预防和治疗：活动期 UC 患者存在凝血功能异常，研究显示中国 IBD 患者静脉血栓发生率为 41.45/10 万。大量文献显示重度 UC 患者活动期时血栓形成风险增加，可考虑予以预防性应用低分子量肝素适当的抗凝治疗，有利于缓解症状并减少血栓栓塞相关并发症的发生。

（5）合并机会性感染的治疗：重度 UC 患者特别是发生激素治疗无效时需警惕合并难辨梭状芽孢杆菌感染和 CMV 结肠炎。治疗难辨梭状芽孢杆菌感染的药物有甲硝唑和万古霉素等。治疗 CMV 结肠炎的药物有更昔洛韦和膦甲酸钠等。

3. 对症治疗　及时纠正水、电解质平衡紊乱；严重贫血者可输血，低蛋白血症者应补充血清蛋白。病情严重应禁食，并予完全胃肠外营养治疗；对腹痛、腹泻的对症治疗，慎重使用抗胆碱能药物或止泻药，重症患者应禁用，因为有诱发中毒性巨结肠的危险；抗生素治疗对一般病例并无指征，对重症有继发感染者，应积极抗菌治疗，静脉给予广谱抗生素。

4. 手术治疗　手术方式一般采用全结肠切除加回肠储袋肛管吻合术。若出现以下情况则选择手术治疗：并发大出血、肠穿孔的患者需紧急手术；重型患者合并中毒性巨结肠经药物治疗无效，且伴严重毒血症者需紧急手术；并发结肠癌变可择期手术；慢性持续型病例内科治疗效果不理想而严重影响生活质量,或虽然用糖皮质激素可控制病情但因不良反应太大不能耐受者,可择期手术。

5. 中医治疗 临床上目前采用的药物治疗方式多有不良反应。现有研究表明,中医可从虚实寒热的角度,用中药方剂对溃疡性结肠炎进行治疗,同时辅以针灸治疗,显著提高了患者的治疗效果,降低了不良反应的发生率,大大改善了患者生活质量及远期预后。

6. 其他治疗 目前有多种饮食疗法用于治疗 UC,但缺乏科学依据,还需要进一步研究证实其有效性,包括益生菌、膳食纤维、鱼油和鱼油中提取的二十碳五烯酸、短链脂肪酸灌肠剂、中草药(如芦荟、人参和姜黄素)等。其中益生菌和脂肪酸是最有希望用于治疗 UC 的辅助方案,但患者在采用上述任何一种治疗方案之前都应先咨询医生的意见。

7. 前沿治疗 选择性白细胞吸附疗法,其主要机制是减低活化或升高的粒细胞和单核细胞。我国多中心初步研究显示其对轻中度 UC 有一定疗效。对于轻中度 UC 患者,特别是合并机会性感染者可考虑应用。

(八)预防原则

1. 处于缓解期的患者可以正常饮食,戒烟酒,避免辛辣刺激性食物,可以进行正常工作、学习等社会活动,劳逸结合,适当运动,保持心情愉悦。

2. 活动期患者应给予流质或半流质饮食,病情好转后可过渡到富有营养、易消化少渣饮食,避免辛辣,注意饮食卫生。必要时住院治疗,保证充分休息。注意调节情绪,避免劳累及心理压力过大。

3. 按时规律服药,定期医院随访,不可擅自停药或调整用药。病情反复活动者,要有长期服药的心理准备。

(九)预后与转归

UC 是一种慢性疾病,大多数患者病情反复,对于轻度及长期缓解者预后较好,如果患者高龄、病情持续活动或反复发作频繁则预后不良。合并严重并发症(如中毒性巨结肠)如果能合理选择手术治疗,亦有望恢复。病程漫长者癌变危险性增加,应注意随访。病程 8~10 年及以上的广泛性结肠炎和病程 15 年以上的左半结肠炎患者,应每 2 年完善监测性结肠镜检查。

四、克罗恩病

(一)定义

克罗恩病(Crohn's disease, CD)是一种消化道的慢性反复发作和非特异性的通透性炎症,病程呈阶段性分布,可累及消化道任何部位,其中以末端回肠最为常见,结肠和肛门病变也较多,本病还可伴有皮肤,眼部及关节等部位的肠外表现。CD 虽为良性疾病,但病因不明,至今仍缺乏十分有效的治疗手段。

CD 在欧美国家发病率较高,美国的发病率及患病率大约为 5/10 万和 90/10 万,其种族差异较明显,黑种人发病率仅为白种人的 1/5。我国发病数较少,但有逐渐增高的趋势。

(二)病理

CD 是一种从口腔到肛门各段消化道均可能发生的慢性炎症性病变,呈节段性分布,黏膜呈纵行溃疡及鹅卵石样外观。这些特征是 CD 和 UC 的本质差异。在 CD 患者中,大约 1/3 的患者只有小肠受累,1/3 的患者小肠和结肠均受累,剩下 1/3 患者仅结肠受累。不论属于哪种情况,CD 的炎症都会累及肠壁全层,肠壁增厚变硬,肠腔狭窄,或穿透至其他肠段、器官或腹壁,形成内瘘或外瘘,可见肠系膜脂肪包绕病灶。慢性穿孔可引起肠粘连,合并感染导致局部脓肿。

显微镜下肠壁各层和局部淋巴结可见典型的非干酪样肉芽肿。肠壁各层炎症,伴固有膜底部和黏膜下层淋巴细胞聚集、黏膜下层增宽、淋巴管扩张及神经节炎,可见裂隙性溃疡呈缝隙状,深达黏膜下层、肌层甚至浆膜层。局灶性的慢性炎症、局灶性隐窝结构异常和非干酪样肉芽肿是公认最重要的在结肠内镜活检标本上诊断CD的光学显微镜下特点。

(三)分型及并发症

1. 分型　依据确诊年龄分为 A1 型(≤16 岁)、A2 型(17~40 岁)和 A3 型(>40 岁);根据病变部位分为 L1 型(回肠末段)、L2 型(结肠)、L3 型(回结肠)、L4 型(上消化道);根据疾病行为分为 B1 型(非狭窄非穿透)、B2 型(狭窄)、B3 型(穿透);p 为肛周病变,可与 B1、B2、B3 同时发生,称为 B1p、B2p、B3p。随着病情进展、时间推移,各型之间可有互相转化或交叉,L4 可与 L1、L2、L3 同时存在;B1 可发展为 B2 或 B3。

临床上根据主要临床表现严重程度及并发症计算 CD 活动指数(CDAI),将 CD 分为轻度活动期、中度活动期、重度活动期和缓解期,可以估计病情严重程度和评价疗效。一般情况稍差、轻度腹痛、可疑腹部包块各计 1 分;一般情况差、中度腹痛、确定有腹部包块各计 2 分;一般情况不良、重度腹痛、腹部包块伴有触痛各计 3 分;一般情况极差计 4 分;腹泻稀便每日 1 次计 1 分;伴随疾病包括关节痛、虹膜炎、结节性红斑、坏疽性脓皮病、阿弗他溃疡、狭窄、新瘘管和脓肿等,每出现一种症状计 1 分。总分≤4 分为缓解期,5~7 分为轻度活动期,8~16 分为中度活动期,>16 分为重度活动期。

2. 并发症　CD 并发症常见的有瘘管、腹腔脓肿、肠腔狭窄和肠梗阻、肛周病变(肛周脓肿、肛周瘘管、皮赘、肛裂等),较少见的有消化道大出血、肠穿孔,病程长者可发生癌变。

(四)临床表现

CD 起病大多隐匿、缓慢,从发病早期症状出现(如腹部隐痛或间歇性腹泻)至确诊往往需数月至数年。病程呈慢性,长短不等的活动期与缓解期交替,有终生复发倾向。少数急性起病,可表现为急腹症,酷似急性阑尾炎或急性肠梗阻。腹痛、腹泻和体重下降三大症状是本病的主要临床表现。但本病的临床表现复杂多变,这与临床类型、病变部位、病期及并发症有关。

1. 消化系统表现

(1)腹痛:为最常见症状。多位于右下腹或脐周,间歇性发作,常为痉挛性阵痛伴腹鸣。常于进餐后加重,排便或肛门排气后缓解。腹痛的发生可能与进餐引起胃肠反射或肠内容物通过炎症、狭窄肠段,引起局部肠痉挛有关。体格检查常有腹部压痛,部位多在右下腹。腹痛亦可由部分或完全性肠梗阻引起,此时伴有肠梗阻症状。出现持续性腹痛和明显压痛,提示炎症波及腹膜或腹腔内脓肿形成。全腹剧痛和腹肌紧张,提示病变肠段急性穿孔。

(2)腹泻:亦为本病常见症状,主要由病变肠段炎症渗出、蠕动增加及继发性吸收不良引起。腹泻先是间歇发作,病程后期可转为持续性。粪便多为糊状,一般无脓血和黏液。病变涉及下段结肠或肛门直肠者,可有黏液血便及里急后重。

(3)腹部包块:10%~20% 患者可出现,由肠粘连、肠壁增厚、肠系膜淋巴结肿大、内瘘或局部脓肿形成所致。多位于右下腹与脐周。固定的腹块提示有粘连,多已有内瘘形成。

(4)瘘管形成:是 CD 的特征性临床表现,因透壁性炎性病变穿透肠壁全层至肠外组织或器官而成。瘘分内瘘和外瘘,前者可通向其他肠段、肠系膜、膀胱、输尿管、阴道、腹膜后等处,后者通向腹壁或肛周皮肤。肠段之间内瘘形成可致腹痛加重及营养不良。肠瘘通向的组织与器官因粪便污染可致继发性感染。向外或通向膀胱、阴道的内瘘均可见粪便与气体排出。

(5)肛门周围病变:包括肛门周围瘘管、脓肿形成及肛裂等病变,见于部分患者,有结肠受累者较多见。有时这些病变可为本病的首发或突出的临床表现。

2. 全身表现　本病全身表现较多且较明显,主要有以下两种。

(1)发热:为常见的全身表现之一,与肠道炎症活动及继发感染有关。间歇性低热或中度热常见,少数呈弛张高热伴毒血症。少数患者以发热为主要症状,甚至较长时间不明原因发热之后才出现消化道症状。

(2)营养障碍:由慢性腹泻、食欲减退及慢性消耗等因素所致。主要表现为体重下降,可有贫血、低蛋白血症和维生素缺乏等表现。青春期前患者常有生长发育迟滞。

3. 肠外表现　本病肠外表现与 UC 的肠外表现相似,但发生率较高,据我国大宗统计报道以口腔黏膜溃疡、皮肤结节性红斑、关节炎及眼病常见。

(五)辅助检查

1. 实验室检查　CD 的实验室检查无特异性。贫血起因为慢性疾病、失血、药物所致的骨髓抑制以及铁、叶酸和维生素 B_{12} 缺乏。活动期 CD 时可出现白细胞计数升高,但显著升高提示脓肿形成。低白蛋白血症可能提示重度 CD、营养不良或蛋白丢失性肠病(protein-losingmahy)。对腹泻患者而言,应同 UC 一样进行粪便培养检查排除感染,不论是定性(苏丹染色)或定量的粪便中脂肪测定都可以提供回肠病变的证据。

其他血液生化化验在 CD 的诊断与治疗中亦不能忽视,CRP 和 ESR 是反映病情活动的重要指标;血清抗酿酒酵母抗体(ASCA)也是 CD 较为特异性的指标;有些指标虽对 CD 的诊断没有直接帮助,但有助于与其他疾病相鉴别。

2. 其他检查

(1)内镜检查:在各项辅助检查中,内镜检查是明确诊断、排除其他疾病,以及监测治疗效果和了解复发的最重要手段,其典型表现是肠管节段性受累、卵石样改变,肠黏膜溃疡、充血水肿和脓苔等改变,如果是手术后病情复发,常表现为肠吻合口溃疡。近年来随着胶囊内镜和推进式小肠镜的应用,克罗恩病的诊断率有了显著提高。胶囊内镜使该病诊断率由 23.0% 提高到 63.0%,这也是近年来国内外病例数不断增加的一个很重要原因。但胶囊内镜在肠道内滞留的问题影响了其在临床上的应用,据报道胶囊内镜的滞留率为0.75%~5.90%,在已知有肠狭窄的患者中可高达 21.00%。少部分 CD 病变可累及食管、胃和十二指肠,但一般很少单独累及。因此,原则上胃镜检查应列为 CD 的常规检查项目,尤其是有上消化道症状、儿童和炎性肠病类型待定(inflammatory bowel disease unclassified, IBDU)患者。

另外,克罗恩病的诊断离不开病理检验,这是胶囊内镜所不具备的,而推进式小肠镜不仅可以直视下诊断与活检,而且还可对狭窄肠道进行球囊扩张,对 CD 的诊断、分型及治疗起着重要的作用,是诊断克罗恩病必须进行的检查项目。

(2)钡剂灌肠:钡剂灌肠目前大多已被结肠镜检查所代替,但对于肠腔狭窄无法继续进镜者仍有诊断价值。可帮助明确肠道病变性质、部位及范围。典型的 CD 钡剂灌肠影像为肠管节段性狭窄黏膜皱襞消失,肠道铅管样改变、跳跃征、铺路石样改变等,合并肠内瘘时可有星芒征等改变。

（3）计算机断层扫描小肠成像（computer tomography enterography，CTE）、磁共振小肠成像（magnetic resonance imaging enterography，MRE）检查：CTE 或 MRE 是迄今评估小肠炎性病变的标准影像学检查，有条件的单位应将此检查列为 CD 诊断的常规检查项目。该检查可反映肠壁的炎症改变、病变分布的部位和范围、狭窄的存在及其可能的性质（炎症活动性或纤维性狭窄）、肠腔外并发症，如瘘管形成、腹腔脓肿或蜂窝织炎等。

肛瘘行直肠磁共振检查有助于确定肛周病变的位置和范围，了解瘘管类型及其与周围组织的解剖关系。

（4）经腹肠道超声检查：可显示肠壁病变的部位和范围、肠腔狭窄、肠瘘及脓肿等。超声造影对于经腹超声判断狭窄部位的炎症活动度有一定价值。超声检查方便、无创，患者接纳度高，对 CD 患者的初筛及治疗后疾病活动度的随访有价值，值得进一步研究。

（六）诊断与鉴别诊断

1. 诊断标准　CD 缺乏诊断的"金标准"，需结合病史、临床表现、实验室检查、内镜检查、影像学检查和组织病理学检查进行综合分析并密切随访。

在完善病史采集、相关检查排除其他疾病（见鉴别诊断部分）的基础上，可按以下标准诊断：①具备腹痛、腹泻、腹部包块等临床表现者临床疑诊，特别如伴肠外表现和 / 或肛周病变则高度疑似本病，安排进一步检查；②同时具备上述内镜（病变局限在小肠者）特征以及影像学特征者，可临床拟诊；③如再加上活检病理提示 CD 的特征性改变且能排除肠结核，可做出临床诊断；④如有手术切除标本（包括切除肠段及病变附近淋巴结），可根据标准做出病理确诊；⑤对无病理确诊的初诊病例随访 6 个月以上，根据对治疗的反应及病情变化判断，对于符合 CD 自然病程者可做出临床确诊。如与肠结核混淆不清但倾向于肠结核时，应按肠结核进行诊断性治疗 8~12 周，再行鉴别。

2. 诊断举例　克罗恩病（回结肠 + 上消化道型、狭窄型 + 肛瘘、活动期、中度）。

3. 鉴别诊断　CD 临床表现多样，缺乏特异性，虽然目前有许多检测手段，但早期诊断率较低，有文献报道，手术前明确诊断者仅为 28.2%，术前误诊率 69.4%。

需要鉴别的疾病主要包括阑尾炎、肠系膜淋巴结炎、腹腔结核、肠道恶性肿瘤、放射性肠炎、贝赫切特综合征、溃疡性结肠炎、非肉芽肿性溃疡性空肠回肠炎、缺血性肠病、阿米巴肠炎及盆腔炎等。其中尤其要强调的是肠结核、肠道淋巴瘤与克罗恩病之间的鉴别诊断。由于前两种疾病在临床上亦容易误诊，且治疗上与克罗恩病相悖，一旦误诊误治，不但延误治疗时机，还会使病情加重，产生无法挽回的严重后果。

此外，克罗恩病患者由于长期营养不良或使用免疫抑制剂等原因，并发结核分枝杆菌感染及恶性淋巴瘤。因此，肠结核与肠道淋巴瘤在克罗恩病的诊断与治疗中必须受到足够的重视。

每个克罗恩病患者在没有明确诊断之前均应常规进行结核的排查。检查方法除临床医师对疾病的判断外，还应进行胸部 X 线检查及一系列实验室检查，包括结核菌素实验，有条件者行 γ 干扰素释放试验（interferon-gamma release assays，IGRA）等。肠道淋巴瘤与克罗恩病的鉴别主要依赖病理检查，包括内镜取样或手术切除标本的病理检查，免疫组化染色能够明确分型，为化疗方案的制订提供参考。

（七）临床治疗

CD 通常需要药物长期维持治疗以预防复发，开始治疗前应认真对病情进行全面评估，检查有无全身或局部感染。治疗过程中应根据患者对治疗的反应和对药物的耐受情况随时调整治疗方案。决定治疗方案前应向患者详细解释方案的获益和风险,在与患者充分沟通并取得配合之后开始实施治疗。治疗目标为诱导和维持缓解、预防并发症、改善生存质量。

1. 一般治疗　强调必须要求患者戒烟,其余同 UC 一般治疗。

2. 药物治疗　目前克罗恩病的治疗以药物控制为主,包括糖皮质激素、氨基水杨酸制剂、免疫抑制剂、抗生素、甲氨蝶呤及生物制剂等。以往治疗克罗恩病多采用逐级递增方案。该方案虽能避免不良反应大的药物,如糖皮质激素和免疫调节剂,但临床研究表明,它不能有效地降低克罗恩病相关并发症的发生率和手术率。

自 1998 年美国食品与药品监督管理局批准生物制剂英夫利西单抗用于治疗中、重度及并发瘘管的克罗恩病以来,该病的治疗已发生了较大的变化,"降阶梯治疗"作为该病治疗的新模式,越来越受到关注。有证据表明,英夫利西单抗治疗的优势已超越了单纯临床诱导缓解率的范畴。早期应用生物治疗有助于提高临床疗效,更重要的是能改变疾病的自然病程。

(1)活动期治疗:活动期克罗恩病在进行药物治疗前,应充分评估疾病活动的严重性部位、病程、既往药物治疗的疗效和不良反应、有无肠外表现及并发症等。根据病情的轻重、不同病期和病变部位,选择适宜的药物进行治疗。

1)氨基水杨酸制剂:适用于轻度活动期结肠型、回肠型和回结肠型,具体用法及药物详见 UC 的治疗。

2)糖皮质激素:是最常用于治疗中度活动期 CD 的药物。具体剂量用法详见 UC 的治疗。再增加剂量不会提高疗效,反而会增加不良反应。达到症状完全缓解开始逐步减量,快速减量会导致早期复发。病变局限于回盲部者,可考虑应用布地奈德。该药为局部作用激素,全身不良反应显著少于全身使用激素。

3)免疫抑制剂:激素无效或激素依赖时加用硫嘌呤类药物或甲氨蝶呤。剂量和用法详见 UC 治疗。使用硫唑嘌呤出现不良反应的患者换用硫嘌呤,部分患者可以耐受。硫唑嘌呤存在量效关系,剂量不足会影响疗效,增加剂量会增加药物不良反应风险。硫嘌呤类药物治疗无效或不能耐受者,可考虑换用甲氨蝶呤。

4)生物制剂:用于激素和上述免疫抑制剂治疗无效或激素依赖者或不能耐受上述药物治疗者。使用方法:英夫利西单抗(IFX):首次给予本品 5mg/kg,然后在首次给药后的第 2 周和第 6 周及以后每隔 8 周各给予 1 次相同剂量。对于疗效不佳的患者,可考虑将剂量调整至 10mg/kg。用药前应排除以下禁忌证:①对制剂中任何成分过敏;②活动性结核或其他活动性感染;③中重度心力衰竭;④神经系统脱髓鞘改变;⑤近 3 个月内接受过活疫苗接种。用药期间可能出现迟发型变态反应、皮肤反应、药物性红斑狼疮、恶性肿瘤、神经系统损伤等。

(2)缓解期维持治疗:氨基水杨酸制剂诱导缓解后仍以氨基水杨酸制剂作为缓解期的维持治疗。应用激素或生物制剂诱导缓解的 CD 患者往往需继续长期使用药物,以维持撤离激素的临床缓解。激素不应用于维持缓解,硫唑嘌呤是激素诱导缓解后用于维持缓解最常用的药物,对于使用硫唑嘌呤维持撤离激素缓解有效的患者,疗程一般不少于 4 年。使用 IFX 诱导缓解后应继续以 IFX 维持治疗。对于 IFX 维持治疗达 1 年,维持无激素缓解伴黏膜愈合和 CRP 正常者,可考虑停用 IFX 并继续给予免疫抑制剂维持治疗。对停用 IFX 后复发者,再次使用 IFX 可能仍然有效。

（3）重度活动期 CD 的治疗：口服或静脉给予全身作用激素，剂量同前。对于生物制剂的应用可在一开始就应用，采用"降阶梯治疗"作为该病治疗的新模式，直接使用生物制剂，可迅速控制病情，最大限度地降低并发症的发生率。激素或传统治疗无效者可考虑手术治疗。

（4）肛瘘的处理：首先要通过症状及体格检查、影像检查了解是否合并感染并了解瘘管的解剖结构，再制订进一步的治疗方案。有脓肿形成必须先行外科充分引流，并联合抗菌药物治疗。存在活动性肠道 CD 的患者，必须积极治疗活动性 CD。无症状单纯性肛瘘无需处理；有症状的单纯肛瘘和复杂性肛瘘首选抗菌药物如环丙沙星和 / 或甲硝唑抗感染治疗，并给予免疫抑制剂维持治疗。是否需要手术处理，应由肛肠外科医师根据病情决定。

3. 对症治疗　同 UC 对症治疗。

4. 外科治疗　药物治疗的进步，虽使克罗恩病的疗效明显提高，但从目前的状况看，药物治疗仍不能代替外科治疗，相当部分的 CD 患者最终仍需手术。对于药物治疗无效、合并消化道梗阻、穿孔、消化道瘘、腹腔脓肿、难以控制的消化道出血及癌变的患者来说，外科治疗不可避免。

腔镜手术、数字减影血管造影术（DSA）下的血管栓塞止血、内镜下的止血及狭窄部位球囊扩张、精确引导下的脓肿穿刺引流等微创治疗已经部分替代了传统的剖腹手术。这些临床新技术的应用，减轻了外科治疗带给患者的创伤，减少了外科治疗相关并发症的发生，避免了一部分患者反复多次的肠段切除，降低了短肠综合征发生的风险。

（八）预防原则

需强调必须戒烟，其余同 UC 章节。

（九）预后与转归

CD 也是慢性疾病，这意味着这种疾病是长期存在，但并非致命的。经过正规的诊治可好转，部分患者也可自行缓解。大部分患者的病情反复、迁延不愈，其中部分患者可能因出现并发症需接受手术治疗，但是大多数患者寿命不受影响，而且生活同样充实而又丰富多彩。

五、炎性肠病的康复

（一）康复评定

1. 身体结构与功能评定　炎性肠病为全身多系统疾病，慢性起病，长期存在，患者常有营养不良、腹痛症状，可合并脊柱、四肢各关节疼痛、肌力下降和关节活动受限，亦可影响患者心理功能，出现焦虑、抑郁。

（1）营养筛查及评定：营养不良是 IBD 患者的常见临床表现，并对病情变化产生不良影响，纠正营养不良可预防术后并发症的发生。IBD 患者在初诊时应常规进行营养风险筛查。对筛查出的有营养风险的患者应进行营养状况评定，包括膳食摄入、人体成分、体力活动及主要代谢指标测定。目前应用最广泛的评估工具是营养风险筛查 2002（nutritional risk screening 2002，NRS-2002）。常用的筛查工具还有主观全面评定（subjective global assessment，SGA）、简易营养评估（mini-nutritional assessment，MNA）、营养不良通用筛选工具（malnutrition screening tool，MUST）。

（2）疼痛评估：视觉模拟评分法（VAS）是目前临床上最为常用的疼痛评定方法，还有简式麦吉尔疼痛问卷等。

（3）肌力测定：可采用徒手肌力评定（MMT）方法，或简单仪器测定。

（4）心理功能评估：患者心理功能评估可采用 90 项症状自评量表（symptom check list 90, SCL-90）、抑郁自评量表（SDS）、焦虑自评量表（SAS）、汉密尔顿抑郁量表（HAMD）和汉密尔顿焦虑量表（HAMA）等。

2. 日常活动能力评定　出现全身多系统表现时，或多或少影响患者日常生活活动能力，如出现恶性贫血会影响患者的正常进食和行走等日常生活能力。可用改良巴塞尔指数、社会功能活动问卷（FAQ）等进行日常生活活动能力评定。

3. 社会活动能力评定　如果出现慢性腹部疼痛、关节活动受限、肌力下降、恶性贫血等最终会影响患者的生活质量和社会功能。炎性肠病调查问卷（inflammatory bowel disease questionnaire, IBDQ）为主要的评价标准。采用 IBDQ 中文版，问卷共包括 32 个定性和半定量问题，每个问题得分 1~7 分，分别从全身症状、肠道症状、情感功能和社会功能 4 个维度反映患者的生活质量，得分越高生活质量越好。简化世界卫生组织生存质量评估量表（WHO-QOI-BREF）、健康调查量表 36（36-Item Short Form Health Survey, SF-36）、生活满意指数 A（LSIA）等，也可选择性使用。

（二）康复治疗

1. 康复治疗的目的　康复治疗目标为缓解疼痛，改善日常生活活动能力，提高生活质量。

2. 康复治疗方法　康复治疗的方法主要包括物理治疗、运动疗法、心理治疗及传统疗法健康教育等。

（1）物理治疗：物理治疗具有消炎止痛、改善循环和防治消化不良的作用。

1）超短波疗法：患者取卧位，采用大功率超短波治疗仪，用中号板状电极，置于下腹部和腰背部，两电极距离 3~4cm，剂量Ⅱ~Ⅲ级。

2）调制中频电疗法：将电极置于下腹部痛点，强度以患者能够耐受为度。

3）微波疗法：患者取卧位，采用微波治疗仪，将圆形辐射器置于下腹部，距离 10~12cm，剂量Ⅱ级。

4）石蜡疗法：采用蜡饼法，即将熔化的石蜡盛入搪瓷盘或本制盘内，待其温度降至 40~45℃时，将石蜡取出，敷于下腹部和腰背部。

5）其他疗法有短波透热疗法、中波透热疗法、红外线疗法、超声疗法等可以选用。

（2）运动疗法：适度的有氧运动对于稳定期的炎性肠病患者利大于弊，能够降低疾病复发的可能性，提高 IBD 患者的生活能力及社会适应力，有助于提高生活质量。运动的强度要适当，高强度的运动可引起短暂的轻度全身炎症反应，增加促炎细胞因子的释放，对控制 IBD 病情不利。目前尚缺乏适用于 IBD 患者的可推荐的运动方案，建议采取积极、自觉、量力而行的锻炼方案，如步行、慢跑、游泳、太极拳等有氧训练，以改善肌力、肌耐力和整体功能。Kreijne 等参考健康人运动模式为炎性肠病患者制订了每周 2~5 次、单次 20~60min 的有氧运动指南。从运动强度考虑，运动过程 40%~60% 的最大耗氧量（VO_{2max}）被大部分研究者接受。当运动强度 >80%、时间在 1h 以上时，肠道通透性增加，其导致的免疫及体液变化的副反应将超过其功效。

（3）心理治疗：IBD 是一个病因不明、长期的、易反复的慢性疾病，且具有癌变倾向，目前临床上尚无特效的根治方法，只能缓解症状，从而使患者心理产生焦虑、抑郁等负性情绪。研究表明，炎性肠病患者焦虑水平明显高于健康人群，且患者焦虑水平与生活质量呈负相关。因此,心理治疗不容忽视,应根据患者心理精神症状的临床诊断及严重程度进行相应的干预治疗。没有达到临床诊断的心理痛苦可由临床医护人员给予相应的心理支持和患者教育,达到临床诊断意义的心理痛苦需要精神心理医生进行会诊和合作指导。支持性治疗、认知 - 行为治疗、家庭治疗和放松疗法是比较常用的心理治疗方式。

1)支持性心理治疗:通过对患者的指导、劝解、鼓励、安慰和疏导来支持和协助患者处理问题,使其适应所面对的现实环境,度过心理危机。

2)认知 - 行为干预:通过矫正患者的认知理论、行为理论等减轻其思想负担,缓解焦虑、抑郁、疼痛等产生的负面影响。根据每位患者心理异常程度,针对性地制订计划,介绍其他治愈和好转的病例,讲解因认知扭曲、行为方式偏差、人际关系障碍等造成的不同程度心理情绪障碍,安排相同疾病患者在一起交流,激发患者参与治疗的积极性,提高治疗的依从性,促进疾病的康复。

3)家庭疗法:将家庭作为一个整体进行心理治疗,治疗者通过与某一家庭中全体成员有规律地接触与交谈,促使家庭发生变化,并通过家庭影响患者,使之症状减轻或消除。

4)放松疗法:安排每天早和晚做匀、深、细的呼吸运动,每次 10min,以扩大肺活量,增加血氧含量,鼓励患者根据个人喜好选择适合自己的运动,如快走、太极拳、舞蹈,欣赏自己喜爱的音乐等。

(4)传统疗法

1)辨证施治:中医辨证论治是溃疡性结肠炎患者常采用的康复治疗。一般根据患者的症状和体征将其分为湿热内蕴证、气滞血瘀证、脾肾两虚证、阴血亏虚证等进行辨证施治。

湿热内蕴证:治宜清热利湿,理气止痛。方用白头翁汤加味。

气滞血瘀证:治宜行气活血,健脾益气。方用肠下逐瘀汤加减。

脾肾两虚证:治宜温脾益肾,涩肠止泻。方用四神丸合附子理中丸加味。

阴血亏虚证:治宜养阴清热,益气固肠。方用生脉散合六君子汤加减。

2)针刺疗法:取脾俞、天枢、足三里、大肠俞、气海、关元、太冲、肺俞、神阙、上巨虚、阴陵泉、中脘、丰隆等穴。

3)灸法:常取中脘、天枢、关元、脾俞、大肠俞等穴。

4)推拿疗法:溃疡性结肠炎患者采用推拿疗法进行康复治疗,可起到益气和胃、解痉止痛之功效。

5)中药灌肠治疗:中药保留灌肠一般将清热解毒、活血化瘀与敛疮生肌类药物配合应用。

6)医疗体操:太极拳的动作柔且缓慢,"调气敛神"益于大脑皮质的稳定及全身功能的恢复,达到改善脾胃功能的作用。

(三)营养治疗

炎性肠病患者普遍存在着营养不良的情况,2017 年我国 IBD 住院患者的营养状况调查结果表明,营养不良发生率为 55%。造成营养不良的原因是多方面的,包括肠道功能受损、肠道吸收差、饮食限制、营养丢失、代谢异常等。作为炎性肠病整体治疗中的一部分,营养支持的作用无可替代。营养支持不但能够治疗和预防炎性肠病所造成的营养不良,改善生活质量,降低手术并发症的发生率和病死率,而且还能诱导和维持疾病缓解。因此,营养治疗同药物治疗、手术等具有同等重要的地位,应贯穿于炎性肠病治疗的整个过程。

急性期必须使肠道得到充分的休息,应采用肠外营养提供能量及各种营养物质。症状减轻后,可辅助添加少量流质无渣饮食。进入恢复期,消化道症状消失后,采用少渣软饭,后逐渐过渡至普食。自然饮食无法满足患者能量营养需求时,要通过口服或者管饲要素膳来补足。

1. 炎性肠病患者具有较高的营养风险,应及时进行营养风险筛查和评估。

2. 推荐能量供给量为25~30kcal/(kg·d),蛋白质供给量急性期为1.2~1.5kcal/(kg·d),缓解期为1.0kcal/(kg·d),同时应注意微量元素的补充,如维生素D、B组以及铁等。

3. 急性期患者首选ONS作为营养支持,若ONS无法满足患者营养需求可通过管饲EN进行营养缺口补充或改为以EN为主的营养支持。以下情况发生时,需要进行PN支持:①胃肠功能瘫痪;②肠梗阻;③术后并发症,如吻合口瘘等。

4. 如若患者合并营养不良,在病情允许的情况下,应将手术推迟7~14d,并在此期间通过ONS、EN或PN进行有效的营养干预,可降低术后并发症风险。

5. 术后可适量补充水和电解质,保持血流动力学稳定性,尽早恢复ONS或EN,建议从小剂量、低浓度开始,根据患者状况逐渐加量,能量和蛋白质缺口用PN进行补充,保障患者能量和营养需求。

6. 缓解期患者对饮食无特殊要求,早期自主饮食无法满足人体需求时,可通过ONS或EN进行补充,但不推荐摄入高膳食纤维和易产气食物。

7. 肥胖患者建议在缓解期有计划地合理减重。

（四）康复护理

1. 疾病知识指导　为患者讲解疾病相关知识,包括发病因素、治疗方法。指导患者合理安排休息与活动,在急性发作期或病情严重时均应卧床休息,缓解期适当休息,注意劳逸结合。根据病患日常工作、生活状态,为其介绍溃疡性结肠炎护理工作的要点内容,制订院外自我管理护理方案,帮助患者通过自己行为增进和保持自身健康,以及管理和监控自身疾病的征兆,以降低疾病对患者情感功能、社会功能及人际关系影响。

2. 用药指导　指导其按医嘱坚持规律服药,告知患者治疗药物的用法用量、注意事项,提高其用药依从性,教会患者识别药物的不良反应,发现异常,及时就诊。病情反复者,应有终身服药的心理准备。

3. 饮食指导　根据患者的实际情况制订个体化食谱,帮助患者调整日常饮食。指导患者选择质软、易消化、少纤维素、富含营养、高热量食物。急性活动期可给予流质或半流质饮食,病情好转后改为富营养、易消化的少渣饮食,调味不宜过于辛辣。注重饮食卫生,避免肠道感染性疾病,不宜长期饮酒。同时,做好饮食日记,对患者在饮食后出现的不良反应进行记录,找出不能够耐受食物并寻找忌食食物的替代品。在进食时需叮嘱患者进食速度要放缓,做到细嚼慢咽,有助于消化。指导患者定期监测营养指标,了解营养状况的变化。

4. 心理护理　指导患者进行自我心理调节和放松,鼓励患者家属及亲朋好友积极地参与患者的心理疏导,增加对患者的安慰以及关心,鼓励患者将内心的感受讲出来以协助患者消除其存在的焦虑和抑郁等不良心理,增强患者战胜自身疾病的信心。

（范　昊　于　泳）

参 考 文 献

[1] 中华医学会消化病学分会炎症性肠病学组.炎症性肠病合并机会性感染专家共识意见[J].中华消化杂志,2017,37(4):217-226.

［2］中华医学会消化病学分会炎症性肠病学组.炎症性肠病诊断与治疗的共识意见（2018 年，北京）［J］.中华消化杂志，2018，38（5）:292-311.

［3］OOI C J，MAKHARIA G K，HILMI I，et al.Asia Pacific Consensus Statements on.Part 1:definition，diagnosis，and epidemiology:（Asia Pacific Crohn's disease Consensus-Part 1）［J］.J Gastroenterol Hepatol，2016，31（1）:45-55.

［4］中华医学会消化病学分会炎症性肠病学组.抗肿瘤坏死因子 -α 单克隆抗体治疗炎症性肠病的专家共识（2017）［J］.中华消化杂志，2017，37（9）:577-580.

［5］中华医学会消化病学分会炎症性肠病学组，中华医学会肠外与肠内营养学分会胃肠病与营养协作组.炎症性肠病营养支持治疗专家共识（第二版）［J］.中华炎性肠病杂志（中英文），2018，2（3）:154-172.

［6］KREIJNE J E，LIE M R，VOGELAAR L，et al.Practical guideline for fatigue management in inflammatory bowel disease［J］.J Crohns Colitis，2016，10（1）:105-111.

［7］中华中医药学会脾胃病分会.消化系统常见病溃疡性结肠炎中医诊疗指南（基层医生版）［J］.中华中医药杂志，2019，34（9）:4155-4160.

［8］中国中西医结合学会消化系统疾病专业委员会.溃疡性结肠炎中西医结合诊疗共识意见（2017 年）［J］.中国中西医结合消化杂志，2018，26（2）:105-111

［9］FORBES A，ESCHER J，HEBUTERNE X，et al.ESPEN guideline: Clinical nutrition in inflammatory bowel disease［J］.Clin Nutr，2017，36（2）:321-347.

［10］袁磊，蒋逍达，季梦遥.缓解期炎症性肠病病人的护理进展［J］.护理研究，2018，32（18）:2826-2830.

［11］卜凡莉，黄骞，黄迎春，等.炎症性肠病护理研究结果的可视化分析［J］.护理管理杂志，2018，18（8）:533-537.

第二节　结直肠癌及术后康复

一、概述

结直肠癌（colorectal cancer，CRC），又称大肠癌，是指大肠上皮来源的癌症，包括结肠癌与直肠癌。本病的早期症状多不明显，随着癌肿的增大，可出现排便习惯改变等多种腹部症状和全身症状。

据估计，全球范围内结直肠癌的发病率在男性和女性中分别居癌症的第 3 位和第 2 位，其发病与年龄、地区、性别等因素有关。总体来看，结直肠癌高发于 40 岁以上中老年人，直肠癌以男性多见，而结肠癌的男女发病率比较接近。我国以直肠癌最为常见，其次是结肠癌（乙状结肠、盲肠、升结肠、降结肠及横结肠），而欧美国家则以结肠癌为主。

全球统计显示，结直肠癌患者分布广泛，其中尤以经济较为发达区域严重，比如欧洲、北美、澳大利亚及日本等地。据报道，美国 50 岁以下男性和女性的结直肠癌发病率以每年 2.1% 的速度稳步上升，在 50 岁以下患者中，86% 以上在诊断时有症状，且预后更差。近年来，我国结直肠癌的发病率和病死率亦呈明显上升趋势。因此，强调结直肠癌的早期发现、早期诊断和早期治疗对于改善预后具有重要意义。只限于肠壁的结直肠癌患者预后较好，但浸润到肠外者的预后则较差，此外，年轻患者、有转移者或有并发症者往往预后不良。

二、病因

目前结直肠癌的具体病因尚未明确。通常认为，结直肠癌的发病是环境、饮食习惯、遗传等多种因素协同作用的结果。

（一）生活方式

结直肠癌的发病与饮食因素密切相关。研究认为低纤维饮食、高脂高蛋白饮食、缺乏微量元素与维生素（包括缺乏钙、硒、钼以及抗氧化维生素 A、C、E 和 β- 胡萝卜素）等都是结直肠癌的危险因素。

亚硝胺及其化合物是导致结直肠癌最重要的化学致癌物。长期摄入红肉（如猪肉、牛肉、羊肉、鹿肉、兔肉等所有哺乳动物的肉）或加工肉类（如香肠、培根、火腿、牛肉干、腌牛肉，以及其他烟熏、盐渍、发酵或腌制的肉类）也与结直肠癌风险增加相关。高温烹饪（如烧烤、煎炸）可能是导致风险增加的因素，这可能是由于蛋白质炭化过程中产生了多环芳烃及其他致癌物质，相比之下，瘦的红肉引起的风险略微低一些。此外，胆汁酸和胆固醇在肠道厌氧菌群的作用下也可形成多种化学致癌物质。

烟草是一种明确的致癌物质，吸烟可引起结直肠癌的发病率和病死率增加，且不论是发病率还是病死率，吸烟与直肠癌的关联都要强于结肠癌。值得一提的是，吸烟也是几乎所有类型结肠息肉的危险因素，包括腺瘤性息肉等。饮酒与结直肠癌可能有关，研究显示相比从不饮酒者，中度和重度饮酒者罹患结直肠癌的风险显著增加，但轻度饮酒者的患病风险未见明显增加，尽管风险相关性仍有争议，但饮酒可延长患者住院时间、延长恢复期、增加医疗成本以及增加整体癌症病死率，从而使治疗和治疗结局变得复杂。

此外，肥胖可引起结直肠癌的发病率和病死率都轻度增高，体重增幅最大的人群风险最高。长期处于极轻体力活动有可能会是结直肠癌的诱发因素，因体力活动可以促进肠道蠕动，帮助粪便排出，减少肠道和粪便中致癌物质的接触时间。心理情绪紧张等也是结直肠癌的危险因素。

（二）遗传因素

遗传因素在结直肠癌发病中起重要作用。目前人们已发现了几种结肠癌风险极高的遗传性疾病，多呈常染色体显性遗传，家族性腺瘤性息肉病（familial adenomatous polyposis，FAP）和林奇综合征（Lynch syndrome）[又称遗传性非息肉病性结直肠癌（hereditary nonpolyposis colorectal cancer，HNPCC）]是最常见的家族性结肠癌综合征。这些遗传综合征在早发性结直肠癌患者（即在 50 岁之前诊断）中更常见。其中，家族性腺瘤性息肉病 100%会发生癌变。此外，数据表明，多达 10% 的普通结直肠癌患者携带≥1 个致病突变，且大多数并不是家族性腺瘤性息肉病和林奇综合征，说明遗传因素在结直肠癌的发病中起着重要作用。

结直肠癌或腺瘤性息肉的家族史也与结直肠癌的发生密切相关。如果某个体有 1 名一级亲属（父母、兄弟姐妹或子女）罹患结直肠癌，其本人发病风险约为一般人群的 2 倍。家庭成员有腺瘤性结肠息肉的个体也预示着风险的增加。

（三）其他疾病影响

共病是指两种疾病共同存在，一些共病或相关医疗情况的存在会增加结直肠癌的风险。目前认为患有溃疡性结肠炎、克罗恩病、结直肠腺瘤、结直肠息肉的患者，后期患结直肠癌的概率也会上升。譬如慢性溃疡性结肠炎的疾病范围、持续时间和活动度与结直肠癌发病有一定关系，全结肠炎患者的结肠肿瘤发病风险是一般人群的 5~15 倍；对于切除单个结直肠癌的患者，之后 5 年内有 1.5%~3.0% 概率会发生异时性原发癌。患有血吸虫病也被认为是结直肠癌的病因之一，尤其慢性血吸虫病患者。

除了消化道疾病,其他疾病也与结直肠癌的发生风险相关。如糖尿病和相关的胰岛素抵抗可增加结直肠的发生率。肢端肥大症、肾移植病史、雄激素剥夺治疗、胆囊切除术、冠心病、慢性幽门螺杆菌感染等,也可能增加结直肠癌风险,但存在不同程度的争议。

三、病理

采用美国癌症联合会(AJCC)和国际抗癌联盟(UICC)联合制定的结直肠癌 TNM 分期(第8版),见表4-2-1。

表 4-2-1 结直肠癌 TNM 分期

原发肿瘤(T)	区域淋巴结(N)	远处转移(M)
T_x 原发肿瘤无法评价	N_x 区域淋巴结无法评价	
T_0 无原发肿瘤证据	N_0 无区域淋巴结转移	M_0 无远处转移
T_{is} 原位癌:黏膜内癌(侵犯固有层,未侵透黏膜肌层)	N_1 有 1~3 枚区域淋巴结转移(淋巴结内肿瘤≥0.2 mm),或存在任何数量的肿瘤结节并且所有可辨识的淋巴结无转移 　N_{1a} 有 1 枚区域淋巴结转移 　N_{1b} 有 2~3 枚区域淋巴结转移 　N_{1c} 无区域淋巴结转移,但有肿瘤结节存在:浆膜下、肠系膜或无腹膜覆盖的结肠旁,或直肠旁、直肠系膜组织	M_1 转移至一个或更多远处部位或器官,或腹膜转移被证实 　M_{1a} 转移至一个部位或器官,无腹膜转移 　M_{1b} 转移至两个或更多部位或器官,无腹膜转移 　M_{1c} 仅转移至腹膜表面或伴其他部位或器官的转移
T_1 肿瘤侵犯黏膜下(侵透黏膜肌层但未侵入固有肌层)	N_2 有 4 枚或以上区域淋巴结转移 　N_{2a} 4~6 枚区域淋巴结转移 　N_{2b} 7 枚或以上区域淋巴结转移	
T_2 肿瘤侵犯固有肌层		
T_3 肿瘤穿透固有肌层未穿透腹膜脏层到达结直肠旁组织		
T_4 肿瘤侵犯腹膜脏层或侵犯或粘连于附近器官或结构 　T_{4a} 肿瘤穿透腹膜脏层(包括大体肠管通过肿瘤穿孔和肿瘤通过炎性区域连续浸润腹膜脏层表面) 　T_{4b} 肿瘤直接侵犯或粘连于其他器官或结构		

四、分型

(一)大体分型

1. 早期(pT_1)结直肠癌　癌细胞穿透结直肠黏膜肌层,浸润至黏膜下层,但未累及固有肌层,为早期(pT₁)结直肠癌。上皮重度异型增生且未穿透黏膜肌层称为高级别上皮内瘤变,包括局限于黏膜层但有固有膜浸润的黏膜内癌。

2. 进展期结直肠癌　大体类型:①隆起型,凡肿瘤的主体向肠腔内突出者,均属此型;②溃疡型,肿瘤形成深达或贯穿肌层的溃疡者,均属此型;③浸润型,肿瘤向肠壁各层弥漫浸润,使局部肠壁增厚,但表面常无明显溃疡或隆起。

（二）组织学分型

组织学类型:①腺癌,普通型;②腺癌,特殊型,包括黏液腺癌、印戒细胞癌、锯齿状腺癌、微乳头状癌、髓样癌、筛状粉刺型腺癌;③腺鳞癌;④鳞癌;⑤梭形细胞癌或肉瘤样癌;⑥未分化癌;⑦其他特殊类型;⑧癌,不能确定类型。

五、临床表现

结直肠癌的症状与疾病的发展阶段、病变所在部位有关。大多数早期结直肠癌患者没有症状,往往是因筛查而被诊断的。随着癌肿的增大,患者可表现多种局部和全身症状。其中,左半结肠癌、右半结肠癌及直肠癌临床症状略有不同。如发生转移,可能引起转移器官的功能障碍。

（一）局部症状

结直肠癌的典型症状或体征包括便血或黑便、腹痛、其他原因无法解释的缺铁性贫血和/或排便习惯改变。较少见的主诉症状有腹部膨隆和/或恶心呕吐,这些症状可能提示梗阻。其中最常见的主诉为排便习惯改变,最常见的症状组合为直肠出血伴排便习惯改变。

在有症状的患者中,临床表现还因肿瘤位置而不同。直肠癌的主要临床症状为便血、排便习惯改变及大便性状改变。其中便血多由于粪块摩擦癌组织引起出血,出血多为鲜红色;排便习惯改变是由于病灶刺激肠黏膜,引起排便反射,表现为里急后重、排便不尽感;而大便性状改变是由于癌肿环状生长,导致肠腔缩窄,表现为粪柱变形、变细,甚至肠腔阻塞。相比之下,左半结肠癌更容易引起完全或部分性肠梗阻,表现为腹痛、腹胀、肛门无排气,无排便,左半结肠癌患者还可出现大便习惯改变,便秘、便血、腹泻等不适。右半结肠癌的主要临床症状为腹部包块、贫血、消瘦及腹痛,当合并贫血时,出现疲劳、乏力、气短等症状。当患者出现消瘦,说明患者病情往往属于晚期。

（二）晚期症状

对于已发生转移的晚期结直肠癌患者而言,常见的伴随症状为体重下降及消瘦,因长期腹胀、腹痛,导致进食减少及肠道功能减退,引起营养不良,体重明显下降,后期可出现严重消瘦。结直肠癌侵及周围组织或器官,可造成相应的临床症状,譬如直肠癌侵及骶神经丛,可导致腰骶部持续疼痛,侵犯前列腺、膀胱,可引起血尿、尿频、尿急。

此外,大约20%的患者在就诊时已发生远处转移。结直肠癌可以通过淋巴播散和血行播散,也可以经局部浸润和腹膜途径转移。最常见的转移部位是区域淋巴结、肝脏、肺和腹膜。由于肠道静脉血回流到门静脉系统,所以以血行播散的首个部位通常是肝脏,其次是肺、骨骼及包括脑在内的许多其他部位。任何一个区域受累时都可能产生相应的体征或症状。譬如转移至肝脏可出现肝功能受损、黄疸、转移至肺部时出现呼吸困难、头晕头痛,骨转移部位的疼痛等。这些转移症状可能成为患者的首诊主诉,提示疾病进展到了晚期。

（三）其他非典型表现

结直肠癌有多种非典型表现,包括恶性瘘管形成,如膀胱瘘（导致气尿）或者小肠瘘,是由局部浸润或包裹性穿孔引起的，在盲肠癌或乙状结肠癌中最常见。患者也可能出现不明原因发热，以及结肠癌局部穿孔引起腹腔内、腹膜后、腹壁或者肝脏内脓肿形成，少数患者会出现结直肠癌相关的血流系统感染或其他腹外感染。

六、辅助检查

（一）实验室检查

1. 血常规　了解有无贫血。

2. 尿常规　观察有无血尿，结合泌尿系统影像学检查了解肿瘤是否侵犯泌尿系统。

3. 大便常规　注意有无红细胞、白细胞。

4. 大便隐血试验　对诊断消化道少量出血有重要价值。

5. 血生化、电解质及肝肾功能等。

6. 肿瘤标志物　结直肠癌患者在诊断、治疗前、评价疗效、随访时必须检测癌胚抗原（CEA）、CA19-9；有肝转移患者建议检测甲胎蛋白（AFP）；疑有腹膜、卵巢转移患者建议检测糖类抗原125（CA125）。

（二）内镜检查

内镜是肠道检查的重要辅助手段之一，根据内镜可检查的范围及部位不同分为肛门镜、乙状结肠镜和结肠镜，尤以结肠镜应用最为广泛。内镜检查可通过活检获得病理诊断，是制订治疗方案的重要依据，现在已成为结直肠癌患者术前的常规检查。

在内镜下观察，绝大多数结肠癌和直肠癌是起源于黏膜且突入管腔的腔内肿块，肿块可呈外生型或息肉状，质脆，坏死或溃疡的病变部位可能观察到出血（渗血或者明显出血），肠壁环周或近环周受累与放射影像学检查观察到的所谓苹果核征一致。

除了一般的电子内镜以外，结直肠癌的内镜检查还包括色素内镜、超声内镜等，可以提高早期结直肠癌的检出率，更清楚地显示结直肠癌浸润深度及其与周围组织的关系。

对于疑似结直肠癌患者，均推荐行全结肠镜检查，但以下情况除外：①一般状况不佳，难以耐受；②急性腹膜炎、肠穿孔、腹腔内广泛粘连；③肛周或严重肠道感染。内镜检查报告必须包括进镜深度、肿物大小、距肛缘距离、形态、局部浸润的范围，对可疑病变必须行活体组织病理学检查（活检）。由于结肠肠管在检查时可能出现皱缩，因此内镜所见肿物下缘距肛缘的距离可能存在误差，建议结合CT、MRI或钡剂灌肠明确病灶部位。

（三）影像学检查

1. X线　推荐气钡双重X线造影作为筛查及诊断结直肠癌的方法，但不能应用于结直肠癌分期诊断。对于疑有结肠或直肠梗阻的患者，应谨慎选择。

2. 超声　推荐直肠腔内超声用于早期直肠癌（T_2期及以下）分期诊断。

3. CT　推荐行胸部＋全腹＋盆腔CT增强扫描检查，用于以下几个方面：①结肠癌TNM分期诊断；②随访中筛查结直肠癌吻合口有无复发及远处转移；③判断结肠癌原发灶及转移瘤新辅助治疗、转化治疗、姑息性治疗的效果；④阐明钡剂灌肠或内镜发现的肠壁内和外在性压迫性病变的内部结构，明确其性质；⑤用于有MRI禁忌证的直肠癌患者，但CT评价直肠系膜筋膜（MRF）的价值有限，尤其对于低位直肠癌。

4. MRI　推荐MRI作为直肠癌常规检查项目。对于局部进展期直肠癌患者，需在新辅助治疗前、后分别行基线MRI检查，以评价新辅助治疗的效果。如无禁忌证，建议对直肠癌患者行MRI扫描前肌肉注射山莨菪碱抑制肠蠕动，行非脂肪抑制、小视野轴位高分辨T_2WI

扫描,并行弥散加权成像(DWI)扫描,尤其是新辅助治疗后的直肠癌患者。对于有 MRI 禁忌证的患者,可行 CT 增强扫描。

5. PET-CT 不推荐常规使用,但对于病情复杂、常规检查无法明确诊断的患者可作为有效的辅助检查。对于术前检查提示为Ⅲ期以上肿瘤患者,推荐使用。

6. 静脉尿路造影 不推荐术前常规检查,仅适用于肿瘤较大且可能侵及尿路的患者。

七、诊断与鉴别诊断

(一)诊断

如果出现一个或多个上述症状和体征,或作为常规筛查无症状的一般风险和高风险人群,门诊可完成直肠指检,即医生将食指伸进患者的肛门,检查直肠有无肿块。这在我国是简单、经济、有效的检查方法,因为我国结直肠癌中约 60% 为直肠癌,而直肠指诊可发现 60%~70% 的直肠癌。除了行直肠指检,结直肠癌相关的辅助检查包括结肠镜检查、钡灌肠或 CT 结肠成像等。结直肠癌的确诊需要行结肠镜取活体组织完成组织检查。

1. 健康人群的筛查策略 对于一般人群,推荐年龄在 50~74 岁之间的个体首次筛查进行高危因素问卷调查和免疫法大便隐血试验,阳性者继续行结肠镜检查。后续筛查每年至少进行 1 次免疫法大便隐血试验,阳性者行结肠镜检查。

2. 高危人群筛查策略 即有结直肠腺瘤病史、结直肠癌家族史和炎性肠病者为高危人群。推荐每年参加结直肠癌筛查,并且定期进行结肠镜检查,其间隔不应大于 5 年。

(二)鉴别诊断

结直肠癌的体征和症状缺乏特异性,许多疾病均可引起与结直肠腺癌相似的症状或体征,包括其他恶性肿瘤以及一些良性病变,如痔、憩室炎、感染或炎性肠病,因此鉴别诊断范围较广。前文提到的诸多放射影像学或内镜检查手段发现的结肠肿块可能包括一些良性和恶性疾病,通常需要活检和组织学评估来区别。

1. 结肠癌的鉴别诊断 结肠癌的鉴别诊断主要包括结肠炎性疾病,如肠结核、血吸虫病、肉芽肿、阿米巴肉芽肿、溃疡性结肠炎以及结肠息肉病等。其中右半结肠癌尤其需要注意和阿米巴肠病、肠结核、血吸虫病、阑尾病变、克罗恩病相鉴别。临床上鉴别要点是病期的长短,粪便检查有无寄生虫,钡灌肠检查所见病变形态和范围等,最可靠的鉴别是通过结肠镜取活组织检查。具体鉴别点如下。

(1)炎性肠病:本病可以出现腹泻、黏液便、脓血便、大便次数增多、腹胀、腹痛、消瘦、贫血等症状,伴有感染者尚可有发热等中毒症状,与结肠癌的症状相似。结肠镜检查及活检是有效的鉴别方法。

(2)阑尾炎:回盲部癌可因局部疼痛和压痛而误诊为阑尾炎。特别是晚期回盲部癌,局部常发生坏死、溃烂和感染,临床表现有体温升高、白细胞及中性粒细胞计数增高,局部压痛或触及肿块,无贫血、消瘦等恶病质,常诊断为阑尾脓肿,需注意鉴别。行钡灌肠检查可明确诊断。

(3)肠结核:在我国较常见,好发部位在回肠末端、盲肠及升结肠。常见症状有腹痛、腹泻、便秘交替出现,部分患者可有低热、贫血、消瘦、乏力,腹部肿块,与结肠癌症状相似。但肠结核患者全身症状更加明显,如午后低热或不规则发热、盗汗、消瘦、乏力,需注意鉴别。

(4)结肠息肉:主要症状可以是便血,有些患者还可有脓血样便,与结肠癌相似,钡剂灌肠检查可表现为充盈缺损,行结肠镜检查并取活组织送病理检查是有效的鉴别方法。

（5）血吸虫性肉芽肿:少数病例可癌变。结合血吸虫感染病史,粪便中虫卵检查,以及钡剂灌肠和纤维结肠镜检查及活检可以帮助鉴别。

（6）阿米巴肉芽肿:可有肠梗阻症状或查体扪及腹部肿块与结肠癌相似。本病患者行粪便检查时可找到阿米巴滋养体及包囊,钡剂灌肠检查常可见巨大的单边缺损或圆形切迹。

（7）淋巴瘤:好发于回肠末端和盲肠及升结肠,也可发生于降结肠及直肠。淋巴瘤与结肠癌的病史及临床表现方面相似,但由于黏膜相对比较完整,出血较少见。鉴别诊断主要依靠结肠镜下的活组织检查。

2. 直肠癌的鉴别诊断　直肠癌常被误诊为痔、细菌性痢疾、慢性结肠炎等,误诊率高达60%~80%,其主要原因是没有进行必要的检查,特别是肛门指诊和直肠镜检查。具体鉴别点如下。

（1）痔:痔为常见的肛肠良性疾病,主要表现为肛门无痛性出血,血色鲜红不与大便相混合,多在便后流出鲜红色血液,往往在饮酒、进食辛辣刺激食物后发作。直肠癌便血常伴有黏液,表现为黏液血便和直肠刺激症状,无明显的饮酒刺激等诱因,此外,直肠癌还可出现肠梗阻症状,如腹痛、腹胀等。对便血患者必须常规行直肠指检,必要时行内镜检查。

（2）肛瘘:肛瘘常由肛窦炎形成肛周脓肿所致。患者有肛周脓肿病史,局部红肿疼痛,与直肠癌症状差异较明显,鉴别比较容易。

（3）阿米巴肠炎:症状为腹痛、腹泻,病变累及直肠可伴里急后重。粪便为暗红色或紫红色血液及黏液。肠炎可致肉芽及纤维组织增生,使肠壁增厚、肠腔狭窄,易误诊为直肠癌,纤维结肠镜检查及活检为有效鉴别手段。

（4）直肠息肉:主要症状是便血,结肠镜检查及活检为有效鉴别手段。

3. 其他需鉴别的疾病　在结直肠原发性肿瘤的鉴别诊断中,除了上述疾病,其他少见的恶性肿瘤还包括淋巴瘤、类癌(分化良好的神经内分泌性)以及其他原发性癌的转移瘤。

（1）结直肠类癌:最常发现于阑尾、直肠和盲肠,与结肠腺癌相比,其倾向于发生在更年轻的患者中,阑尾和直肠类癌(大多<2cm)表现为黏膜下结节,且往往为惰性。相反,原发性结肠类癌可表现为大苹果核样病变,可具有临床侵袭性且可能发生转移。

（2）原发于结肠的恶性淋巴瘤:病变形态呈多样性,典型表现为孤立性大包块,但也可发生多个息肉样病变或者弥漫性受累,与结肠癌常不易区别,比如大肠原发性非霍奇金淋巴瘤最常起源于盲肠、右结肠或直肠,通常成人就诊时已为疾病晚期。

（3）其他原发性癌的转移癌:以卵巢癌最为常见,转移瘤可类似于原发性结直肠恶性肿瘤。可累及结肠,尤其是在艾滋病患者中,表现为特征性紫罗兰色斑疹或结节。

八、临床治疗

结直肠癌的治疗应采取个体化治疗原则,根据患者的年龄、体质、肿瘤的病理类型、侵犯范围(分期),选用合适的治疗方法,以期最大幅度地根治肿瘤,提高治愈率。总体而言,依据肿瘤侵犯范围不同,治疗原则有所不同。原位癌可在内镜下治疗,效果较好,可达到根治的效果。早期结直肠癌,外科手术治疗可以达到根治的目的,部分也可采用内镜治疗达到根治。中晚期结直肠癌,多以手术为主的综合治疗,即术后辅助应用化疗及靶向治疗、放疗等方法。对于不能行手术治疗的中晚期结直肠癌患者,可根据病情选用放疗、化疗或靶向治疗,以改善患者预后。复发或者伴远处转移性结直肠癌的患者,可以采取化疗或者靶向治疗,部分患者也可采用手术来延长患者的生存期,尤其是结肠癌患者。

(一)一般治疗

对于结直肠癌患者,一般治疗包括饮食、疼痛管理、症状控制等。大部分恶性肿瘤患者都存在营养不良的情况,晚期还可出现恶病质(如严重营养不良),而结直肠癌因影响消化道功能,尤其应注意饮食管理。患者首选经口进食,不能进食者可以采用胃肠造瘘、输液等方式补充营养,营养摄入量需由医生或营养师根据患者体质、活动量以及营养状况等综合决定。疼痛管理也是结直肠癌患者一般治疗的重要组成部分,一般采取三级疼痛管理模式,即轻度疼痛给予非阿片类(非甾体抗炎药)加减辅助止痛药,中度疼痛给予弱阿片类加减非甾体抗炎药和辅助止痛药,重度疼痛给予阿片类加减非甾体抗炎药和辅助止痛药。此外,如果结直肠癌并发急性肠梗阻,出现腹胀、腹痛、恶心呕吐等症状时,应及时就医处理相应症状。日常生活中,应鼓励患者调整心态,积极面对癌症,配合医生治疗。

(二)手术治疗

1. 结肠癌的外科治疗规范 结肠癌的手术治疗原则:①全面探查,由远及近。必须探查并记录肝脏、胃肠、子宫及附件、盆底腹膜,以及相关肠系膜和主要血管、淋巴结和肿瘤邻近器官的情况。②建议切除足够的肠管,清扫区域淋巴结,整块切除,建议常规清扫两站以上淋巴结。③推荐锐性分离技术。④推荐由远及近的手术清扫,建议先处理肿瘤滋养血管。⑤推荐遵循无瘤手术原则。⑥对已失去根治性手术机会的肿瘤,如果患者无出血、梗阻、穿孔症状,则根据多学科综合治疗协作组(MDT)讨论、评估,确定是否需要切除原发灶。⑦结肠新生物临床诊断高度怀疑恶性肿瘤及活检报告为高级别上皮内瘤变,如患者可耐受手术,建议行手术探查。

(1)早期($cT_1N_0M_0$)结肠癌的治疗:建议采用内镜下切除、局部切除或结肠切除术。侵入黏膜下层的浅浸润癌,可考虑行内镜下切除,决定行内镜下切除前,需要仔细评估肿瘤大小、分化程度、浸润深度等相关信息。术前超声内镜检查或局部切除术后病理学检查证实为 T_1 期肿瘤,如果肿瘤切除完整、切缘(包括基底)阴性且具有预后良好的组织学特征(如分化程度良好、无脉管浸润),则无论是广基还是带蒂,不推荐再行手术切除。如果具有预后不良的组织学特征,或者非完整切除,标本破碎切缘无法评价,推荐追加结肠切除术 + 区域淋巴结清扫。如行内镜下切除或局部切除必须满足如下要求:①肿瘤最大径<3cm;②切缘距离肿瘤>3mm;③肿瘤活动,不固定;④仅适用于 T_1 期肿瘤;⑤高 - 中分化;⑥治疗前影像学检查无淋巴结转移征象。需注意,局部切除标本必须由手术医生展平、固定、标记方位后送病理学检查。

(2)T_2、T_4N_0、N_2M_0 结肠癌的治疗

1)首选的手术方式是切除相应结肠肠段 + 区域淋巴结清扫。区域淋巴结清扫必须包括肠旁、中间和系膜根部淋巴结。建议标示系膜根部淋巴结并送病理学检查。如果怀疑清扫范围以外的淋巴结有转移,推荐完整切除,无法切除者视为姑息切除。

2)家族性腺瘤性息肉病如已发生癌变,建议行全结直肠切除 + 回肠储袋肛管吻合术;对于尚未发生癌变者,可根据病情选择全结直肠切除或肠管节段性切除。对于遗传性非息肉病性结直肠癌患者,应在与患者充分沟通的基础上,选择全结直肠切除与节段切除结合肠镜随访。

3)如肿瘤侵犯周围组织器官,建议联合器官整块切除。对于术前影像学检查报告为 T_4 期的结肠癌,在 MDT 讨论的前提下,可行新辅助化疗后再施行结肠切除术。

4）建议由有腹腔镜手术经验的外科医生酌情实施腹腔镜辅助结肠切除术。

5）对于已经引起梗阻的可切除结肠癌，推荐行一期切除吻合，或一期肿瘤切除近端造口远端闭合，或造口术后二期切除，或支架植入术后限期切除。如果肿瘤为局部晚期，不能切除或者患者不能耐受手术，建议给予包括手术在内的姑息性治疗，如近端造口术、短路手术、支架植入术等。

2. 直肠癌的外科治疗规范　直肠癌手术的腹腔探查处理原则同结肠癌。早期（$cT_1N_0M_0$）直肠癌局部切除治疗处理原则同早期结肠癌。如经肛门切除必须满足如下要求：①肿瘤最大径<3cm；②切缘距离肿瘤>3mm；③活动，不固定；④距肛缘<8cm；⑤仅适用于 T_1 期肿瘤；⑥无血管淋巴管浸润（LVI）或神经浸润（PNI）；⑦高 - 中分化；⑧治疗前影像学检查无淋巴结转移征象；⑨内镜下切除的息肉，伴癌浸润，或病理学检查结果不确定，需追加扩大的局部切除。需注意，局部切除标本必须由手术医生展平、固定、标记方位后送病理学检查。

cT_2、T_4N_0、N_2M_0 直肠癌必须行根治性手术治疗。中上段直肠癌推荐行低位前切除术；低位直肠癌推荐行腹会阴联合切除术或慎重选择保肛手术。中下段直肠癌必须遵循全直肠系膜切除原则，尽可能锐性游离直肠系膜。尽量保证环周切缘阴性，对可疑环周切缘阳性者，应追加后续治疗。肠壁远切缘距离肿瘤≥2cm，直肠系膜远切缘距离肿瘤≥5cm 或切除全直肠系膜。在根治肿瘤的前提下，尽可能保留肛门括约肌功能、排尿和性功能。治疗原则如下：①切除原发肿瘤，保证足够切缘，远切缘距肿瘤远端≥2cm。下段直肠癌（距离肛门<5cm）远切缘距肿瘤 1~2cm 者，建议术中冰冻病理学检查证实切缘阴性。直肠系膜远切缘距离肿瘤下缘≥5cm 或切除全直肠系膜。②切除引流区域淋巴脂肪组织。③尽可能保留盆腔自主神经。④对于术前影像学检查提示 cT_3~T_4 的局部进展期中下段直肠癌，建议行新辅助放化疗或新辅助化疗，新辅助（术前）放化疗与手术的间隔时间见下述放化疗部分。⑤肿瘤侵犯周围组织器官者争取联合器官切除。⑥对于合并肠梗阻的直肠新生物，临床高度怀疑恶性，而无病理学诊断，不涉及保肛问题，并可耐受手术的患者，建议剖腹探查。⑦对于已经引起肠梗阻的可切除直肠癌，推荐行一期切除吻合术，或 Hartmann 手术，或造口术后二期切除，或支架植入解除梗阻后限期切除。一期切除吻合术前推荐行术中肠道灌洗。如果估计发生吻合口瘘的风险较高，建议行 Hartmann 手术或一期切除吻合术及预防性肠造口术。⑧如果肿瘤局部晚期不能切除或临床上不能耐受手术，推荐给予姑息性治疗，包括选用放射治疗来处理不可控制的出血和疼痛，近端双腔造口术、支架植入来处理肠梗阻，以及支持治疗。⑨术中如有明确肿瘤残留，建议放置银夹作为后续放疗的标记。⑩建议由有腹腔镜手术经验的外科医师根据具体情况行腹腔镜辅助直肠癌根治术。

（三）放化疗

放射治疗和化学治疗是结直肠癌综合治疗的重要组成部分，是指通过放射线或化学药物杀灭癌细胞达到治疗目的，可杀死微小病灶，延长患者复发和转移的时间。

放疗方式有多种，具体要根据患者的病情选择合适的放疗方案。新辅助放疗是指在手术前进行放疗，主要应用于晚期直肠癌，可使肿瘤缩小，增加肿瘤的可切除性。对于局部晚期结直肠癌，采用新辅助（术前）放化疗联合或不联合化疗，而非先行手术，是治疗的常用方法，可取得较好的疗效。辅助放疗是指手术后进行放疗，对于那些接受了潜在治愈性结肠癌切除术的患者，术后辅助化疗的目的是消灭微小转移灶，从而减少疾病复发的可能性并增加治愈率。姑息性放疗是指对于肿瘤局部区域复发和 / 或远处转移的患者进行放疗，目的是缓解症状，改善生活质量。

结直肠癌主要的化疗方案包括奥沙利铂 + 亚叶酸钙 +5- 氟尿嘧啶（FOLFOX）方案、伊立替康 + 亚叶酸钙 +5- 氟尿嘧啶（FOLFIRI）方案、奥沙利铂 + 卡培他滨（XELOX）方案、5- 氟尿嘧啶 + 亚叶酸钙方案等。手术之前使用的化疗称为新辅助化疗，可以使肿瘤缩小，为手术创造条件，还可以杀死微小转移病灶（直径＜1mm 的病灶），延长患者复发和转移的时间。手术之后使用的化疗称为辅助化疗，对于晚期结肠癌患者推荐术后行辅助化疗，因术后辅助化疗可以提高生存率，降低复发率。

（四）其他治疗

结直肠癌的靶向治疗主要包括贝伐珠单抗和西妥昔单抗。其中贝伐珠单抗可与血管内皮生长因子（VEGF）结合，抑制肿瘤血管内皮的增殖和新生血管形成，减少肿瘤组织营养，从而可抑制肿瘤生长。贝伐珠单抗联合化疗是转移性结直肠癌患者的一线治疗方式，可以明显延长患者的生存期，还可以联合用于结直肠癌的降期治疗，使原来不能行手术治疗的患者获得手术机会。西妥昔单抗通过对与表皮生长因子（EGF）受体结合，阻断细胞内信号转导途径，从而抑制癌细胞的增殖，诱导癌细胞的凋亡。

近年来，除了靶向治疗，研究还发现免疫检查点抑制剂在转移性结直肠癌治疗中取得了较好疗效。未来有望为结直肠癌患者提供新的治疗方案。

九、康复评定

（一）生理功能评定

疼痛评定采用视觉模拟评分法（visual analogue scale，VAS）。

全身功能状态评定使用 Karnofsky 功能状态量表，实行百分制，将患者的身体状态评为不同等级，该方法简单可靠，可对患者全身状态进行评估。

（二）心理功能评定

常采用抑郁自评量表（self-rating depression scale，SDS）和焦虑自评量表（self-rating anxiety scale，SAS）。

（三）日常生活能力评定

患者术后日常生活活动能力可明显降低，评估可采用可用巴塞尔指数（BI）或改良巴塞尔指数进行日常生活能力评定（activities of daily living，ADL），此方法较为简单，可信度也较高。

十、康复治疗

（一）物理治疗

1. 床上运动锻炼　术前适当安排活动量，在医护指导下，术后早期（一般术后 2~3d）应下床活动，麻醉清醒后开始协助患者翻身及活动四肢，以改善血液循环和恢复肌肉张力，有效避免肺部感染等并发症，还可促进肠蠕动，加速术后康复。

2. 早期离床活动　早期离床活动可减少卧床对患者生理功能的影响，预防并发症和废用综合征的发生。早期离床活动预防下肢静脉血栓，可室内行走。后期建立规律的生活作息习惯。适当加体育运动至中等运动量的锻炼，如慢跑、乒乓球等运动，增强免疫力。

3. 物理因子技术

（1）短波、超短波、分米波、厘米波的高热疗法、高强度超声波聚焦疗法、毫米波疗法、超声波抗癌药物透入疗法、磁场疗法。

（2）物理疗法：微波组织凝固疗法、高强度激光疗法、冷冻疗法、光敏疗法、直流电化学疗法。

（3）癌症疼痛：高热疗法、冷疗法、毫米波疗法、经皮神经电刺激疗法、针灸等。

（4）肌力下降、肌肉萎缩、关节纤维性挛缩：运动疗法和手法治疗。

（二）疼痛康复

疼痛可加重癌症本身带给患者的心理负担，加重忧虑和抑郁情绪，影响患者的生活质量，影响机体免疫功能而促进肿瘤生长和转移。因此，缓解疼痛十分必要。控制癌性疼痛被列为世界卫生组织癌症综合控制规划4个重点项目之一。

1. 癌症疼痛的康复目标　包括：①对癌症可以控制的患者，应采取积极的治疗措施，使疼痛充分缓解，患者能耐受抗癌治疗所必须采取的各种诊治措施，从而提高抗癌效果；②对癌症不能完全控制的患者，采取措施减轻或消除疼痛；③对晚期患者，要尽量减轻其疼痛的程度，改善生活质量以求达到相对无痛苦的死亡；④对于疼痛缓解的先后，最先以增加无痛睡眠时间为目标，其次以解除休息时疼痛为目标，最后以解除站立或活动时疼痛为目标。

2. 疼痛的药物治疗　由于疼痛的原因、性质是复杂的，疼痛的治疗措施常是综合的。其中药物镇痛是主要手段，如果正确使用恰当的药物、合适的剂量、适当的间隔、最佳用药途径，可使85%~90%的癌性疼痛获得满意缓解。

（1）镇痛药物使用原则

1）尽量口服给药，口服给药有以下优点：使用方便，适用于各种疼痛，效果满意，副作用小，并可使患者免受注射之苦，避免医源性感染，而且将耐受性及依赖性减少到最低限度。

2）按时给药：下一次用药应在前次给药效果消失前给予，以维持有效血药浓度，减少患者不必要的痛苦及机体耐受性和依赖性。

3）按阶梯给药：如果以前未给予治疗或未按WHO推荐的三阶段疗法给药，应从第一阶段开始治疗，只有当第一阶段治疗无效时才开始第二阶段治疗。

4）个体化原则：所谓合适剂量就是能满意止痛的剂量。标准的推荐剂量要根据每个人的疼痛程度、既往用药史、药物药理学特点等来确定及调整，而且要注重实际效果。

（2）癌性疼痛三阶梯疗法（表4-2-2）：经WHO大力推广的"癌性疼痛三阶梯疗法"已被广泛接受，并获得良好的效果。所谓三阶段疗法，是指根据疼痛轻、中、重程度，单独和/或联合应用以阿司匹林为代表的非类固醇抗炎药、以可待因为代表的弱阿片类药、以吗啡为代表的强阿片类药，配合其他必要的辅助药物来处理癌性疼痛。

表4-2-2　癌性疼痛三阶梯疗法

阶梯	治疗药物
轻度疼痛	非阿片类止痛药物 ± 辅助药物
中度疼痛	弱阿片类药物 ± 非阿片类止痛药物 ± 辅助药物
重度疼痛	强阿片类药物 ± 非阿片类止痛药物 ± 辅助药物

3. 疼痛的物理治疗　常用的有电疗、光疗、磁疗、热疗、冷疗、针灸、按摩、夹板固定等。对癌性疼痛有一定的止疼效果。

（三）功能康复

1. 排便功能康复

（1）术前对腹壁造口部位的选择：术前就应考虑到造口是否会被腹壁皱褶阻挡而致视线不可及、不易护理，造口周围皮肤是否有异常情况而致术后容易发生并发症。

（2）术后排便习惯的建立：术后开始进食后即要参照患者过去的排便习惯，每天定时灌肠，促进定时排便规律的建立。

（3）术后饮食的调整：术后早期不吃含纤维素多的食物，以防粪便的量和排便次数过多，以后根据患者粪便的性状，随时调整饮食种类，选用低脂肪、高蛋白、高热量、对肠道刺激小的细软食物，保持足够的饮水量，防止大便干秘嵌塞或腹泻；不吃产气多的食物，不吸烟，不吃口香糖，以防产气、排气过多。对大便干秘者一般不主张用大便软化剂。

（4）注意清洁造瘘出口：局部减少刺激，以免出血和痉挛。粪袋使用后要及时清洗，更换粪袋后要用温水将造口洗净、擦干，以免发生糜烂、感染。如造口发生出血、溃疡、脱垂、瘘管、退缩等异常现象时应及时到医院检查处理。

（5）防止造口狭窄：为防止造口周围瘢痕挛缩造成出口狭窄，自术后1~2周起，可用食指戴指套，外涂石蜡油，伸入造口进行探查扩张，狭窄严重时需行手术扩口。

（6）人工肛门康复：一些低位直肠癌需造人工肛门，患者必须学会处理人工肛门所遇到的问题。

（7）注意活动强度：教会患者适当掌握活动强度，避免过度活动增加腹压而引起人工肛门黏膜脱出。

2. 排尿障碍康复　手术刺激盆腔神经引起反射性抑制而致尿意迟钝、排尿困难或膀胱内的尿液不能够完全排出，残尿量较多。通常采用留置导尿，钳夹尿管，定时定量排放尿液，保持膀胱舒缩功能。尿意迟钝的患者应当注意每隔一定时间自行排一次尿，从而使膀胱内不滞留过多尿液，可应用针灸、电刺激、药物治疗等，促进排尿功能恢复。

3. 性功能障碍康复　主要采用心理疏导、针灸、电刺激和药物治疗等，促进性功能恢复。

（四）心理康复

1. 一般心理支持　建立良好的医患关系，会给患者提供有效的心理支持。平等互信是良好医患关系的基础。在治疗过程中，医生要保持平等尊重和信任的原则，充分调动患者的心理能动性，才能使心理治疗发挥作用。对震惊否认期的患者，应鼓励患者家属给予情感上的支持、生活上的关心，使之有安全感。而后，因人而异地逐渐使患者了解到病情真相。如患者处于愤怒期，应通过交谈和沟通，尽量诱导患者表达自身的感受和想法，纠正其感知错误，或请其他病友介绍成功治疗的经验，教育和引导患者正视现实。磋商期患者易接受他人的劝慰，有良好的遵医行为。因此，应维护患者的自尊，尊重患者的隐私，兼顾其身、心的需要，提供心理护理。对抑郁期的患者，应给予更多关爱和抚慰，诱导其发泄不满，鼓励家人陪伴于身旁，满足其各种需求。如患者进入接收期应加强与患者交流，尊重其意愿，满足其需求，尽可能提高其生活质量。

心理支持的要点：首先，学会倾听。倾听是建立积极的医患关系，并进行有效心理治疗的前提。其次，学会观察。注意观察身体语言，可以更准确地认识自己与他人，在倾听的同时，要更多地注意对方的表情与动作。最后，要学会共情。共情指的是一种能深入他人内心世界，了解其感受的能力。医生要学会真正地关心患者，一切以患者为中心，换位思考，肿瘤患者因各自的文化背景、心理特征、病情及对疾病的认知程度不同，会产生不同的心理反应。分析患者不同时期的心理改变，有助于有的放矢地进行心理疏导，增强患者战胜疾病的信心。

2. 集体的心理辅导　集体的心理辅导可以使患者的恶性肿瘤得到心理支持，在专业医生的指导下,患者进行相互间的心理表达,目的是帮助患者解决与疾病相关的情绪问题。

3. 家庭支持 结直肠癌患者的日常生活护理对预后和康复有一定影响。首先应该保持轻松愉悦的心情,积极面对癌症,配合医生治疗。家庭成员也应营造舒适轻松的家庭环境,重视患者的精神状态,避免加重患者的心理负担,给予患者充分的心理安慰。造瘘口的护理,是结直肠癌患者家庭护理的重要组成部分,患者及家属应当学习造瘘口的护理、换药、更换引流袋等。

4. 相关专科会诊 如遇到患者有严重持续的焦虑和自杀倾向时,要请精神科会诊。采取积极有效的心理或药物干预,以免产生不良后果。

(五)加速康复外科

结直肠癌加速康复外科通过多学科综合治疗协作组(MDT)的合作,减少手术患者的生理及心理创伤应激,加快了患者特别是老年结直肠癌患者恢复生理功能的进程,同时降低了治疗疾病的花费,有显著的社会经济学效应,尤其对中国这个人口众多的发展中国家。与此同时,腹腔镜技术的应用作为加速康复外科的重要环节,减轻了患者的术中创伤,提高了术后辅助化疗的完成率。

原则上所有接受择期手术的结直肠癌患者均可接受加速康复外科干预,该措施无绝对禁忌证。但若临床出现以下情况,医生可根据患者具体病情,决定是否采用加速康复外科措施:①联合脏器切除;②严重的慢性内科疾病发作期或严重的急性内科疾病;③肠梗阻或肠穿孔等急诊手术;④精神疾病,无法配合;⑤患者依从性差。

十一、营养治疗

结直肠癌是常见的恶性肿瘤。结直肠癌可以引起营养不良,而营养不良会导致患者错过最佳手术时机、降低放化疗效果、延长患者住院时间,增加患者经济负担,影响患者的预后和康复,同时还可能引起患者并发症发病率和病死率上升。

1. 患者入院后应及时进行营养风险筛查,使用 NRS 2002 作为评分工具,评分≥3 分者有较高营养风险,采用 PG-SGA 量表进行营养状态的评估。

2. 建议 NRS 2002 营养风险评分≥3 分,或者存在营养不良患者;或者依据临床实际食物摄入情况,例如患者 1 周未进食,或 1~2 周内的能量摄入<60% 总需求量,对于这些患者均应立即启动营养治疗。

3. 推荐按照间接测热法实际测量机体静息能量消耗,无测定条件可按照 25~30kcal/(kg·d)进行能量供给,蛋白质目标需要量为 1.0~1.5g/(kg·d)。提高膳食和营养治疗配方中脂肪供能的比例,增加膳食能量密度,补充生理需要量的维生素及微量元素。

4. 消化道有功能的患者应首先选用肠内营养(EN),可以选择口服营养补充(ONS)和/或管饲(enteral tube feeding, ETF),如果单用 ONS 或 ETF>7d 仍未达到患者能量目标需要量,则建议加用肠外营养(PN)。而完全肠外营养(total parenteral nutrition, TPN)治疗仅适用于完全性肠梗阻、严重吻合口瘘、肠功能衰竭等具有 EN 绝对禁忌证的患者。

5. 对于术前存在高营养不良风险或营养不良的患者,应给予 10~14d 或更长时间营养治疗,首选 EN。如果 EN 不能满足患者的能量需求,建议术前给予 PN 治疗。

6. 术前推荐口服含碳水化合物的饮品,通常是在术前 10h 给予患者 800ml,直至术前2h。术前总蛋白/氨基酸摄入达标比总能量摄入达标更重要,建议蛋白/氨基酸摄入达到1.0~1.5g/(kg·d)。

7. 术后的营养治疗首选 ONS,建议于手后当日即可配合流食开始 ONS 营养治疗。对于并发肠梗阻或吻合口瘘患者,推荐给予 PN 治疗。

8. 术后存在营养不良的患者,建议出院后继续接受 4~8 周营养治疗,推荐使用标准配方的 ONS。对于术后中、重度营养不良患者、较长 ICU 滞留时间的患者,以及术后进行辅助放化疗的患者,建议出院后继续给予以 ONS 为主的营养治疗,时间可达 3~6 个月或更长。

十二、康复护理

(一)疾病知识指导

向患者及家属讲解疾病知识,如治疗方法、目的及效果。鼓励患者积极配合来治疗,勇敢面对现实,克服化疗带来的身体不适,坚持接受化疗。根据患者和家属的理解能力,有针对性地提供化疗、放疗等方面的信息资料,提高其对各种治疗反应的识别和自我照顾能力。促使患者按时用药和接受各项后续治疗,以缓解临床症状、减少并发症、降低复发率。

(二)术后指导

术后需监测生命体征、引流液的性质和量、检验指标等,由医护人员及时处理相关并发症。若患者已出院,需注意休息,监测体温,注意腹部症状和排便情况等,若有不适,及时前往医院就诊。术后患者通常应当禁食 3~5d,此时需要提供足够的肠外或肠内营养支持;当患者恢复肛门排气排便后才可考虑经口进食后,先试饮水,再流质、半流质引流,逐渐过渡到普通饮食。

(三)排便指导

术后排便功能的恢复与手术类型有关。如果手术在切除部分肠管以后吻合了剩余结肠或直肠,则术后早期应能恢复排便功能。若因肿瘤距肛门 5cm 以下、腹腔内广泛受累等情况,导致手术无法一期吻合肠管,则可行结肠或小肠造口,即在腹部开一个孔洞,并将肠管末端或一个肠袢连接到其开口,在这种情况下,术后患者无法自主排便,而是通过造口袋排出粪便。部分患者仅短时间需要该肠管造口,即临时性造口,待肠道功能恢复后可以再次接受手术以重新接合结肠或直肠。而其他患者终身需要造口,即永久性造口,对于这类患者,在后续随访中需学习如何管理造口。

(四)心理指导

指导患者应保持乐观开朗的心境,避免不必要的情绪刺激,勇敢面对现实。可根据患者、家属的理解能力,有针对性地提供正确、有价值的信息资料,使患者能够积极配合治疗。社会支持可满足患者的爱及归属感的需要,因此患者家属应给予患者更多的关心和照顾,提高其生活质量。

(五)饮食指导

术后、放疗、化疗及康复期患者应均衡饮食。摄入高热量、高蛋白、富含膳食纤维的各类食物,多食新鲜水果,饮食宜清淡、易消化。

(六)生活方式指导

提高患者自理能力及自我保护意识,合理安排日常生活,注意休息,避免过度疲劳,不吸烟、少饮酒,讲卫生。指导患者进行皮肤、黏膜护理,保持皮肤、黏膜清洁,教育患者减少与有感染人群接触,外出时注意防寒保暖。适当的运动有利于机体增强抗病能力,减少并发症的发生。对于因术后器官、肢体残损而引起生活不便的患者,应早期协助和鼓励其进行功能锻炼,使其具备基本的自理能力和必要的劳动能力,减少对他人的依赖。

十三、预防原则

无论是遗传性（约占 5%）还是散发性结直肠癌（colorectal cancer），环境因素均是影响其发生和进展的重要因素。散发性结直肠癌的发生途径大致分为腺瘤 - 腺癌途径（含锯齿状腺瘤引起的锯齿状途径）、炎 - 癌途径、de novo 途径。结直肠癌的主要癌前疾病为结直肠腺瘤（colorectal adenoma），占全部结直肠癌癌前疾病的 85%~90%。尽管结直肠可发生间质瘤和神经内分泌肿瘤等，但临床上通常将结直肠癌和腺瘤统称为结直肠肿瘤。多数结直肠癌确诊时已是中晚期，疗效不佳，故结直肠癌的早期发现和及早预防至关重要。有鉴于此，应重视结直肠癌的预防。结直肠癌的预防包括对上述癌前疾病的预防和治疗。结直肠腺瘤的一级预防即预防结直肠腺瘤的发生，结直肠腺瘤的二级预防即结直肠腺瘤摘除后预防再发（或称复发，包括原处复发和他处再发）或恶变。上述两者应归属于结直肠癌的一级预防。结直肠癌的二级预防包括早期结直肠癌的内镜下处理和内镜随访以防止复发。70% 的散发性结直肠癌与生活习惯有关，且 66%~78% 的结直肠癌可通过健康的生活习惯而避免。内镜下摘除腺瘤可预防 75% 的结直肠癌，但摘除后的再发率高，仍需进行预防。

完成治疗后，患者应定期随访，以监测病情，及早发现肿瘤复发、转移等情况，还可评估治疗效果等。值得一提的是，需警惕结直肠癌治疗后异时性多原发性肿瘤的风险。多原发性结直肠癌是指同一患者在大肠内发生多个不连续的原发性恶性肿瘤，可同时发生，也可异时发生。过去常把结直肠癌治愈后第二次甚或第三次再患结直肠癌认为是第一次肿瘤的转移或复发，而延误了应有的积极治疗。完善规范的术后随访有助于及时发现肿瘤复发或新发。随访项目主要包括定期检测血液肿瘤标志物含量，如癌胚抗原（CEA）、糖类抗原（CA19-9），早期可每 3 个月 1 次，后期可每半年至 1 年 1 次。定期行胸部、腹部及盆腔 CT 或MRI，早期每半年 1 次，共 2 年，后期可每年 1 次。此外，还应定期进行肠镜检查，一般术后3~6 个月检查 1 次，后期可根据每个人的具体情况决定是否进行肠镜复查。PET-CT 价格高昂，并不常规推荐，一般用于不能确定是否存在远处转移时。

除了门诊随访，患者还应自行监测大便性状和体重。一旦肿瘤复发和新发，大便形状和排便习惯的改变常常是首发表现，因此若新近出现大便带血、性状变细，或者出现便秘、腹胀等情况，应及时复查。体重是衡量结直肠癌患者病情变化的参考指标，也是晚期肿瘤消耗性表现之一，如体重短期内下降较多，应及时就诊，复查相关项目。

十四、预后与转归

虽然影响结直肠癌患者预后因素较多，结直肠癌的 TNM 分期基本能够客观反映其预后。国内流行病学数据比较少，各地区差异比较大，已发表的文献没有根据分期预测预后的相关数据。

（李景南）

参 考 文 献

[1] 杜灵彬，李辉章，王悠清，等.2013 年中国结直肠癌发病与死亡分析[J]. 中华肿瘤杂志, 2017, 39 （9）:701-706.

[2] 中华医学会肠外肠内营养学分会.肿瘤患者营养支持指南[J]. 中华外科杂志, 2017, 55（11）:801-829.

[3] 陈凛，陈亚进，董海龙，等.加速康复外科中国专家共识及路径管理指南（2018版）[J].中国实用外科杂志，2018，38（11）:1-20.

[4] 中华医学会外科学分会结直肠外科学组.结直肠癌围手术期营养治疗中国专家共识（2019版）[J].中国实用外科杂志，2019，39（6）:533-537.

[5] SIEGEL R L, MILLER K D, JEMAL A.Cancer statistics, 2019[J].CA Cancer J Clin, 2019, 69（1）:7-34.

[6] CRONIN K A, LAKE A J, SCOTT S, et al.Annual Report to the Nation on the Status of Cancer, part I: National cancer statistics[J].Cancer, 2018, 124（13）:2785-2800.

[7] HU Z, DING J, MA Z C, et al.Quantitative evidence for early metastatic seeding in colorectal cancer[J].Nature Genetics, 2019, 51（7）:1113-1122.

[8] MORENO C C, MITTAL P K, SULLIVAN P S, et al.Colorectal Cancer Initial Diagnosis: Screening Colonoscopy, Diagnostic Colonoscopy, or Emergent Surgery, and Tumor Stage and Size at Initial Presentation [J].Clin Colorectal Cancer, 2016, 15（1）:67-73.

[9] THOMPSON M R, O'LEARY D P, FLASHMAN K, et al.Clinical assessment to determine the risk of bowel cancer using Symptoms, Age, Mass and Iron deficiency anaemia（SAMI）[J].Br J Surg, 2017, 104（10）:1393-1404.

[10] WESTWOOD M, LANG S, ARMSTRONG N, et al.Faecal immunochemical tests（FIT）can help to rule out colorectal cancer in patients presenting in primary care with lower abdominal symptoms: a systematic review conducted to inform new NICE DG30 diagnostic guidance[J].BMC Med, 2017, 15（1）:189.

[11] FITZMAURICE C, ALLEN C, BARBER R M, et al.Global, Regional, and National Cancer Incidence, Mortality, Years of Life Lost, Years Lived With Disability, and Disability-Adjusted Life-years for 32 Cancer Groups, 1990 to 2015:A Systematic Analysis for the Global Burden of Disease Study[J].JAMA Oncol, 2017, 3（4）:524-548.

[12] ARENDS J, BACHMANN P, BARACOS V, et al.ESPEN guidelines on nutrition in cancer patients[J].Clin Nutr, 2017, 369（1）:11-48.

第三节 功能性胃肠病康复

一、功能性消化不良康复

（一）概述

功能性消化不良（functional dyspepsia，FD）是一组综合征，具有上腹胀闷或早饱感或餐后饱胀、食欲缺乏、嗳气、恶心或呕吐、上腹痛、上腹烧灼感等一个或多个症状特点，经上消化道内镜、肝胆胰影像学和生化检查均无明显异常，对患者日常活动产生严重影响。

FD具有高发病率和反复发作特点，分为餐后不适综合征（postprandial distress syndrome，PDS）和上腹痛综合征（epigastric pain syndrome，EPS）。FD的全球总患病率为20.8%。美国、加拿大及英国成年人约10%符合FD罗马Ⅳ诊断标准。亚洲人群中FD患病率为8%~23%。FD在日本、韩国、澳大利亚的发病率分别为21.9%、46.0%、24.4%。在我国广东、天津、台湾、香港分别为18.20%、23.29%、11.80%、18.40%。

（二）病因

目前尚无器质性、代谢性和系统性原因可查，且发病机制不明。目前认为多种因素共同参与 FD 的发病过程,各种发病机制之间相互影响、相互作用。一般认为不同的病理生理学机制可能与 FD 的不同症状相关,但各种机制与特定症状之间的具体关系尚不十分明确。

这些因素包括精神心理因素和遗传、饮食、生活方式、以胃排空延迟和容受性舒张功能下降为主要表现的胃十二指肠动力异常、内脏高敏感、胃酸、幽门螺杆菌感染等。胃十二指肠动力异常和内脏高敏感性被认为是 FD 发病的最重要病理生理学机制。

1. 遗传、饮食、生活方式等因素　研究发现多个基因多态性与 FD 的发病有一定关系。但尚未有某个特定基因被证实与 FD 发病之间有肯定的相关性。遗传因素与 FD 发病之间的关系有待进一步研究。

某些特定饮食习惯、生活方式可能与 FD 症状的发生或加重相关。研究发现碳酸饮料、牛奶、洋葱等可能与腹胀症状相关,而咖啡、巧克力、辣椒等食物摄入可能与胃灼热症状有关。国内一项研究显示,跳餐、加餐、偏爱甜食和产气食物等不健康的饮食习惯是难治性 FD 的危险因素。与健康人相比,FD 患者有运动少、睡眠不足、进食不规律和压力大等特点。不同国家、地区和民族的饮食习惯、生活方式差异很大,与 FD 发病之间的确切关系及相关机制难以准确验证,仍需要设计良好的多中心研究进一步探讨,以进一步提高证据等级。

2. 运动功能障碍和内脏高敏感性　胃十二指肠运动功能紊乱主要表现为胃排空延迟和胃容受性舒张功能下降。与健康人相比,FD 患者胃排空时间显著延长,FD 人群中存在胃排空延迟的比例接近 40%。胃排空延迟可能与恶心、餐后饱胀、早饱等症状相关。相当比例的 FD 患者胃容受性舒张功能下降。可能与早饱、体重下降等症状的产生相关。

FD 患者对机械扩张表现为高敏感反应,可能是餐后腹痛、嗳气、恶心、饱胀等消化不良症状的重要原因。但是其与症状之间的确切联系尚待进一步证实。与 EPS 相比,PDS 患者对机械扩张的内脏高敏感表现更为明显。FD 患者餐后而非空腹时对机械扩张的高敏感与进食相关症状严重程度的关联性更为明显。酸、脂质、辣椒素等物质也被证实与部分 FD 患者的症状相关。

3. 胃酸分泌和 Hp 感染　虽然 FD 患者基础胃酸分泌在正常范围,但与健康人相比,FD 患者对酸的清除能力下降,十二指肠 pH 更低,酸暴露时间更长,十二指肠酸化可导致近端胃松弛、对扩张的敏感度增加并抑制胃容受性舒张功能,从而导致消化不良症状的产生。

对 Hp 感染是不是 FD 的发病因素尚存在争议,国内学者的共识意见为 Hp 感染是慢性活动性胃炎的主要病因,有消化不良症状的 Hp 感染者可归属 FD 的范畴。FD 患者 Hp 感染率较高。相关 Meta 分析结果显示 FD 患者与健康对照者相比,Hp 感染的 *OR* 值为 1.6(95% *CI*:1.4~1.8),亚洲人群中 FD 患者的 Hp 感染率约 60%。Hp 可能通过影响胃部炎性反应、胃酸分泌、胃肠激素等途径引起 FD 症状。

4. 炎性细胞的改变　肥大细胞、嗜酸性粒细胞与 T 淋巴细胞之间的相互作用可能会改变肠黏膜的功能。Walker 等在瑞典进行研究,对入组的 FD 患者进行胃镜检查和十二指肠黏膜活检,结果发现,FD 与嗜酸性粒细胞增多有关。2010 年,Walker 等对 155 例 FD 患者进行研究,发现十二指肠的嗜酸性粒细胞增多与过敏有关($P<0.001$)。Friesen 等发现肥大细胞在胃窦的密度与胃排空延迟和餐前胃电节律的紊乱有关,说明胃窦的炎性反应和胃电节律功能紊乱可能是导致儿童 FD 的病理机制。肠嗜铬细胞可以分泌 5-HT,在 FD 患者中,肠嗜铬细胞的数量高于健康人。

5. 精神心理因素　与健康人相比,FD 患者焦虑、抑郁评分更高,经历的应激生活事件也更多、更严重。在体重下降的 FD 患者中,焦虑、抑郁的比例更高。抗焦虑、抗抑郁治疗对部分 FD 患者的症状有显著的缓解作用。这些证据均提示精神心理因素与 FD 的发病密切相关,但精神心理因素通过何种机制影响 FD 尚不明确。

（三）病理

功能性消化不良缺乏典型的病理学改变,经上消化道内镜、肝胆胰影像学和生化检查均未能看到明显的器质性改变。临床上部分 FD 患者胃的容受性舒张功能下降,内脏敏感性增高。有研究显示 FD 患者中感染 Hp 者的胃酸分泌增多,胃部出现炎性反应。

（四）分型

按照罗马Ⅳ的分类标准,FD 分为餐后不适综合征(PDS)和上腹痛综合征(EPS)。

（五）临床表现

研究发现,FD 患者会出现包括上腹部疼痛、上腹部烧灼感、餐后饱胀感及早饱,上腹部胀气、嗳气、恶心和呕吐等表现,并且会重叠其他功能性胃肠病(functional gastrointestinal disorder, FGID)症状,如反酸、灼烧感、便秘、腹泻等,这些症状往往持续或反复发作。对于 EPS 和 PDS,虽然胃灼热不是消化不良的症状,但它通常可以并存,二级保健研究表明,在多达 1/3 的 FD 患者中,两种疾病之间存在重叠。患者也可能存在焦虑、抑郁状态,严重影响患者日常生活质量。此外,FD 症状还会导致患者缺勤、生产效率降低,并且占用大量医疗资源。

在福建省 1 075 例 FD 患者的症状谱中,依次为中上腹痛(65.3%)、餐后饱胀(58.2%)、腹部不适(56.7%)、腹胀(55.2%)。在国内,以罗马Ⅲ标准诊断的 457 例 FD 患者的症状谱进行研究,发现上腹部疼痛占 74.8%,餐后饱胀占 58.2%,早饱占 33.3%,上腹部烧灼感占 25.8%。相比于器质性消化不良(organic dyspepsia, OD)的患者,上腹胀、早饱和呃逆在 FD 组中更常见,而上腹痛在 OD 组中更常见。据报道,美国消化不良患者中约一半有胀气症状,且在动力障碍型消化不良中常见。

（六）辅助检查

对功能性消化不良患者的评估需包括有无警报症状(例如消瘦、黑便、贫血、进行性吞咽困难、发热和黄疸等)、症状频率和严重程度、心理状态等。

1. 内镜检查　可行胃镜检查,排除胃部器质性病变。

2. 生化检查　可行血常规、尿常规、便常规、血糖、血脂、肝肾功能等检查,排除代谢性或系统性疾病。

3. Hp 检查　可行 ^{13}C 或 ^{14}C 呼气试验检测,以明确是否有 Hp 感染情况。

4. 粪便隐血试验　主要排除消化道出血的症状。

5. 影像学检查　可行 CT 检查或腹部超声检查,排除器质性疾病。

6. 胃感觉运动功能检测　对于症状严重或常规治疗效果不明显的功能性消化不良患者,可行胃排空或胃容受性试验。已有多项药物研究采用胃恒压器试验,评估药物治疗对胃容受性舒张功能的改善作用,但目前我国普及率较低,不推荐其作为临床常规检查项目。

7. 心理评估　功能性消化不良患者常可伴焦虑、抑郁状态,可应用抑郁自评量表(self-rating depression scale, SDS)和焦虑自评量表(self-rating anxiety scale, SAS)或他评量表进行评估。

（七）诊断与鉴别诊断

1. 诊断

（1）诊断要点:功能性消化不良诊断缺乏"金标准",主要根据主要症状及持续的时间、出现频率,在排除器质性疾病等的基础上而确立诊断。

（2）最低诊断标准：根据罗马Ⅳ诊断标准，以下症状符合1项或多项：①餐后饱胀不适；②早饱感；③中上腹痛；④中上腹部烧灼感，且未见可解释上述症状的器质性、代谢性或系统性疾病。根据主要症状不同，其可分为上腹痛综合征或餐后不适综合征，其中上腹痛综合征表现为上腹痛、上腹部烧灼感，上述症状严重到足以影响日常活动，且发作至少每周1d。餐后不适综合征表现为餐后饱胀不适、早饱感，且上述症状足以影响日常活动，且发作至少每周3d。

《亚洲功能性消化不良专家共识意见》中多数专家认为该病程应设定为3个月。日本一项研究表明大多数有消化不良症状的患者在首次出现症状6个月内会就医。但中国功能性消化不良专家组（2015年）认为若以研究为目的，为了结果的可比性，FD诊断时间宜为6个月及以上，且近3个月符合上述罗马Ⅳ诊断标准。

（3）附加标准：一般功能性消化不良患者无明显的体征及理化检查异常。部分患者可出现上腹部轻微的压痛。

2. 鉴别诊断　很多器质性、系统性或代谢性疾病如消化性溃疡、胃肠道肿瘤、肝胆恶性肿瘤、寄生虫感染、慢性胰腺疾病、甲状腺功能亢进和/或甲状腺功能减退、慢性肾功能衰竭、电解质紊乱和部分药物治疗不良反应等均可能出现与FD相似的症状，在FD诊断之前应将这些原因排除。

（1）慢性胃炎：二者均可出现上腹部饱胀不适、疼痛，早饱等症状，但慢性胃炎是一个病理的概念，胃镜和胃黏膜病理检查可发现胃黏膜充血、水肿、糜烂或萎缩性改变；显微镜下可见到慢性炎症改变和/或固有腺体减少等。

Hp胃炎伴消化不良症状患者根除Hp后消化不良可分为3类：①症状得到长期（＞6个月）缓解；②症状无改善；③症状短时间改善后又复发。目前认为后两类患者虽然有Hp感染，但根除后症状无改善或仅有短时间改善（后者不排除根除方案中质子泵抑制剂的作用），因此仍可视为功能性消化不良。我国《第五次全国幽门螺杆菌感染处理共识报告》指出：Hp胃炎可在部分患者中伴有消化不良症状；在做出可靠的功能性消化不良诊断前，必须排除Hp相关消化不良；Hp胃炎伴消化不良症状的患者，根除Hp后可使部分患者的症状获得长期缓解，是优先选择。

（2）消化性溃疡：二者均可出现上腹部疼痛，但钡餐及胃镜检查可见明显胃和/或十二指肠的溃疡病灶。

（3）胃癌：二者均可出现上腹部疼痛、胀满等消化不良症状，但胃镜检查胃癌患者可见隆起、溃疡或弥漫性的癌肿病灶，病理检查可见癌细胞的浸润。

（八）临床治疗

FD发病与多种因素相关，从而导致其治疗尚无标准治疗方案。临床上备选方案多样化。包括一般治疗、药物治疗和心理行为方面的治疗。患者充分沟通，良好的医患关系是治疗的基础，应根据患者的具体情况采用适合的个体化治疗方案。我国中医中药在治疗功能性胃肠病的优势有待进一步进行大规模、多中心、对照证实研究。

根据美国胃肠病协会与加拿大胃肠病协会消化不良管理的临床指南推荐功能性消化不良的临床治疗流程如图4-3-1所示。FD伴幽门螺杆菌阳性的患者，首选Hp根除治疗。若Hp根除治疗无效，则依次选用质子泵抑制剂（PPI）、三环类抗抑郁药（TCA）和促胃动力药（prokinetic）。对于无幽门螺杆菌感染的FD患者，首选PPI，若无效则依次选用TCA和促胃动力药。具体治疗方案见图4-3-1：

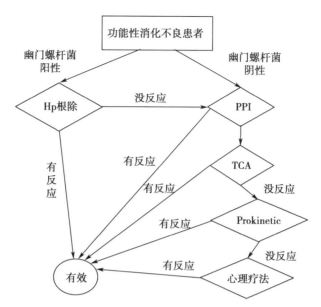

图 4-3-1 功能性消化不良的药物治疗流程

注：Hp. 幽门螺杆菌；PPI. 质子泵抑制剂；TCA. 三环类抗抑郁药；Prokinetic. 促胃动力药。

1. Hp 根除治疗 对于 Hp 感染的 FD 患者，根除 Hp 能使部分患者受益。《幽门螺杆菌胃炎京都全球共识》提出有症状的 Hp 慢性胃炎应该进行 Hp 根除治疗。大部分研究结果均显示，根除 Hp 治疗能够显著缓解部分患者症状，使其长期受益。根除 Hp 还能降低日后发生消化性溃疡、胃癌和胃黏膜相关淋巴组织（MALT）淋巴瘤的风险，但就目前结果，该治疗对餐后不适 FD 患者疗效与安慰剂组无明显差别。

2. 质子泵抑制剂（PPI）和 H_2 受体拮抗剂（H_2 receptor antagonist，H_2RA） 中国功能性消化不良专家共识意见（2015 年）仍然推荐 PPI 或 H_2RA 作为 FD 尤其是 EPS 患者的首选经验性治疗药物，疗程为 4~8 周。如症状改善不理想，可考虑调整治疗药物。西方国家的研究发现部分 FD 患者存在病理性胃食管酸反流，非糜烂性胃食管反流病（non-erosive gastroesophageal reflux disease，NERD）和 FD 重叠现象常见。我国的研究证实按罗马Ⅲ标准诊断的 FD 患者中，31.7% 存在病理性胃食管酸反流，PPI 治疗可以缓解部分患者的症状。Meta 分析发现，PPI 对表现为 EPS 亚型的 FD 患者症状缓解疗效较好。

3. 三环类抗抑郁药（TCA）治疗 对 PPI 或幽门螺杆菌根治无效的功能性消化不良患者，若合适，建议进行三环类抗抑郁药治疗。随机试验显示抗抑郁药可减轻肠易激综合征的症状。肠易激综合征和 FD 之间存在很大的重叠，因此抗抑郁药也可有效用于消化不良症状。13 项随机对照试验（RCT）验证了精神活性药物对 FD 的有效性。其中有 3 项随机对照试验比较了 TCA 和安慰剂对 FD 的效应，共涉及 339 名 FD 患者，结果显示 TCA 在减轻消化不良症状方面具有统计学意义。其中有 2 项随机对照试验比较了 SSRI 和安慰剂对 FD 的效应，涉及 388 名 FD 患者。相比于安慰剂组，SSRI 疗法对消化不良症状没有统计学意义。

美国胃肠病协会与加拿大胃肠病协会指南有条件地推荐 TCA，因为 TCA 与不良事件（包括便秘，口干，尿潴留和嗜睡）相关，并且相当一部分患者可能不愿意服用抗抑郁药。应注意的是，基于该 TCA 的优越证据，建议在进行促胃动力药治疗前应先进行 TCA 治疗。

4. 促胃肠动力药 部分 FD 患者存在胃排空延迟，早期的 Meta 分析显示疗程为 2~8 周的促动力药物治疗疗效优于安慰剂。国内应用较多的促动力药物主要是多潘立酮、莫沙必利和伊托必利。许多促动力药物疗效的临床研究存在患者异质性和样本量较小的局限性。故根据 FD 患者的主要症状(如 PDS),可选取促胃动力药作为经验性治疗。

5. 其他药物治疗

(1)胃底舒张药物:胃底舒张药物可作为靶点药物,抗嗜酸性粒细胞制剂帮助阻断部分介导 FD 通路。胃底舒张功能受损是 FD 症状产生的一个重要的病理生理机制,激活 5-HT 受体、抑制胆碱能可松弛近端胃。针对 5-HT 受体激动剂坦度螺酮和丁螺环酮的临床研究显示,其对 FD 的疗效优于安慰剂。其他松弛胃底的药物包括治疗偏头痛的曲坦类药物,如舒马普坦(由 5-HT1B/D 激活)、中草药提取物(STW-5,机制未明)及阿考替胺(Acotiamide,又称 Z-338)等。

(2)消化酶:消化酶制剂可作为 FD 的辅助治疗,有助于食物的消化吸收。有实验证明,复方消化酶片剂和复方消化酶胶囊治疗可缓解 FD 患者症状,但仍需要更多的高质量临床研究来证实消化酶对于 FD 症状的缓解作用。

(3)抗嗜酸性粒细胞制剂:不管有无肥大细胞,嗜酸性粒细胞参与的肠道炎症会介导部分 FD 的发生,但尚缺乏充分的干预试验数据验证这一假说。一项对儿童 FD 患者的随机安慰剂对照试验发现,一种白三烯受体拮抗剂抗哮喘药物孟鲁司特钠(Montelukast Sodium),能够稳定嗜酸性粒细胞,减轻症状而不减少嗜酸性粒细胞数量。成人中无相关研究数据。组胺 H_1 和 H_2 的拮抗剂有可能是另一个有效治疗的方法,但需要在成人中进行严格的试验研究。

(4)中药治疗:中医药在治疗功能性胃肠病方面有其独特的理论和经验,中药治疗可改善部分 FD 患者的症状。加味六君子汤、中药复方制剂 STW-5 等研究已证明其对 FD 患者有效。我国尚缺乏大规模,设计良好的随机对照研究,对于常规西医治疗效果不佳的患者可以尝试采用中医药治疗。

(九)康复评定

1. 利兹消化不良问卷(LDQ) 利兹消化不良问卷是众多评价消化不良的量表之一,是以积分的方式来量化患者消化不良症状,通过询问症状的发生频率和轻重来判断是否存在消化不良以及评价病情的一种一维症状特异性量表工具。LDQ 共含 9 个问题:前 8 项针对 8 个主要症状,即上腹不适、胸骨后疼痛、反酸、吞咽困难、嗳气、恶心、呕吐以及早饱或餐后不适,每项包括 2 个子条目,即询问过去 4 周内症状的发生频率和轻重程度,问卷总分为 40 分,低分表示症状出现少,高分则反之。

2. 消化不良症状严重指数(dyspepsia symptom severity index, DSSI) DSSI 是由美国研究人员针对消化不良所设计的量表。该问卷对过去 2 周内胃肠动力障碍样、反流样和溃疡样三组消化不良症状进行评估。胃肠动力障碍样症状包括频繁打嗝、上腹部饱胀、早饱、食欲减退、餐后上腹部不适、餐前、餐后或晨起恶心、干呕和呕吐等;反流样症状包括打嗝时反流、白天或夜晚反流、烧心、胃灼烧等;溃疡样症状包括餐前、餐后或夜间上腹部疼痛等。三组总计 20 个症状,每个症状采用 5 分利克特量表(Likert scale)进行评分,分值越高,症状越严重。

3. 营养状态评估 推荐使用 NRS 2002 营养风险筛查量表对患者进行营养风险评估,当患者 NRS 2002 总评分≥3 分,或 SGA 评级为 B、C 级时,表示患者存在较高的营养不良风险。

4. 心理评估 可使用 90 项症状自评量表(SCL-90)进行心理状态评估,该量表结果可以显示 10 个因子：躯体化、人际关系敏感、强迫症状、焦虑、抑郁、恐怖、敌对、偏执、精神病性和其他（饮食和睡眠）。中文版 SCL-90R 问卷具有良好的信度和效度，在中国临床实践和研究中被广泛应用于心理困扰的测量，量表测量一致性为 0.98，分半相关系数为 0.95。统计指标包括总分、总均分、各因子分。

5. 生活质量评估　功能性消化不良患者的生活质量评估可采用特异性的 FD 生活质量量表（FDDQL），FDDQL 是由法国研究人员根据 FD 罗马Ⅲ诊断标准设计的专门测定 FD 患者生活质量的特异性量表。该量表对患者在治疗 2 周内的日常活动、忧虑、饮食、睡眠、不适、健康感觉、疾病控制以及压力 8 个领域进行评估。每个领域包括 3~9 个条目，总共 43 个条目，每个条目根据频率、程度、意愿度进行计分。目前该量表被翻译为意大利语、西班牙语、德语、俄语、英语、匈牙利语、中文等多个版本，研究表明中文版 FDDQL 具有良好的心理特性，适合用于测量中国 FD 患者的健康状态。

（十）康复治疗

针对 FD 患者的临床表现，其主要的康复需求在缓解消化不良症状及提高生活质量方面。因此康复治疗多围绕调整生活方式、针灸、电刺激及各种形式的心理疗法为主开展，通常作为辅助治疗手段。

1. 调整生活方式　对 FD 患者重要的是安慰、教育指导，坦诚地沟通，并告知其明确的诊断。推荐 FD 患者调整饮食，如少量多餐，避免高脂饮食、避免 NSAID 等。虽然普遍认为不同食物、进食方式可能与 FD 有关，但是相关高质量的研究较少。已有的研究提示某些食物或食物添加剂能够导致或加重 FD 患者的症状，如小麦蛋白、牛奶蛋白、粗粮、高脂饮食、刺激或辛辣食物、碳酸饮料、果汁、咖啡、浓茶和酒精等。有的食物则可能有助于减轻症状，如米饭、面包、酸奶、蜂蜜、冰糖、苹果等。

FD 症状可能会受到个体生活方式的影响，进餐方式和进餐是否规律也可能影响消化不良症状。而改善的生活方式可能会缓解消化不良症状。因此，症状在治疗后仍然存在的患者应尝试改变生活方式。

2. 电刺激疗法　电流可以直接作用于胃肠道壁内的肌肉，通过增强收缩、改善括约肌、调节器官功能，最终达到改善胃肠动力的目的。不同的脉宽将直接影响肠道的调节功能，可治疗恶心和呕吐。使用腹腔镜植入装置在腹部进行胃电刺激可以改善胃动力障碍患者的胃排空和消化不良症状。连续的电刺激可能直接作用于胃肌层神经丛和迷走神经（但是刺激迷走神经会引起恶心和呕吐）。这可能成为难治性胃动力障碍的一种新疗法。

3. 传统康复疗法　当药物治疗未达到令人满意的疗效时，可以选择针灸治疗难治性症状。穴位刺激治疗能改善 FD 患者上腹痛、反酸、嗳气、腹胀、纳差等症状。在临床中常选用的 4 种穴位刺激治疗方案分别为经皮穴位电刺激、电针、毫针针刺和穴位埋线，常选用的穴位通常以足阳明经脉和任脉为主。例如：有研究取冲阳穴、丰隆穴、足三里穴和梁丘穴每周进行 5 次手动针刺治疗，连续 4 周，可产生高达 70.69% 的缓解率，而假针刺治疗的缓解率为 34.75%，口服伊托必利治疗后的缓解率仅为 55.46%，针刺治疗可显著改善生活质量。但是，仅在 PDS 亚组中存在针灸优于假针刺和伊托必利治疗的优势，而在 EPS 亚组中则没有这种优势。

此外，有研究取内关穴、足三里穴进行经皮电针治疗（TEA），明显高于安慰剂或假 TEA 治疗。TEA 治疗 4 周后，62% 的患者报告了症状的缓解，而假电刺激组仅为 22%。在健康人群中，TEA 改善了冷餐饮引起的胃部不适，但是该效应在 FD 人群中未被证实。

除了作为单一疗法外,针刺疗法还可以用作附加疗法,根据 FD 亚型,大多与促动力药或 PPI 结合使用。针灸和药物疗法相结合,比单独使用常规疗法,能更好地改善胃肠道和心理症状,而且效果持续时间更长。FD 症状的改善可能与针灸后胃排空加速或以及脑 - 肠轴功能的正常化有关。然而,这两种机制仅在一些小型研究中进行了测试,因此需要更大规模的研究才能进一步阐明这些选择。据报告,所有副作用均为暂时性,表明针灸是治疗 FD 的安全技术。

4. 心理疗法 目前常用的心理疗法有认知行为疗法、催眠疗法、自律训练法等,其中认知行为疗法是最常见的治疗技术。

(1)认知行为疗法(cognitive behavioral therapy, CBT): CBT 是将焦点放在关于症状的出现和维持、恶化的思考和认知上,为了改善症状和控制而引导出应该采取的适当行动的一系列治疗技巧。具有促进症状的维持、恶化要因,以控制症状为目标的特征。CBT 对 IBS 的有效性在某种程度上得到了确认,新的见解也很多,但是对于 FD 的研究很少。在日本的指导方针中只列举了 1 个 RCT。CBT 直接致力于维持、恶化症状的不适应的思考和行动,重视对症状的控制,目前发展为加入新的精神全能等观点,这种尝试虽然刚刚开始,但是 IBS 和 FD 等实践也取得了有前途的成果,今后的发展值得期待。

(2)催眠疗法:催眠疗法对于 FGID 确定有疗效,目前临床多研究催眠对肠易激综合征的疗效,对 FD 患者目前只有一项 RCT 研究。患者被分为三组,对实施催眠疗法组进行肠道定向(gut-directed)的催眠疗法干预。

(3)自律训练法(autogenic training, AT): AT 是着眼于进入催眠状态自身的健康增进效果而开发的、接近自我催眠的方法,其本质是自我放松。最普遍的标准练习由背景公式和 6 个公式组成,以双臂的重温感开始,在心中念出引起特有的身体变化的公式。此外,专注于特定器官引发积极变化的特定器官公式、行动面,以变化为焦点的意志训练公式,以及应用性的默想练习和自律性中和法等,应用范围广泛。但是,目前对于 FD 效果不明确。

(4)其他相关疗法:一些治疗精神创伤的方法,如眼动脱敏再处理疗法(eye movement desensitization reprocessing, EMDR)、思考场所疗法(thought field therapy, TFT)、脑点技术(brainspotting)、身体体验疗法(somatic experiencing, SE)和紧张和创伤缓解训练(tension & trauma releasing exercises, TRE)全部适用于 FGID。

尽管心理疗法在减轻消化不良症状方面有相当显著的效果,但研究质量仍然很低。消化不良改善的结果是主观的,但是所纳入的试验没有设盲,故所有的研究结论都有很高的偏移风险。同时,由于心理疗法的异质性很高,其效果的估计都缺乏精确性。故该建议是有条件的,因为数据质量很低,而且心理疗法可能很昂贵,并且需要患者花费大量时间和精力。

（十一）营养治疗

功能性消化不良患者营养治疗的总原则为:减少刺激性食品的摄入,养成良好的进食习惯,保证饮食均衡。

1. 在饮食中应避免油腻及刺激性食物的摄入,推荐细软、清淡、容易消化的食物,多食用新鲜蔬果,避免进食过多腌腊食品。

2. 进食期间宜细嚼慢咽,有助于食物的消化。

3. 避免暴饮暴食及睡前进食过量,按时进餐,定时定量,少食多餐,保证营养均衡。

（十二）康复护理

1. 健康教育 对于功能性消化不良的患者,应积极宣教,减轻患者的精神负担,正确认识疾病,并积极配合治疗。

2. 饮食指导　指导患者避免油腻及刺激性食品的摄入,养成良好的进食习惯,进食期间宜细嚼慢咽,避免暴饮暴食及睡前进食过量,按时进餐,定时定量,少食多餐,保证饮食均衡。

3. 调整生活方式　尤其需要注重日常饮食方面的护理,减少诱发本症的因素,并加强体育锻炼,注意保持良好的心情。

（十三）预防原则

功能性消化不良的预防重点在于减少诱发因素,尤其是饮食因素和精神心理因素。预防原则在于形成健康可持续的生活方式,构建积极的心理状态。

（十四）预后与转归

随访研究显示,15%~20% 的功能性消化不良人群会有持续症状,50% 患者的临床症状消退;在剩余 30%~35% 的患者症状会出现波动,患者可能开始无症状随后疾病复发时症状发作。尽管功能性消化不良的症状是长期存在或者是反复发生的,但没有证据显示它会降低生存期。

二、肠易激综合征康复

（一）概述

肠易激综合征(irritable bowel syndrome, IBS)是一种常见的功能性胃肠道疾病(functional gastrointestinal disorder, FGID)，表现为反复发作的腹痛,与排便相关或伴随排便习惯改变。典型的排便习惯异常可表现为便秘、腹泻,或便秘与腹泻交替,同时可有腹胀的症状,缺乏临床常规检查可发现的能解释这些症状的器质性病变。

IBS 的发病范围较广,不同地理区域、不同国家甚至同一国家内部,IBS 患病率调查结果都存在着较大差异。不同地理区域之间,东南亚国家的总体患病率约为 7%;北欧国家的总体患病率约为 12%;非洲国家的总体患病率约为 19%;而南美洲国家的总体患病率约为 21%。相比其他亚洲国家,中国 IBS 患病率普遍较高。另外,在大量流行病学调查中还发现不同性别的 IBS 患病率也存在差异性。大部分研究显示,女性 IBS 患病率明显高于男性,男女发病率之比约为 1:2。

（二）病因

目前关于 IBS 的发病机制尚未完全明确,众多学者一致认为 IBS 的发病机制并非单一,而是由多种因素共同作用的结果。根据以往文献,IBS 可能与肠道动力学、饮食习惯、内脏敏感性、脑 - 肠轴、肠道感染与炎症、肠道菌群失调、胃肠激素、精神心理因素、遗传因素等有关。

1. 胃肠动力学异常　近些年来的研究发现,IBS 常与 GERD、FD 等功能性胃肠病重叠,这都提示 IBS 患者可能存在上消化道动力异常。研究发现,IBS 患者的食管动力紊乱最显著的变化包括频繁的重复收缩波、食管近端的收缩波幅度增加、食管中下段括约肌静息压较低的同时蠕动活动增加。通过胃电图检查餐后 IBS 患者胃排空情况,发现 76% 的患者存在胃排空时间延长,这在便秘型 IBS 患者中尤为显著,且发现大部分患者有胃轻瘫。小肠的运动障碍表现为腹泻倾向患者膳食转运加速,而便秘倾向患者则膳食转运延迟。结肠运动障碍在 IBS 患者中较多见也较突出,表现为慢波频率的变化和尖峰电位的迟钝、峰值延迟和餐后反应。腹泻倾向患者比便秘倾向患者表现出更大程度的改变。同时研究发现,结肠传输速度在便秘型 IBS 患者中明显减慢,而在腹泻型则加快,这提示结肠平滑肌的收缩功能障碍可能也参与了 IBS 的发生。

2. 肠道感染与炎症　肠道感染也是 IBS 发病的重要诱发因素。流行病学调查显示,3%~36% 的患者在被肠道细菌、病毒或寄生虫感染后,在病原体被清除及黏膜炎症消退以后会发生 IBS 样症状,称为感染后肠易激综合征(post infectious IBS,PI-IBS)。据报道 PI-IBS 发病的病原体主要是弯曲杆菌属、埃希菌属和沙门菌属。目前 PI-IBS 的具体发病机制仍需进一步探索,但推测肠道感染引发的肠道免疫功能异常、炎性促进因子与抑制因子失衡、肠道黏膜屏障受损等都可能是促使 IBS 发病的原因。

3. 肠道菌群失调　越来越多的研究显示肠道菌群失调和 IBS 存在相关性。健康成人的肠道中寄居着种类繁多、数量惊人的菌群,它们按一定的比例组合,各菌之间互相制约、互相依存,在肠道系统中形成质和量上的生态平衡,与宿主机体达成互利共生的关系。肠道菌群可通过脑 - 肠轴影响宿主的肠和大脑的结构和功能运转,参与免疫机制、下丘脑 - 垂体 - 肾上腺轴(hypothalamic-pituitary-adrenal axis,HPA)等的功能调节,以及调控神经递质的合成与分泌等。大量研究先后证实了 IBS 患者肠道菌群的总体微生物多样性相比健康人群减少,更发现 IBS 患者组中梭菌属和双歧杆菌属的数量明显减少;另外不同类型的肠易激综合征患者呈不同程度的肠道菌群紊乱,其中腹泻型 IBS 菌群失调情况最严重。

4. 生活方式及饮食习惯　调查发现,64% 的 IBS 患者存在引发症状发作的食物诱因,50% 的 IBS 患者腹痛发生在进餐后 90min 内。与饮食相关的常见 IBS 症状有餐后上腹痛、腹胀、饱胀感或胀气以及腹泻发作等,饮食因素诱发或加重 IBS 症状的具体机制尚未完全明确,目前提出以下 3 种主要途径:①饮食对胃肠运动的改变;②食物引起肠道菌群的改变;③食物不耐受。国内一项大样本的研究发现,节食、偏爱甜食、饮茶或咖啡可增加 IBS 的患病风险,不良的饮食习惯可能会促进 IBS 的进展以及加重 IBS 的临床症状。

5. 内脏感觉异常　目前的研究认为,IBS 的主要病理生理学机制是内脏敏感性异常,涉及脑 - 肠轴、肠道局部等多个层面。内脏高敏感性指内脏组织对各种刺激的感受性出现明显增强,往往表现为引起疼痛等各种感受反应的容量或压力刺激阈值降低;对一定强度,尤其是生理强度刺激出现疼痛等过度反应,多呈多部位性发生,全消化道弥漫性分布,在应激情况下表现尤为突出。不同临床类型 IBS 患者内脏敏感性异常程度、部位等各方面特征均不同,内脏高敏感性可以发生在 IBS 患者外周感受器肠道、脑 - 肠轴信号传导途中、脊髓、脑等不同水平系统。有研究通过水囊扩张来评估 IBS 患者的直肠容积,发现 IBS 患者直肠扩张的感觉阈值较正常人群明显降低,同时发现他们出现直肠紧迫感的感觉阈值也明显降低,伤害性刺激造成 IBS 患者出现疼痛等不适的情况也更显著。

6. 精神心理因素　基于生物 - 心理 - 社会医学模式,人们逐渐认识到 IBS 是一种身心疾病,精神心理因素在 IBS 的发展过程中发挥重要作用。在就诊的 IBS 患者中,有 50%~90% 合并精神心理障碍,如抑郁、焦虑、失眠、烦躁、易怒、紧张、多疑等。流行病学调查显示,经历过生活应激事件、精神创伤、不和谐人际关系等刺激的人群 IBS 的发病率明显升高。基于应激的机制研究,应激不但可以引起肠道动力异常、内脏敏感性提高,还可以造成脑 - 肠轴功能紊乱,中枢神经系统中 5- 羟色胺(5-HT)、神经肽、血管活性肠肽、脑啡肽等神经递质表达异常,从而影响与之互动的肠道系统,肠道黏膜屏障功能损伤、胃肠蠕动分泌异常,甚至改变肠道内稳态引发肠道菌群失调,过度激活肠道免疫反应,加重肠道症状。IBS 患者肠道症状和精神心理障碍可相互影响,精神心理因素可能诱发或引起 IBS,也可能是 IBS 患者长期的疾病折磨引起继发性心理异常。

7. 其他因素

（1）遗传因素：研究表明 IBS 患者存在基因易感性，部分学者认为 IBS 的发生与特定基因位点 DNA 序列的变异以及自身细胞因子、胆囊收缩素等基因的多态性密切相关。研究显示，双胞胎和非双胞胎 IBS 的发病率差异波动为 0~57%，单卵双生的人群 IBS 发病率高于双卵双胎人群，一项来自瑞典、意大利、希腊和美国多中心病例对照研究发现，基因多态性影响着 IBS 的发病，各种类型的基因突变均与 IBS 有不同的相关性，不同人群体内不同物质的基因型背景、基因突变与 IBS 的类型、临床特点、发病率、风险也存在密切相关性。

（2）性别因素：很多学者从性别的角度对 IBS 进行了各种不同方案的研究。结果显示：女性人群患 IBS 的概率明显高于男性人群，且便秘型 IBS 患者多为女性，腹泻型 IBS 患者多为男性；男性 IBS 患者回、结肠所取黏膜组织中睾酮激素受体表达率高于健康对照组，女性 IBS 患者同部位黏膜组织中雌二醇受体表达率高于健康对照组，孕酮受体表达率无显著差异。这既表明 IBS 患者体内性激素及其受体的紊乱有性别差异，也可推测外周血中性激素水平可能与肠黏膜上性激素受体表达率有一定关联，可见男性激素与女性激素对 IBS 的发病、临床表现等不同方面有着不同的影响，其机制还需要更加深入的研究。

（3）胃肠激素：生理情况下，胃肠激素可以在人体通过血液循环、局部扩散等各种方式到达并且作用于相应的靶器官或靶细胞，参与调控机体胃肠道分泌、运动、吸收等生理功能。当机体处于各种不同病理状态下时，胃肠激素会出现分泌量、节律、种类的异常，参与或加重疾病发生、发展。众多研究从不同角度显示，胃肠激素的异常与 IBS 的发生、发展密切相关。当机体肠道受到压力改变等不良因素刺激时，机体胃肠激素会出现分泌异常，而且其可以进一步激活人体其他活性物质，最终导致脑 - 肠轴调控失调、胃肠道动力异常等，出现各种各样的 IBS 症状。

（三）病理

目前多认为肠易激综合征为功能性胃肠道疾病，临床常规检查缺乏典型明确的组织病理学改变。传统观点认为肠易激综合征的病理生理改变主要为内脏高敏感性导致腹部不适或疼痛，以及胃肠动力障碍导致腹泻或便秘。部分肠易激综合征患者存在炎性肠病，感染后的肠易激综合征患者黏膜固有层 T 细胞增加，肠活检组织可见炎性改变。

（四）分型

罗马Ⅳ标准根据患者的粪便特征将 IBS 分为四种类型。IBS 亚型诊断标准：IBS 亚型应基于患者排便异常时的粪便性状分类，当患者每月至少有 4 日排便异常时 IBS 亚型分类更准确。

1. IBS 便秘型（IBS with predominant constipation，IBS-C） 至少 25% 的排便为硬粪，或干球粪，松散（糊状）粪或水样粪<25%。

2. IBS 腹泻型（IBS with predominant diarrhea，IBS-D） 至少 25% 的排便为松散（糊状）粪或水样粪，硬粪或干球粪<25%。

3. IBS 混合型（IBS with mixed bowel habits，IBS-M） 至少 25% 的排便为硬粪或干球粪，且至少 25% 的排便为松散（糊状）粪或水样粪。

4. IBS 不定型（IBS unclassified，IBS-U） 患者符合 IBS 的诊断标准，粪便性状异常不符合上述各型中的任一标准。

（五）临床表现

肠易激综合征起病隐匿，症状反复发作或慢性迁延，病程可长达数年至数十年，临床表现较为复杂，缺乏特异性临床体征，最主要的临床表现是慢性、反复发作的腹部不适或疼痛，患者常伴有排便习惯或粪便性状的变化，可表现为腹泻或是便秘，也可能腹泻、便秘相交替。腹痛的发生与排便习惯有关，便后腹痛往往可以得到明显缓解。肠易激综合征患者粪便性状的改变常表现为干球粪、糊状粪或水样粪等。部分患者可能合并上消化道症状如烧心、早饱、恶心、呕吐等，也可有其他系统症状如疲乏、背痛、心悸、呼吸不畅、尿频、尿急、性功能障碍等。此外肠易激综合征的病程较长，患者常伴有焦虑、紧张、抑郁等精神心理障碍。

（六）辅助检查

临床诊断 IBS 时，对于有警报征象患者，需要有针对性地选择进一步检查排除器质性疾病。警报征象包括年龄 >40 岁、便血、粪便隐血试验阳性、贫血、腹部包 / 肿块、腹水、发热、体重减轻、结直肠癌家族史等。常采用的辅助检查包括全血细胞计数、C 反应蛋白（CRP）、粪常规检查、结肠镜检查、钡剂灌肠检查、B 超检查等。

（七）诊断与鉴别诊断

IBS 是常见的慢性胃肠紊乱疾病，目前并没有公认的形态学、基因异常、生化指标的改变，缺乏理想诊断标准，通常依靠临床症状以及排除器质性病变来对患者进行诊断。以症状学为基础，目前国际上通用的是罗马 Ⅳ 诊断标准，即反复发作的腹痛，近 3 个月内平均发作至少每周 1d，伴有以下 2 项或 2 项以上：①腹痛发作与排便相关；②排便频率改变；③粪便性状（外观）改变。且诊断前症状出现至少 6 个月，近 3 个月符合以上诊断标准。

除以上标准外，以下症状未列入诊断标准，但对诊断有支持意义，包括：①排便频率异常，每周排便少于 3 次或每日排便多于 3 次；②粪便性状异常，干球粪或硬粪，或糊状粪 / 稀水粪；③排便费力；④排便急迫感、排便不尽、排黏液，以及腹胀。

除了以上临床症状外，诊断 IBS 需要注意：①诊断应建立在排除器质性疾病的基础上；②肠易激综合征的肠道症状具有一定的特点，如腹痛或腹部不适与排便的关系，这组症状有别于其他功能性肠病（如功能性便秘、功能性腹泻、功能性腹痛）；③肠易激综合征常可能与其他功能性胃肠病共存。

肠易激综合征诊断时需要与肠道器质性疾病相鉴别，包括细菌性痢疾、阿米巴痢疾、炎性肠病、结肠癌、结肠息肉病、结肠憩室、乳糖酶缺乏、小肠吸收不良等；其次需要与全身性疾病所致的肠道表现相鉴别，如胆道、胰腺疾病，胃和十二指肠溃疡等器质性肠病所导致的腹痛、腹泻、便秘症状。

（八）临床治疗

由于肠易激综合征的自然史、症状、病因和发病机制较为复杂，极具个体化特征，目前尚无最佳治疗方案。肠易激综合征的临床治疗仍以改善症状、提高患者的生命质量为目标，积极寻找并去除促发因素和对症治疗，强调综合治疗和个体化的治疗原则。即针对每例肠易激综合征患者，均需要个体化细致分析病因、诱发因素、病理生理改变、临床分型、精神心理因素等。

1. 一般治疗　建立良好医患关系，告知患者肠易激综合征的诊断以及疾病性质，解除患者的恐惧心理，提高患者的治疗信心。了解患者就医原因，力求发现诱发因素（如饮食因素、精神因素等），并设法去除诱因。

2. 药物治疗　肠易激综合征的药物选择主要根据其亚型以及相应的临床症状选择。肠易激综合征药物治疗指南中指出目前常见的药物干预措施有利那洛肽、鲁比前列酮、聚乙二醇、利福昔明、阿洛司酮、洛培胺、三环类抗抑郁药、选择性 5- 羟色胺再摄取抑制剂和抗痉挛药。该指南提到对于便秘为主的 IBS 推荐利那洛肽、鲁比前列酮以及聚乙二醇泻药；对于腹泻型 IBS 推荐利福昔明和阿洛司酮。此外，目前临床也在尝试采用肠道微生态制剂（如双歧杆菌、乳酸杆菌、酪酸梭菌等制剂）来改善肠易激综合征患者腹痛、腹胀的症状。

3. 心理行为治疗　症状严重而顽固，经一般治疗和药物治疗无效者应考虑给予心理行为治疗，包括心理治疗、认知疗法、催眠疗法等。

4. 中医治疗　肠易激综合征的中医治疗以分型辨证论治，根据腹泻型、便秘型、混合型及不定型的特点结合证型变化适当佐以通便止泻方法进行治疗。

（九）康复评定

肠易激综合征病程较长且反复发作，患者的康复评定主要包括肠道功能状态和生活质量评估两部分。通常采用的评估包括 IBS 症状严重程度量表（IBS symptom severity scale，IBS-SSS）、内脏敏感性评估、生存质量评估、心理状态评估等。

1. IBS 症状严重程度量表　IBS 症状严重程度量表（IBS symptom severity scale，IBS-SSS）除一般资料及填写说明外，分为两个部分：第一部分为严重程度测评，从腹痛的程度、腹痛的频率、腹胀的程度、排便满意度及对生活的影响 5 个方面计算总分，总分为 500 分，低于 75 分可被视为处于缓解期，轻度、中度及重度的界值分别为 75~175，176~300，300 分以上；第二部分为 IBS 的其他资料，用户可以对大便次数、大便性状、腹痛的部位、腹痛的性质等详细填写。

2. 内脏敏感性评估　内脏敏感指数（visceral sensitivity index，VSI）在肠易激综合征等消化道疾病中，被用作评价患者胃肠道敏感性的工具。VSI 表包括 15 个条目，各条目分值在 1~5 分之间，各条目分值相加为 VSI 总分，评分越高，评估对象内脏敏感性越高。

3. 生存质量评估　IBS 严重影响患者的生存质量，对 IBS 患者生存质量的测评量表包括疾病专用量表与普适性量表。常用的疾病专用量表有肠易激综合征生存质量量表 IBS-QOL，普适性的量表如 SF-36 等。IBS-QOL 量表由 34 个自我评价的条目构成，从心境恶劣、行为障碍、自体意象、健康担忧、进食逃避、社会功能、性行为和关系拓展八个维度评价生存质量，该表已达到较好的心理学测量效度。SF-36 是目前国际上应用得较为广泛的普适性量表，含有 36 个条目组，内容包括躯体功能、躯体角色、躯体疼痛、总的健康状况、活力、社会功能、情绪角色和心理卫生 8 个领域。

4. 心理状态评估　IBS 的发病与精神心理因素有着密切关系。此外，IBS 较长的病程也常常会给患者带来不同程度的精神心理问题，临床常用的心理状态评估量表有焦虑自评量表（self-rating anxiety scale，SAS）、抑郁自评量表（self-rating depression scale，SDS）、汉密尔顿焦虑量表（Hamilton axiety scale，HAMA）等，各个量表之间的繁简程度不一，根据临床需要选择使用。

（十）康复治疗

IBS 由于病因和发病机制至今不明，临床治疗效果欠佳，常会影响患者睡眠功能、心理状态和社交活动等方面，降低其学习工作能力和生活质量。基于生物 - 心理 - 社会医学模式，IBS 的治疗不仅是单单解决腹痛、腹胀、腹泻等临床症状，更应关注由此给患者带来的身心功能障碍，除了普遍采用的药物治疗外，还应采取综合干预措施，促进患者的全面康复，尽可能提升患者的生活质量。

1. 运动疗法　运动和体育锻炼是保持身心健康的关键因素。对 IBS 患者和健康人群的研究表明，运动可以预防胃肠道症状，部分研究显示通过体育活动可以在一定程度上分散疼痛，并缓解腹胀症状，改善排便情况。此外，研究表明适宜的运动可以降低患者的紧张、焦虑、抑郁水平，改善睡眠，提高生活质量。但目前缺乏针对肠易激综合征患者的统一的运动处方。运动形式主要包括了步行、骑自行车、游泳和跑步/慢跑、登山、瑜伽以及太极、八段锦等中国传统运动，临床可将运动训练作为一种安全可行的辅助治疗，以巩固患者的治疗效果。

2. 生物反馈治疗　生物反馈治疗（biofeedback therapy）借助于传感器把采集到的生理心理活动信息加以处理和放大，及时转换成人们熟悉的视觉和听觉信号，使人们"感觉"到自内脏器官的活动情况。通过反复学习和训练，逐步建立操作性条件反射，通过学习与控制仪器所提供的外部反馈信号（如心率、血压、皮温、肌电等），使人体学会有意识地控制自身的心理生理活动，达到调整机体功能的目的。针对肠易激综合征患者实施生物反馈训练时，治疗前应向患者讲述正常情况下的排便机制，嘱患者取侧卧位，将一根前端带球囊的导管经润滑后插入肛管和直肠，于髂前上棘及肛周相对位置处贴附电极片各一片，先让患者做平时排便的动作，然后向患者讲解如何通过电脑屏幕的动画画面认识自己肛直肠和腹肌运动收缩时肌电反馈的信号，以便监测自己通常意识不到的肌肉活动及其细微的变化；指导患者至少掌握一种放松技术，如通过鼻部进行比正常呼吸频率慢的呼吸 2min，可以缓解心理紧张，逐步领略什么情况下肌肉电活动可能升高，而什么情况下肌肉电活动可能降低，反复练习，从而掌握调节自己肌肉紧张、放松的方法。部分研究显示，生物反馈疗法可以改善 IBS 患者排便困难、改善便秘。

3. 经皮神经电刺激　经皮神经电刺激疗法（transcutaneous electrical nerve stimulation, TENS）是通过皮肤将特定的低频脉冲电流输入人体以治疗疼痛的电疗方法。经皮穴位电刺激（transcutaneousel ectrical acupoint stimulation, TEAS）则是将 TENS 与传统穴位相结合。针对肠易激综合征患者，国内研究者通常选取内关、外关、足三里等穴位进行经皮穴位电刺激治疗，发现经皮穴位电刺激可以明显缓解腹泻型肠易激综合征患者的腹痛、腹泻症状，同时减轻焦虑、抑郁情绪。但经皮穴位电刺激的频率、宽度和强度尚缺乏统一的标准。

4. 针刺治疗　目前关于针灸治疗 IBS 的研究较多。一篇网状 Meta 分析显示一线常规治疗或抗抑郁药物反应不佳的 IBS 患者可以考虑针灸作为替代疗法。研究显示针刺可对 IBS 肠道异常运动起到调节作用：对于腹泻型 IBS，针刺具有明显的即时效应；对于便秘型 IBS，针刺可加快胃的排空及肠道蠕动，促进粪便排出；对于肠道平滑肌痉挛，也能解除痉挛状态。但针灸治疗 IBS 的选穴标准不统一，故临床治疗效果可能存在差异。对于便秘型 IBS，临床可考虑选取足三里、中脘、大肠俞等穴位，具体穴位选择仍需要针对具体患者症状进行选择配伍。

5. 盆底肌训练　盆底肌训练（pelvic floor muscle training, PFMT），又被称为凯格尔运动（Kegel exercises）。便秘型肠易激综合征患者进行盆底肌训练，通过主动地收缩盆底肌群，可以增强盆底神经的反射性，让肛门括约肌的松弛更加轻松；加强了肛管的压力，激活直肠敏感性，诱导直肠的收缩；同时，盆底肌群的收缩增强盆腔的压力而引起腹压的增高，促进肠道的蠕动，从而改善患者的排便情况。

6. 高压氧疗法　高压氧治疗，指的是在高于一个大气压的环境中，吸入高浓度的氧来治疗疾病的过程。高压氧可以调节黏膜的吸收功能，调节胃肠的蠕动功能，可以调节大脑皮层的兴奋-抑制功能，改善睡眠，调节自主神经的平衡。有病例研究显示，在药物治疗的基础上采取高压氧治疗 10 ~ 20d 后, IBS 患者腹痛、腹胀减轻, 睡眠好转, 精神状态明显改善。

7. 心理治疗 IBS 与抑郁症之间存在密切关系, 40%~50% 的 IBS 患者有心理障碍的表现, 80% 的患者病情发作和加重与精神心理因素有关, 目前针对 IBS 患者的心理治疗越来越得到重视。临床常采取的心理治疗措施包括调整生活方式、认知行为疗法、动力心理治疗、催眠疗法、暗示疗法等。研究显示, 催眠疗法可以使 IBS 患者情况总体改善更大, 能够更好地应对症状, 并且较少受到症状困扰, 但不能减轻症状的严重程度。认知行为疗法 (cognitive behavioral therapy, CBT) 存在多种方式, 如通过个体化健康教育、认知重建、肌肉渐进性放松训练和呼吸训练等方式, 重新建立患者正确的个人认知, 对患者实施针对性干预, 提升患者治疗信心以及遵医治疗依从性, 并缓解肠易激综合征患者焦虑、抑郁等情绪状态, 提升患者自我效能以及生活质量。IBS 患者进行认知疗法的内容至少应包括以下四点内容: ① IBS 是功能性疾病; ②没有证据显示 IBS 可以直接进展成严重的器质性疾病或恶性肿瘤; ③通过生活方式调整以及适当的药物治疗, 多数患者的 IBS 症状是可以比较理想地得到改善; ④ IBS 症状有可能复发, 但调整生活方式可能预防症状复发。研究显示心理治疗的效果与临床治疗师的治疗水平有着很大的关系。

（十一）营养治疗

饮食因素与 IBS 发生有着密切关系, 所以在治疗过程中要格外注意饮食, 避免油腻及刺激性食物, 戒烟, 戒酒, 养成良好的生活习惯、避免暴饮暴食及睡前进食过量。

1. 饮食规律, 每日三餐应定时定量, 避免暴饮暴食, 细嚼慢咽, 适当延长每次进餐用时, 避免因饮食无节制而导致肠道功能紊乱。

2. 患者的能量和营养需求与常人无异, 建议 25~35kcal/（kg·d）, 三大产能营养素构成合理, 蛋白质 1.0~1.2g/（kg·d）, 摄入量约占总能量的 10%~15%, 脂肪供能占总能量的 20%~25%, 碳水化合物供能 55%~60%, 适当提高非淀粉多糖和膳食纤维的摄入量。

3. 矿物质和维生素可参考膳食营养素参考摄入量（DRI）中的 RNIs 或 AIs 来进行补充, 建议多食用富含维生素和矿物质的食物。

4. 发作期饮食以流食或少渣半流质饮食为主, 病情缓解后, 可采用软食, 后逐步过渡至普食。

5. 禁（忌）食油腻、产气或刺激性食物, 戒酒, 并严禁各种含酒精饮料。

6. 改善肠道菌群环境, 适当补充外源性益生菌。

（十二）康复护理

1. 健康宣教 告知患者肠易激综合征相关知识, 包括病因、临床表现及预后情况, 让患者及照顾者全面了解该疾病, 消除患者恐惧心理, 提高患者在治疗过程中的主动参与性。

2. 心理疏导 肠易激综合征多呈反复发作的过程, 常常会影响患者的生活质量, 多数患者常因此焦虑、恐慌或抑郁。因此, 需要适时对患者开展相应的心理疏导, 缓解患者的不良情绪, 避免加重病情。

3. 指导调整生活方式 健康的生活方式可以减少肠易激综合征的发生, 如指导患者合理饮食、健康作息, 建议患者养成规律的运动习惯, 并根据患者的基础健康状况, 制订合理可行的运动处方。

（十三）预防原则

肠易激综合征是一种较为常见的慢性功能性胃肠病, 发病机制尚不明确, 生活方式及饮食习惯和精神心理因素是重要的诱发因素,因此肠易激综合征的预防原则主要在于构建良好的生活方式,加强体育锻炼,注意均衡饮食,保持良好的精神心理状态。

（十四）预后与转归

临床上经过有效治疗,肠易激综合征患者的症状基本可以完全得到控制,但容易复发,尤其是出现饮食、精神、情绪等诱发因素时,因此肠易激综合征患者应注意保持记录每日的饮食、身体状况,从而尽量远离诱发因素。一般情况下,肠易激综合征症状通常不会发生恶化。

（朱　毅　郭　君）

参 考 文 献

［1］BLACK C J, HOUGHTON L A, FORD A C, et al.Insights into the evaluation and management of dyspepsia:recent developments and new guidelines［J］.Therapeutic Advances in Gastroenterology, 2018, 11:1756284818805597.

［2］MOAYYEDI P M, LACY B E, ANDREWS C N, et al.ACG and CAG Clinical Guideline: Management of Dyspepsia［J］.American Journal of Gastroenterology, 2017, 112(7):988-1013.

［3］SCHÜTTE K, SCHULZ C, MALFERTHEINER P. Funktionelle Dyspepsie；Functional dyspepsia［J］.Der Gastroenterologe, 2018, 13(2):98-105.

［4］TOMITA T, OSHIMA T, MIWA H, et al.New Approaches to Diagnosis and Treatment of Functional Dyspepsia［J］.Curr Gastroenterol Rep, 2018, 20(12):55.

［5］张声生,赵鲁卿.功能性消化不良中医诊疗专家共识意见(2017)［J］.中华中医药杂志,2017,32(06):2595-2598.

［6］孙晓红.功能性消化不良的罗马Ⅳ标准解读［J］.中华全科医师杂志,2017,16(9):661-663.

［7］LACY B E, MEARIN F, CHANG L, et al.Bowel disorders［J］.Gastroenterology, 2016, 150:1393-1407.

［8］SOARES R L.Irritable bowel syndrome:A clinical review［J］.World Journal of Gastroenterology, 2014, 20(34):12144-12160.

［9］方秀才.我国肠易激综合征的诊断现状［J］.中华消化杂志,2015(7):438-440.

［10］DROSSMAN D A.Functional Gastrointestinal Disorders:History, Pathophysiology, Clinical Features and Rome Ⅳ［J］.Gastroenterology, 2016, 150(6):1262-1279.

［11］PATCHARATRAKUL T, GONLACHANVIT S.Outcome of Biofeedback Therapy in Dyssynergic Defecation Patients With and Without Irritable Bowel Syndrome［J］.Journal of Clinical Gastroenterology, 2015, 45(7):593-598.

［12］王斌,朱虹.盆底肌训练在便秘型肠易激综合征治疗中的应用［J］.护理与康复,2019,18(1):43-45.

［13］李军祥.肠易激综合征中西医结合诊疗共识意见(2017年)［J］.中国中西医结合消化杂志,26(3):227-232.

第五章　肝胆胰脾疾患

第一节　脂肪性肝病康复

脂肪性肝病(fatty liver disease, FLD)是以肝细胞脂肪过度贮积和脂肪变性为特征的临床病理综合征。肥胖、饮酒、糖尿病、营养不良、部分药物、妊娠以及感染等是FLD发生的危险因素。根据组织学特征,将FLD分为脂肪肝和脂肪性肝炎;根据有无长期过量饮酒的病因,又分为代谢相关脂肪性肝病和酒精性脂肪性肝病。

一、代谢相关脂肪性肝病的康复

(一)概述

1. 定义　代谢相关脂肪性肝病(metabolic-dysfunction-associated fatty liver disease, MAFLD),原名非酒精性脂肪性肝病(non-alcoholic fatty liver disease, NAFLD),事实上是肝脏脂质代谢紊乱综合征,包括单纯性脂肪肝、脂肪性肝炎、肝硬化甚至肝细胞肝癌等一系列病理变化。其诊断依赖肝脏脂肪积聚(肝细胞脂肪变性)的肝活检组织学或者影像学以及血液生物标志物检查等提示脂肪肝,同时合并以下任何一项:超重/肥胖、2型糖尿病、代谢功能障碍。现代快节奏的生活方式、久坐少动等不健康生活习惯,膳食热量过高、膳食结构不合理等因素与MAFLD发病率不断增高密切相关。至今在国际上尚无获批药物用于治疗该病。

2. 流行病学　MAFLD早已成为西方发达国家慢性肝病首要病因,普通成人MAFLD患病率高达20%~40%。随着生活方式的西化,亚洲国家MAFLD增长迅速,发达地区成人MAFLD患病率高达14%~15%,并且呈低龄化和大众化趋势。有数据显示,中国的MAFLD总患病人数已高达1.3亿,成为仅次于心血管病的重大慢性疾病之一,也是心血管病最大的危险因素。在中国的抽样调查中,普通人MAFLD患病率上海占比为15%、西安为23.4%、重庆为17.4%。MAFLD已成为东西方共同面临的挑战,严重危害人类健康,并对社会造成巨大经济负担。

MAFLD发病常隐蔽,早期常未引发患者重视。整个社会亟需进行相关健康教育以及早期健康预防、早期疾病发现,主动发现、主动干预。未来还需进一步加强MAFLD相关肝病进展机制的探究,对MAFLD疾病全过程进行健康管理,有效预防疾病进展为肝硬化,减缓疾病发展进程,从而减少肝脏相关死亡事件,减轻公共健康相关经济负担。

MAFLD不仅给国家及个人造成沉重的经济负担,而且也导致健康领域的严重不公平。在我国,社会经济方面的弱势群体受到MAFLD的冲击更大。主要原因是:① MAFLD及其危险因素,往往在贫困人群中更加常见,但缺乏健康知识人群很难识别;②贫困人群罹患MAFLD后往往难以获得优质医疗服务、持续的健康管理服务缺乏;③ MAFLD对贫困患者的收入和家庭影响更大。MAFLD发病隐蔽、病程长、后果严重,严重影响国民健康,降低了患者劳动能力,影响收入和家庭和谐,还是当前我国居民医药费用居高不下的最重要影响因素,加剧了低收入人群与其他人群在健康状况和卫生服务可获得性方面的不公平现象。

《世界银行：中国慢性病报告》（2012年）研究显示，我国低收入人群中大病发生的概率相对更高。同时，大量研究显示，早期通过采取改变饮食、行为等有效的干预措施就能够大大减轻MAFLD带来的经济负担，并且能有效改善患者生活质量。世界银行报告测算结果显示，2010—2040年间，如果每年能将MAFLD病死率降低1%，其产生的经济价值大约相当于2010年中国国内经济生产总值的50%。反之，如果不能有效控制MAFLD慢性疾病发展趋势，将加剧人口老龄化、劳动力人口减少所造成的经济社会影响，带来经济发展减速、社会不稳定等风险。

3. 临床特征　代谢相关脂肪性肝病患者多无自觉症状，大多患者是在健康体检或评估其他疾病进行肝功能检查和影像学检查时偶然发现，部分患者可有乏力、消化不良、肝区隐痛、肝脾肿大等非特异性症状及体征。此外，亦可有体重超重和/或内脏性肥胖、空腹血糖增高、血脂紊乱、高血压等代谢综合征相关症状。

（二）病因

MAFLD的病因较多，不合理的生活方式是其主要原因之一，主要包括不合理的膳食结构、不良的饮食习惯、久坐少动的生活方式，而遗传易感性、肥胖、2型糖尿病、高脂血症、冠心病、代谢综合征等单独或共同成为NAFLD的易感因素。

（三）病理生理

MAFLD的发生发展过程非常复杂，病理生理机制仍不明确，目前主要以"多重打击"学说为主，其可以解释部分MAFLD的发病机制。第一次打击主要是肥胖、2型糖尿病、高脂血症等伴随的胰岛素抵抗，引起肝细胞内脂质过量沉积。第二次打击是脂质过量沉积的肝细胞发生氧化应激和脂质过氧化，导致线粒体功能障碍、炎症因子产生、肝星状细胞激活，从而产生肝细胞的炎症、坏死。内质网应激、肝纤维化也加重疾病的进展。肠道菌群紊乱也与MAFLD的发生相关，如高脂饮食会减少菌群多样性，减低普氏菌属数量，增加厚壁菌门与拟杆菌门的比例，升高了肠道营养的吸收效率。此外，遗传背景、慢性心理应激、免疫功能紊乱，在MAFLD的发生发展中也有一定的作用。

（四）病理分型

MAFLD的病理改变以大泡性或大泡性为主的肝细胞脂肪变性为特征。根据肝内脂肪变性、炎症和纤维化的程度，将MAFLD分为单纯性脂肪性肝病、脂肪性肝炎，后者可进展为病变程度更为严重的脂肪性肝纤维化、肝硬化甚至肝癌。

1. 单纯性脂肪性肝病　肝小叶内>30%的肝细胞发生脂肪变，以大泡性脂肪变性为主，根据脂肪变性在肝脏累及的范围，可将脂肪性肝病分为轻、中、重三型。不伴有肝细胞的炎症、坏死及纤维化。

2. 非酒精性脂肪肝炎（NASH）　腺泡3区出现气球样肝细胞、腺泡点灶状坏死、门管区炎症和/或门管区周围炎症。腺泡3区出现窦周/细胞周纤维化，可扩展到门管区及其周围，出现局灶性或广泛的桥接纤维化。

（五）临床表现

MAFLD起病隐匿，发病缓慢，常无症状。少数患者可有乏力、右上腹轻度不适、肝区隐痛或上腹胀痛等非特异症状。严重NASH可出现黄疸、食欲缺乏、恶心、呕吐等症状，部分患者可有肝大。MAFLD发展至肝硬化失代偿期，临床表现与其他原因所致肝硬化相似。

（六）辅助检查

1. 实验室检查　单纯性脂肪性肝病时，肝功能基本正常，或有γ-谷氨酰转肽酶（γ-GT）轻度升高。NASH时，多见血清转氨酶和γ-GT水平升高，通常以谷丙转氨酶（ALT）升高为主。部分患者血脂、尿酸、转铁蛋白和空腹血糖升高或糖耐量异常。

2. 影像学检查　超声诊断脂肪性肝病的准确率高达 70%~80%。利用超声在脂肪组织中传播出现显著衰减的特征，也可定量肝脂肪变程度。CT 平扫肝脏密度普遍降低，肝／脾 CT 平扫密度比值≤1 可明确脂肪性肝病的诊断，根据肝／脾 CT 密度比值还可判断脂肪性肝病的程度。质子磁共振波谱是无创定量肝脏脂肪的最优方法。

3. 病理学检查　肝穿刺活组织检查是确诊 MAFLD 的主要方法，对鉴别局灶性脂肪性肝病与肝肿瘤、某些少见疾病如血色病、胆固醇贮积病和糖原贮积病等有重要意义，也是判断预后的最敏感和特异的方法。

（七）诊断与鉴别诊断

临床诊断标准为：凡具备下列第 1~5 项和第 6 项或第 7 项中任何一项者即可诊断为 MAFLD。①有易患因素：肥胖、2 型糖尿病、高脂血症等；②无饮酒史或饮酒折合乙醇摄入量男性每周＜140g，女性每周 70g；③除外病毒性肝炎、药物性肝病、全胃肠外营养、肝豆状核变性和自身免疫性肝病等可导致肝的特定疾病；④除原发疾病的临床表现外，可有乏力、肝区隐痛、肝脾大等症状及体征；⑤血清转氨酶或 γ-GT、转铁蛋白升高；⑥符合脂肪性肝病的影像学诊断标准；⑦肝组织学改变符合脂肪性病的病理学诊断标准。

（八）临床治疗

1. 病因治疗　针对病因的治疗，如治疗糖尿病、高脂血症，对多数单纯性脂肪性肝病和 NASH 有效。生活方式的改变，如健康饮食、体育运动，在 MAFLD 的治疗中至关重要。对于肥胖的 MAFLD 患者，减重 3%~5% 可改善肝脂肪变，减重 7%~10% 能够改善肝脏酶学和组织学的异常。

2. 药物治疗　单纯性脂肪性肝病一般无需药物治疗，通过改变生活方式即可。对于 NASH 特别是合并进展性肝纤维化患者，使用维生素 E、甘草酸制剂、多烯磷脂酰胆碱等，可减轻脂质过氧化。胰岛素增敏剂如二甲双胍、吡格列酮可用于合并 2 型糖尿病的 MAFLD 患者。伴有血脂高的 MAFLD 可在综合治疗的基础上应用降血脂药物，但需要检测肝功能，必要时联合用保肝药。肠道益生菌可减少内毒素的产生和能量的过度吸收。

3. 其他治疗　对改变生活方式和药物治疗无反应者，可通过减重手术进行治疗。对 NASH 伴有严重代谢综合征患者，也可行粪菌移植。

4. 患者教育

（1）控制饮食、增加运动，是治疗肥胖相关 MAFLD 的最佳措施。减肥过程中应使体重平稳下降，注意监测体重及肝功能。

（2）注意纠正营养失衡，禁酒，不宜乱服药，在服降血脂药物期间应遵医嘱定期复查肝功能。

（九）康复评定

非酒精性脂肪性肝病可进行肌力、耐力、疼痛、心理状态、睡眠障碍、生活质量、身体形态指标评定等七方面身体功能的评定。

1. 肌力　肌力评定建议使用徒手肌力评定（manual muscle test, MMT）。

2. 耐力　可用 6min 步行试验（6-minute walking test, 6-MWT）评定患者对活动的耐受情况。让患者采用徒步运动方式，测试其在 6min 内能承受的最快速度行走的距离。所有患者测试之前的一餐饮食必须清淡，并在测试开始前休息至少 20min。此方法简单，不需特殊设备，易被患者接受。其绝对禁忌证为近 6 个月内不稳定心绞痛或心肌梗死。相对禁忌证为：

静息状态下,心率超过 120 次 /min;收缩压高于 180mmHg,舒张压高于 100mmHg。操作注意事项:①测试前不应进行"热身"运动;②患者日常服用的药物不要停用;③测试时,操作者注意力要集中,不要和其他人交谈,不能数错患者的折返次数;④为减小不同试验日期之间的差异,测试应在各天中的同一时间点进行。如果一个患者在同一天进行 2 次测试,两次测试的间隔至少是 2h。同一天,患者不能进行 3 次测试。

3. 疼痛 疼痛评定推荐使用视觉模拟评分进行。

4. 心理状态 心理状态评定建议使用汉密尔顿焦虑量表和 / 或汉密尔顿抑郁量表进行。

5. 睡眠状况 可选择艾普沃斯嗜睡量表(Epworth sleepiness scale,ESS)、匹兹堡睡眠质量指数(Pittsburgh sleep quality index,PSQI)和快动眼睡眠行为障碍量表(rapid-eye-movement sleep behavior disorder questionnaire,RBDQ)进行评定。有条件时应行多导睡眠图(polysomnography,PSG)监测。

6. 生活质量 可选择健康调查量表 36(36-Item Short Form Health Survey,SF-36)进行健康相关生活质量评定。目前国内外常用的慢性肝病普适性量表可在很大程度上反映肝病患者的生活质量、焦虑及抑郁程度等,尤其是 SF-36 量表,用它来反映肝病患者的生存质量,信度和反应度较好,但是无法精确反映肝病患者的特有临床症状变化。

7. 身体形态指标 身体形态指标评定项目主要包括身高、体重、腰围、臀围、上臂围、胸围、大腿围以及派生值 BMI、腰臀比等指标,身高、体重测量时,要求受试者脱去外套赤足站立,身体直立,双臂自然下垂,正视前方,稳定后仪器自动测出结果。围度测量时,要求受试者自然站立,不要收腹或屏气,轻松吐气,两脚并拢或打开与肩同宽,轻松吐气。胸围测试取乳头水平位置水平 1 周的长度,腰围取肚脐上 1cm 处 1 周的长度,臀围取臀大肌最突起处水平 1 周的长度,大腿围取臀横线最低点水平 1 周的长度,上臂围取上肢自然下垂肱二头肌最粗处的水平 1 周的长度,所有检测均采用国民体质标准测试仪器和测试标准进行。脂肪肝患者脂肪聚集的地方主要集中在腰、臀和大腿部位,所以需密切关注腰围、臀围、大腿围和体重的数值。

（十）康复治疗

1. 饮食管理 代谢相关脂肪性肝病患者倾向于摄入能量密集、富含饱和脂肪酸、胆固醇的食物和含糖饮料,建议代谢相关脂肪性肝病患者进行低热量(500~1 000kcal/d,1kcal=4.186kJ)、低糖及低脂饮食,限制摄入反式脂肪、饱和脂肪酸及含果糖、蔗糖的饮料,同时推荐多摄入不饱和脂肪酸、膳食纤维,食用含益生菌的发酵酸奶,戒烟限酒,改变久坐等不良行为方式。采取的方法有减慢进食速度、少食多餐、餐前喝水或饮汤等。通过健康饮食纠正不良生活方式和行为,调整膳食结构平衡饮食,控制热量摄入,实现减重。1 年内减重 3%~5% 可逆转单纯性脂肪肝,减重 7% 以上可显著改善代谢相关脂肪性肝炎,减重 10% 以上能逆转肝纤维化。饮食管理需与运动疗法相结合。一味地控制摄入饮食中的热能,患者将不可避免地要长期忍受十分严重的饥饿之苦及其他心理上的负担。同时可能丢失较多的组织蛋白,对机体健康造成不良影响。而且,基础代谢率随之降低,不利减肥。

2. 运动疗法 运动处方由运动内容、运动强度、运动时间、运动时段及运动频率等组成。运动疗法有以下益处:降低血甘油三酯及低密度脂蛋白胆固醇,升高高密度脂蛋白胆固醇;提高基础代谢率,增加能量消耗,减轻体重;降低血压、血糖,增加心、肺适应性,预防代谢综合征的发生。健康、科学运动也被推荐用于代谢相关脂肪性肝病的治疗,运动可独立改善肝脏脂肪变性而不依赖减轻体重,但代谢相关脂肪性肝炎患者通常需要减轻体重。

运动方式有抗阻训练、有氧训练及器械训练等。每天坚持中等量有氧运动,或者每周间隔1d 的高强度有氧运动同时加做抗阻训练,能够有效改善代谢相关脂肪性肝病。抗阻运动的能量消耗显著高于有氧运动,对于心肺功能较差的代谢相关脂肪性肝病患者可能是一种更好的选择。但高强度短时间的运动不利于脂肪的消耗,反而增加了心、肺的负担。代谢相关脂肪性肝病患者应根据自身条件选择合适的运动方式,规律进行每周 180min 以上的运动量,达到减缓代谢相关脂肪性肝病进展的目的。在有氧运动能够达到减肥目的的同时,增加适宜强度的核心力量训练,能够有效改善身体成分,有较好的塑形效果。积极参加各种户外活动和社区活动,以散步、慢跑、健步走、骑自行车、抖空竹、打乒乓球等有氧运动为主,结合太极拳、保健操和健身舞等休闲运动。应注意运动的安全性。运动过程应监控患者心率,并关注患者的客观感受,一旦发现异常,随时调整运动强度甚至停止运动,谨防出现意外事故。运动时段最好避免饭后立即运动、凌晨和深夜的时间段。整个运动方案的实施要循序渐进,逐渐达到最适运动量,然后长期坚持。合理的运动疗法能够改善身体形态、体脂率,减少腹部脂肪厚度和内脏脂肪含量,有效降低肝功能血液指标,降低血脂,从而减轻脂肪肝的症状。实验证明,合理的运动疗法不会加重肝功能损伤。运动联合饮食控制对代谢相关脂肪性肝病的干预效果更佳。

3. 传统中医治疗 传统中医治疗包括针刺疗法、腹部推拿疗法、穴位贴敷疗法、穴位注射疗法、按压、灸法、穴位埋线等。中医认为非酒精性脂肪肝的病因病机为过食肥甘厚味、情志不畅、劳逸失调及病后体虚引起肝失疏泄、脾运化失调、痰湿瘀互结而形成的。病位在肝,与脾肾相关。故多选用肝经、脾经和胃经等穴位为主。处方选穴主要以经络学说为指导,以辨证论治为原则,采用局部取穴和远端配穴相结合的特点,根据穴位的主治、功能及特定穴的性能,选取以下穴位:中脘、天枢、大横、腹结、水分、丰隆、带脉、章门、阴陵泉、曲池、支沟。针刺疗法可通过刺激穴位加强胃肠道的蠕动和刺激消化液的分泌,抑制患者过强的食欲,加快代谢,促进脂肪代谢,使脂肪在体内燃烧。

4. 物理治疗 运用电子生物反馈技术,通过电磁波纠正肝脏紊乱的生物信息及能量传递,增加肝脏单位血流量,红细胞变形能力及氧交换能力,有效改善肝脏微循环,恢复肝脏免疫诱导因子的产生,促进药物吸收利用,从而促进肝病患者的康复。

5. 调节肠道微生态 肠道微生物群与代谢相关脂肪性肝病的发病密切相关,调节肠道微生态是一种可尝试的治疗策略。益生菌是一类对人体有益的活性微生物,主要包括乳杆菌类、双歧杆菌类和革兰氏阳性球菌类等,能够维持人体微生态平衡,可在抗菌、免疫调节和维持肠道黏膜屏障等多方面发挥作用。益生元是一种选择性刺激某种细菌的生长和活性,从而对人体产生有益影响的膳食补充剂,主要包括寡糖类和低聚糖类物质,通过增加饱腹感而减少食物的摄入,有利于人体健康。

6. 心理干预 不良的人际关系、不断增加的工作压力、低社会经济地位常使代谢相关脂肪性肝病患者处于慢性心理应激状态,这种状态将导致机体下丘脑 - 垂体 - 肾上腺轴失调,造成糖脂代谢紊乱,引起肝细胞内脂肪聚积,并可诱导肝脏持续的炎症反应,从而加重肝损伤。因此,临床医生应对代谢相关脂肪性肝病患者进行必要的心理疏导和健康教育,并帮助其修正不良行为,建立并维持良好的生活方式,从而促进代谢相关脂肪性肝病的康复。

7. 自我管理 保持住所居室内空气清新和温湿度适宜;保持良好的、规律的生活习惯,保证充足的、高质量的睡眠;戒烟忌酒;合理膳食;预防便秘。定期与医疗人员或保健人员交流,完善个体化饮食和锻炼计划,定期体检,监测代谢相关脂肪性肝病相关指标,实现自我健康管理。自我管理的目的是改善患者的自我保健能力，发展自我管理技能，提高患者对医疗保健决策的责任，但由于慢性疾病患者往往缺乏足够的疾病知识及疾病管理技能，缺乏家人和朋友的有效支持，缺乏战胜疾病的信心等问题，在实施过程中往往会遇到各种各样的障碍。根据患者的情况，其自我管理干预方式可分为以专业人员引导和非专业人员引导两种方式。专业人员引导可通过发放健康知识手册、举行健康讲座、定期电话干预和随访、建立微信公众号、利用互联网医院等方式向患者进行专业知识的普及。非专业人员引导常见的方式为同伴支持自我管理方式，同伴通常需先接受一定时间的训练，培训支持患者所需的技能，然后再与其他患者进行一对一的倾听、讨论关心和提供支持，形式主要包括面对面的自我管理计划、基于互联网的方式等。通过与同伴讨论互相关心的健康话题，促进医护人员的信任，提高患者的健康水平，增强患者战胜疾病的信心。

（十一）营养治疗

代谢相关脂肪肝病因复杂，通常由脂肪摄入过多、肝内糖类或氨基酸转化脂肪增多或氧化减少、载脂蛋白合成减少或释放障碍等因素所导致。

营养治疗原则：控制总热量，限制脂肪和胆固醇的摄入，给予充足蛋白质、维生素、矿物质及膳食纤维，可促进脂肪酸氧化分解，改善肝功能，防止病情发展。

1. 控制能量摄入　能量摄入过多可使脂肪合成增多，加速肝脂肪病变。合并超重/肥胖者应严格限制能量摄入，建议每日减少 2 090~4 180kJ（500~1 000kcal）能量饮食，采用低能量的平衡饮食，也可采用限能量代餐或间歇性断食疗法，使半年内体重下降 5%~10%。

2. 适当提高蛋白质供给量　可避免体内蛋白质损耗，利于肝细胞的修复和再生，纠正低蛋白血症，同时蛋白质有较高的食品特殊动力作用，利于减轻体重；每日供给蛋白质1.0~1.5g/kg 为宜，重体力劳动者 1.5~2.0g/kg。可选用脱脂牛奶，去脂奶渣，鸡蛋清，鱼类，煮过的瘦猪肉、牛肉、鸡肉等食物。对于存在蛋白质热量不足和糖代谢异常的患者，应增加优质蛋白质摄入，睡前加餐可减少夜间低血糖发作并改善能量平衡。

3. 适当控制碳水化合物　限制含糖饮料、糕点和深加工精制食品，增加全谷类食物摄入。低碳水化合物饮食能够短期内显著地减轻体重，改善血脂水平。

4. 控制脂肪和胆固醇　降低脂肪摄入量，减少胆固醇、饱和脂肪酸（动物脂肪和棕榈油等）和反式脂肪（油炸食品）的摄入，适当增加不饱和脂肪酸摄入，每日胆固醇摄入量小于300mg，脂肪供能<25% 总能量。

5. 补充维生素、矿物质和膳食纤维　主食粗细搭配，多食蔬菜、水果。一日三餐定时适量，严格控制晚餐的热量和晚餐后进食行为。

6. 限制饮酒量　严格避免过量饮酒，男性酒精摄入量控制在每天 30g 以下，女性每天20g 以下，肝炎及肝硬化患者应该严格戒酒。多饮咖啡和茶可能有助于患者康复。

（十二）康复护理

1. 疾病预防指导　采用多元化方式，开展健康卫生宣教，使健康人群及患者了解脂肪性肝病的病因，改变不良的生活行为习惯，建立健康的生活方式。

2. 疾病知识指导　根据患者病情、生活习惯、性格特征、身心状态等进行综合评估，在此基础上与其充分沟通，使患者了解脂肪肝诱发因素、病情进展、影响因素及预后知识，制订可行性健康指导计划。教育患者保持良好的心理状态，增强治疗的信心，提高治疗的依从性。

3. 饮食指导　为患者制订个体化的饮食方案，指导患者建立合理的饮食结构及习惯，戒除烟酒；为患者正确选择食物，粗细搭配，营养均衡；嘱患者规律饮食，控制总热量的摄入。

4. 运动指导　为患者制订个体化运动方案,进行中、低强度有氧运动,循序渐进、持之以恒,提高机体的抵抗能力。

5. 延续护理　定期通过电话随访、短信、微信的方式向患者发送脂肪肝知识,提醒患者控制饮食,坚持运动锻炼,遵医嘱定时服药,追踪患者的疾病状态等。这有助于患者掌握脂肪肝基础治疗的要点,主动对自己的饮食起居、运动锻炼及生活方式进行调整和安排,提高自我管理能力,建立健康的行为习惯,使治疗效果得到延续。

（十三）预防原则

代谢相关脂肪性肝病的发生发展主要和肥胖、2 型糖尿病、代谢综合征等因素有关,必须采取综合的预防措施,才能收到比较好的效果。去除诱因是预防代谢相关脂肪性肝病的最好措施。此外,预防原则还包括科学合理的饮食制度、纠正不良的饮食习惯、中等量的有氧运动、谨慎使用药物、定期健康体检等。

（十四）预后与转归

代谢相关脂肪性肝病预后往往较好,单纯性脂肪性肝病如积极治疗,可完全恢复。脂肪性肝炎如能及早发现、积极治疗,多数能逆转。而部分脂肪性肝炎可发展为肝硬化甚至肝癌,其预后与病毒性肝炎后肝硬化、酒精性肝硬化相似。

二、酒精性肝病康复

（一）概述

1. 定义　酒精性肝病(alcoholic liver disease, ALD)是由于大量饮酒所致的肝脏疾病。其疾病谱包括酒精性肝炎、酒精性脂肪肝、酒精性肝纤维化和肝硬化,可发展至肝癌。本病在欧美国家多见,近年我国的发病率也有上升,我国部分地区成人的酒精性肝病患病率为4%~6%。

2. 流行病学　在欧美国家、韩国、日本等发达国家,因过量饮酒引起的酒精性脂肪肝病的患病率居高不下,已成为酒精滥用相关死亡的主要原因之一。近十年来,我国酒精类生产和消费逐年增加,酒精滥用人数迅速增长。WHO《2018 全球酒精与健康状况报告》显示,近十年来中国酒精消费增长76%,酒精性肝病比例翻倍,其中大多数 ALD 患者(约98%)是男性,6% 的男性死于饮酒。

遗憾的是,我国至今尚缺乏全国范围的、大规模的 ALD 流行病学调查数据,来自我国部分地区的 ALD 流行病学调查显示,男性饮酒率和 ALD 患病率显著高于女性,部分少数民族 ALD 的患病率高于汉族居民。此外,我国一些医院调查研究亦发现,酗酒超过 5 年的患者中,ALD、酒精性肝炎和酒精性肝硬化的患病率分别为50%、10% 和10%。而且,肝脏损伤的严重程度与饮酒量、研究持续时间密切相关。在近十年中,嗜酒患者因肝硬化、肝衰竭、肝癌等并发症接受肝移植的数量不断增加。由此可见,ALD 同样也是我国不可忽视的健康问题。

3. 临床特征　酒精性肝病缺乏特异性临床特征,其症状轻重不一,初期主要表现为无症状的肝大,其次为肝区痛及压痛。进展期中,少数患者可有轻度黄疸,实验室检查提示与胆道系统阻塞有关。重症患者可以出现门静脉高压甚至肝功能衰竭,并可以有腹水和下肢水肿的表现,偶见脾肿大。部分患者可以伴有维生素缺乏表现,如周围神经炎、舌炎、口角炎、皮肤瘀斑等。

（二）病因

酒精性肝病的主要病因是长期大量饮酒,除此之外营养不良、饮酒量和饮酒方式、遗传因素以及肝炎病毒等都是诱发因素。此外,有研究显示肠道菌群紊乱,引起肠道内高产乙醇菌大量增殖,产生大量内源性乙醇,也是 ALD 的病因之一。

（三）病理生理

乙醇损害肝脏可能涉及下列多种机制:①乙醇的中间代谢物乙醛是高度反应活性分子,能与蛋白质结合形成乙醛 - 蛋白加合物,后者不仅对肝细胞有直接损伤作用,而且可以作为新抗原诱导细胞及体液免疫反应,导致肝细胞受免疫反应的攻击;②乙醇代谢的耗氧过程导致小叶中央区缺氧;③乙醇在肝细胞微粒体的乙醇氧化途径中产生活性氧,导致损伤;④大量饮酒可致肠道菌群失调、肠道屏障功能受损,引起肠源性内毒素血症,加重肝脏损伤;⑤长期大量饮酒患者血液中酒精浓度过高,肝内血管收缩、血流和氧供减少,且酒精代谢时氧耗增加,导致肝脏微循环障碍和低氧血症,肝功能进一步恶化。

增加酒精性肝病发生的危险因素有:①饮酒量及时间,一般认为,短期反复大量饮酒可发生酒精性肝炎。平均每日乙醇摄入 40g,持续时间 >5 年可发展为慢性酒精性肝病。②遗传易感因素,被认为与酒精性肝病的发生密切相关,但具体的遗传标记尚未确定。③性别,同样的酒摄入量女性比男性易患酒精性肝病,与女性体内乙醇脱氢酶（ADH）含量较低有关。④其他肝病,如 HBV 或 HCV 感染可增加酒精性肝病发生的危险性,并可使酒精性肝损害加重。⑤肥胖是酒精性肝病的独立危险因素。⑥营养不良。

（四）病理分型

酒精性肝病病理学改变主要为大泡性或大泡性为主伴小泡性的混合性肝细胞脂肪变性。依据病变肝组织是否伴有炎症反应和纤维化,可分为酒精性脂肪肝、酒精性肝炎、酒精性肝纤维化和酒精性肝硬化。

1. 酒精性脂肪肝 乙醇所致肝损害首先表现为肝细胞脂肪变性,轻者散在单个肝细胞或小片状肝细胞受累,主要分布在小叶中央区,进一步发展呈弥漫分布。根据脂肪变性范围可分为轻、中和重度。肝细胞无炎症、坏死,小叶结构完整。

2. 酒精性肝炎、肝纤维化 肝细胞坏死、中性粒细胞浸润、小叶中央区肝细胞内出现酒精性透明小体（马洛里小体）为酒精性肝炎的特征,严重的出现融合性坏死和 / 或桥接坏死。窦周 / 细胞周纤维化和中央静脉周围纤维化,可扩展到门管区,中央静脉周硬化性玻璃样坏死,局灶性或广泛的门管区星芒状纤维化,严重的出现局灶性或广泛的桥接纤维化。

3. 酒精性肝硬化 肝小叶结构完全毁损,代之以假小叶形成和广泛纤维化,大体形态为小结节肝硬化。根据纤维间隔是否有界面性肝炎,分为活动性和静止性。

（五）临床表现

临床表现一般与饮酒的量和嗜酒的时间长短有关,患者可在长时间内没有任何肝脏的症状和体征。

酒精性肝炎临床表现与组织学损害程度相关。常发生在近期（数小时至数周）大量饮酒后,出现全身不适、食欲缺乏、恶心呕吐、乏力、肝区疼痛等症状。可有低热、黄疸、肝大并有触痛。严重者可发生急性肝衰竭。

酒精性脂肪肝常无症状或症状轻微,可有乏力、食欲缺乏、右上腹隐痛或不适,肝脏有不同程度的肿大。

酒精性肝硬化临床表现与其他原因引起的肝硬化相似,可伴有慢性酒精中毒的表现,如精神神经症状、慢性胰腺炎等。

部分嗜酒者停止饮酒后可出现戒断症状,表现为四肢发抖、出汗、失眠、兴奋、躁动、乱语。戒断症状严重者如果不及时抢救,也可能会导致死亡。

（六）辅助检查

1. **实验室检查**　酒精性脂肪肝可有血清谷草转氨酶（AST）、谷丙转氨酶（ALT）轻度升高。酒精性肝炎 AST 升高比 ALT 升高明显，AST/ALT 常大于 2，但 AST 和 ALT 值很少大于500U/L，否则应考虑是否合并有其他原因引起的肝损害。γ-GT 常升高，总胆红素（TBIL）、凝血酶原时间（PT）和平均红细胞容积（MCV）等指标也可有不同程度的改变，联合检测有助于诊断酒精性肝病。

2. **影像学检查**　同非酒精性脂肪肝的影像学检查。

3. **病理学检查**　肝活组织检查是确定酒精性肝病及分期分级的可靠方法，是判断其严重程度和预后的重要依据。但很难与其他病因引起的肝损害鉴别。

（七）诊断与鉴别诊断

饮酒史是诊断酒精性肝病的必备依据，应详细询问患者饮酒的种类、每日摄入量、持续饮酒时间和饮酒方式等。目前酒精摄入的安全阈值尚有争议。我国现有的酒精性肝病诊断标准为：长期饮酒史（>5 年），折合酒精量男性≥40g/d，女性≥20g/d；或 2 周内有大量饮酒史，折合酒精量>80g/d。酒精量换算公式为：酒精量（g）= 饮酒量（ml）× 酒精含量（%）×0.8。

酒精性肝病的诊断思路为：①是否存在肝病；②肝病是否与饮酒有关；③是否合并其他肝病；④如确定为酒精性肝病，则其临床病理属哪一阶段，可根据饮酒史、临床表现及有关实验室及其他检查进行分析，必要时可做肝穿刺活检组织学检查。

本病应与代谢相关脂肪性肝病、病毒性肝炎、药物性肝损害、自身免疫性肝病等其他肝病及其他原因引起的肝硬化进行鉴别。酒精性肝病和慢性病毒性肝炎关系密切，慢性乙型病毒性肝炎、慢性丙型病毒性肝炎患者对酒精敏感性增高，容易发生酒精性肝病；反之，酒精性肝病患者对病毒性肝炎易感性也增加。

（八）临床治疗

1. **患者教育**　戒酒是治疗酒精性肝病患者最重要的措施。戒酒能显著改善各个阶段患者的组织学改变和生存率，并可减轻门静脉压力及减缓向肝硬化发展的进程。因此，对酒精性肝病患者，应劝其及早戒酒。

2. **营养支持**　长期嗜酒者，酒精取代了食物所提供的热量，故蛋白质和维生素摄入不足而引起营养不良。所以酒精性肝病患者需要良好的营养支持，在戒酒的基础上应给予高热量、高蛋白、低脂饮食，并补充多种维生素（如维生素 B、C、K 及叶酸）。

3. **药物治疗**　多烯磷脂酰胆碱可稳定肝窦内皮细胞膜和肝细胞膜，降低脂质过氧化，减轻肝细胞脂肪变性及其伴随的炎症和纤维化。美他多辛可加快乙醇代谢。N-乙酰半胱氨酸能补充细胞内谷胱甘肽，具有抗氧化作用。糖皮质激素用于治疗酒精性肝病尚有争论，但对重症酒精性肝炎可缓解症状，改善生化指标。其他药物，如 S-腺苷蛋氨酸、甘草酸制剂也有一定疗效。酒精戒断症状严重者，除对症处理外，可考虑应用纳洛酮、苯二氮䓬类镇静剂，医护人员和家人要给予鼓励和关心，帮助患者戒酒。

4. **肝移植**　严重酒精性肝硬化患者可考虑肝移植，但要求患者肝移植前戒酒 3~6 个月，并且无严重的其他脏器的酒精性损害。

（九）康复评定

1. **饮酒依赖评定**　通过华人饮酒问题调查问卷（CAGE questionnaire）或酒精使用疾患确认测试（alcohol use disorder identification test，AUDIT）等简单的问卷，从而判断该患者是否有酒精依赖或酗酒的病史，并对患者的酒精依赖程度进行分层。

2. 头发及尿液指标　头发、尿液内所含乙基葡萄糖醛酸苷（ethyl glucuronide，EtG）被认为是乙醇在人体内的特异性代谢产物，其头发中的含量可反映患者6个月的饮酒情况，尿液中EtG的含量能反映患者80h内的饮酒情况。

3. 营养状态评定　目前常用于营养状态评估的指标包括血浆内脏蛋白浓度、人体测量学指标、肌力、肌酐身高指数、体重指数、生物电阻抗、身体主成分测定等。但是以上检测方法不仅受到肝脏疾病严重程度的影响，而且还受到病因本身的影响，临床上尚没有一种简单而准确的标准用于评估营养不良状况。

（1）人体测量学指标：在人体测量学参数方面，常用参数包括体质量指数（BMI）、上臂肌围（mid-arm muscle circumference，MAMC）、上臂围（mid-arm circumference，MAC）、三头肌皮褶厚度（triceps triceps skinfold thickness，TSF）。此法比较简单易行，主要用于测定脂肪储存情况及瘦组织群。通过比较实测值与正常参考值，以判断营养不良的有无及严重程度。肝硬化患者合并腹水及水、钠潴留时，其体重和BMI往往偏高，但是BMI是检测肝硬化营养不良的可靠参数，周围水肿和腹水均不影响诊断结果。另外，MAC、AC及TSF不受下肢水肿及腹水的影响，适用于所有肝病患者。

（2）检测指标：主要包括血清白蛋白（ALB）和前白蛋白（PA）、淋巴细胞计数（total lymphocyte count，TLC）和计算肌酐身高指数（creatinine-height index，CHI）。白蛋白和前白蛋白主要由肝脏合成，可反映机体内脏蛋白营养状况，其水平受肝功能及营养的影响较大。TLC是反映免疫功能的简易指标，当进食减少、营养不良和应激反应时均可下降。CHI是被试者24h尿肌酐排出量（mg）占同身高标准体重24h尿肌酐排出量（mg）的百分比。肌酐是肌肉分解的产物，其排出量相对恒定。当酒精性肝病患者出现营养不良时，蛋白质贮存减少，肌肉萎缩，肌酐生成量减少，因此CHI变小。CHI可反映体内蛋白合成和代谢状况，不受腹水的影响，但在肾功能不全时，则不再适用此法。

（3）能量和物质代谢评估：机体总能量消耗（total energy expenditure，TEE）主要包括基础能量消耗（basal energy expenditure，BEE）、体力活动能量消耗、食物的特殊动力作用（specific dynamic action of food）三部分。BEE是指人体在清醒而又极端安静的状态，不受肌肉活动、环境温度、食物及精神紧张等影响时的能量消耗。由于测定条件苛刻，临床上多用静息能量消耗（resting energy expenditure，REE）替代。REE是指禁食2h以上，在合适温度下，安静平卧或静坐30min以上所测得的人体能量消耗。REE可以通过哈里斯-本尼迪克特公式（Harris-Benedict formula）来计算，但是该公式易受主观因素的影响，存在一定的缺陷。根据间接测热法设计的间接能量测定仪（简称"代谢车"）是目前测定机体能量消耗的"金标准"。代谢车不仅能测量出机体实际REE，还可以计算呼吸商（respiratory quotient，RQ）。RQ是一定时间内供能物质氧化时产生的CO_2量与消耗O_2量的比值，糖类RQ值为1，脂质最小，为0.7左右。RQ能比较准确地反映机体三大营养底物的氧化率。健康人RQ一般在0.85左右。在长期饥饿或营养不良的情况下，人体的能量主要来自自身脂肪或蛋白质的分解，RQ偏低。

（十）康复治疗

1. 戒酒　饮酒和酒精性肝病发展的因果联系早已被证实，且与预后密切相关。戒酒数周至数月内，可使单纯酒精性肝病停止进展，甚至恢复正常；也可改善酒精性肝病的临床表现、减缓肝纤维化的进程。在酒精性肝病患者戒酒过程中需要注意预防戒断综合征的发生，必要时给予短效苯二氮䓬类镇静药。需要说明的是戒酒可以提高酒精性脂肪肝（ALF）和酒精性肝硬化(ALC)患者的生存率,但对出现了肝衰竭症状(凝血酶原时间明显延长、腹水、肝性脑病等)或病理学有明显炎症浸润的患者,其作用甚微,故戒酒越早越好。

2. 营养支持　由于乙醇产热取代了食物所提供的热量,长期饮酒使得蛋白质和维生素等营养物质摄入不足,加上胃肠道黏膜屏障损伤导致消化吸收不好等多方面原因,大部分急慢性患者均有不同程度的营养不良。长期的营养失衡可降低患者的免疫力和抗感染能力,使肝脏的解毒能力降低,进而加重酒精对肝脏的损害,影响肝脏的再生修复,导致各种并发症的产生。故在酒精性肝病患者的治疗过程中,在戒酒的基础上还应该加强营养的补充,营养状况的好坏直接影响了患者的转归和预后。一般可采取肠内营养和肠外营养给患者提供营养物质。

3. 调节肠道微生态　在适量饮酒患者、酗酒患者和酒精性肝硬化患者中,肠道菌群的结构和功能均发生了改变。改变肠道微生物群被认为是治疗酒精性肝病的新方法,益生元、益生菌、抗生素或粪便微生物群移植通过调节肠道微生态可改善肠道菌群失衡,有效地防止可能由肠道微生物群的酒精性肝病相关变化引起的细菌移位和有害的炎症反应,并且可以预防疾病进展到严重的疾病。益生菌能促进抗炎环境,维持肠屏障完整性,同时抑制细菌移位和内毒素产生。益生元和抗生素能促进肠道内环境稳定的重建。其中,益生元到达大肠,有利于肠道有益细菌生长,提高身体对入侵病原体的抵抗性。而抗生素是抗微生物剂,其可以减少有害细菌的数量,减少释放的脂多糖的量并减少相关的炎症反应,来减少对肝脏损害。其可作为酒精性肝病的潜在治疗选择。

4. 维生素 D　酗酒是骨质疏松的危险因素。ALD 患者骨量减少者的比例达 34%~48%,骨质疏松者的比例达 11%~36%,90% 酒精性肝硬化患者缺乏维生素 D。

5. 精神治疗　酒精性肝病患者要保持良好的心态,以免因心理压力和精神因素导致病情加重,影响疾病的治疗效果。短暂干预法是较为有效的戒酒的精神疗法。酒精性肝病患者在戒酒和积极治疗的过程中,必要时可咨询心理学家进行精神治疗。由于酒精性肝病患者多数有长期的饮酒史,一时难以戒掉,这还需要家人的鼓励、监督,以提高患者的自我控制能力。

6. 并发症处理　重症酒精性肝病的患者虽然已戒酒,但肝大持续存在,同时可能并发肝性脑病、肺炎、急性肾功能衰竭、消化道出血、内毒素血症等,应对其进行预防和治疗,以提高酒精性肝病的生存率。

(十一)营养治疗

长期嗜酒者,酒精取代了食物所提供的热量,使蛋白质和维生素摄入不足,加上酒精对胃肠道黏膜的直接或间接损害及肝功能不全,导致消化吸收功能受损和营养流失,从而引起不同程度的营养不良。营养不良会导致酒精性肝病的病死率上升,因此酒精性肝病患者需要良好的营养支持。

治疗原则是在戒酒的基础上应给予高热量、高蛋白、低脂饮食,并补充多种维生素(如维生素 B、C、K 及叶酸)。

1. 根据疾病的不同阶段计算总的能量需求,病情变化时随时进行营养评估。合理分配三大营养物质比例。

2. 营养方式　首选自主口服进食,正常饮食不能满足营养需求,且没有肠梗阻等禁忌证时,应用总蛋白质配方进行肠内营养。肠内营养仍不能满足需求时,应给予肠外营养支持。

3. 患者营养不良的特点是蛋白质能量营养不良,应主要补充蛋白质热量的不足,重症酒精性肝炎患者应考虑夜间加餐(约700kcal/d),以防止肌肉萎缩,增加骨骼肌容量。

4. 补充多种维生素和微量元素。韦尼克脑病症状明显者及时补充B族维生素。

（十二）康复护理

1. 健康宣教　向患者及家属介绍疾病知识及护理技巧,尤其识别危重症征象和应急措施,指导亲属予以患者精神支持和生活照顾。指导患者严格遵医嘱用药,了解药物的主要副作用。要求患者定期复诊。动员患者家属对患者的严密监管,不给患者饮酒的机会,防止患者复饮,从而促进疾病的康复。

2. 安全护理　根据患者的病情,对其安全性进行评估,严格加强床栏防护,必要时使用约束带,防止发生坠床及撞伤等意外。密切注意肝性脑病及酒精戒断综合征的早期征象,如有异常应及时协助医生处理。

3. 基础护理　生活上协助患者做好进餐、沐浴和如厕等生活护理。腹水患者应每日测量腹围和体重,并做好记录。如患者应用利尿剂,要准备记录出入量,观察患者用药后的反应,防止水、电解质紊乱的发生。如合并下肢水肿,应抬高下肢。大量腹水的患者可取半卧位,以使膈下降,有利于呼吸运动,减轻呼吸困难和心悸,避免使腹内压力突然增加的因素,如剧烈咳嗽、打喷嚏及用力排便等。患者因皮肤干燥、水肿、黄疸所致皮肤瘙痒及长期卧床等因素,易发生皮肤破损和继发感染,应加强皮肤护理,避免皮肤破损及褥疮等并发症的发生。保持床褥干燥、平整,定期协助患者翻身。对眼睑闭合不全、角膜外露的患者可用生理盐水纱布覆盖眼部。有留置尿管的患者,详细记录尿量、颜色及气味。卧床患者予以肢体被动活动,防止静脉血栓形成及肌肉萎缩。合并上消化道出血时应使头偏向一侧,防止窒息或误吸;必要时使用负压吸引器清除气道内的分泌物、血液及呕吐物,保持呼吸道通畅。有活动性出血的患者,可能在排便时或排便后站立时出现晕厥,应指导患者坐起、站立时动作缓慢,出现头晕、心慌及出汗时立即卧床休息,必要时由护士陪同如厕或暂时在床上排泄。排便次数较多者注意肛周皮肤清洁和保护。进行腹腔穿刺放腹水前排空膀胱,穿刺后用无菌敷料缚紧,记录抽出腹水的量。进行抢救工作迅速而不忙乱,经常巡视重症患者,陪伴患者,解释各项检查和治疗措施。

4. 饮食护理　在疾病急性期,宜进食清淡、易消化、富含维生素的流质食物,不宜强迫进食及进食高营养食物。必要时可遵医嘱静脉补充葡萄糖、脂肪乳和维生素。在食欲好转后,可逐渐增加饮食,少食多餐,应避免暴饮暴食,注意调节饮食的色、香、味,保证营养摄入。蛋白质以优质蛋白为主,多食水果、蔬菜等含维生素丰富的食物。伴有糖尿病和肥胖的患者,不宜长期摄入高糖和高热量的食物。腹胀者可减少产气食品和引起便秘的食品,如牛奶、豆制品、坚果、干果等。有腹水的患者应高蛋白、高热量、高纤维素、低钠饮食。一般腹水患者不需限制饮水量,而当血钠低于30mmol/L时,应限制饮水量每日小于1 500mL。上消化道出血伴恶心呕吐者应禁食。少量出血无呕吐者,可进温凉、清淡流质食物,出血停止后改为营养丰富、易消化、无刺激性半流质、软食,少量多餐,逐渐过渡到正常饮食。

5. 心理护理　患者因病情重、病程长、病情复杂、经济问题等原因,常出现烦躁、焦虑及悲观等情绪,甚至不配合治疗。因此,要针对不同的心理问题,予以耐心解释和劝导,积极与患者交流,倾听患者的诉说,尊重患者的人格,解除其顾虑与不安情绪,取得其信任与合作,鼓励其战胜疾病的信心,共同参与疾病的护理。

（十三）预防原则

酒精性脂肪肝和非酒精性脂肪肝类似,其发生发展主要和酒精滥用、不良生活及饮食习惯、肥胖、代谢综合征等因素密切相关,同样需要采取综合预防措施。首先,戒酒和防治戒断综合征是预防酒精性肝病的唯一有效方法;其次,在此基础之上同样需要科学合理的饮食制度、纠正不良的饮食习惯、中等量的有氧运动、谨慎使用药物、定期健康体检等综合预防手段。

(十四)预后与转归

酒精性脂肪肝一般预后良好,戒酒后可部分恢复。酒精性肝炎如能及时治疗和戒酒,大多可恢复。若不戒酒,酒精性脂肪肝可直接或经酒精性肝炎阶段发展为酒精性肝硬化。患者死亡的主要原因为肝衰竭及肝硬化相关并发症。

(汤有才　郑鹏远)

参 考 文 献

[1] ZHOU J H, ZHOU F, WANG W X, et al.Epidemiological feature of NAFLD from 1999 to 2018 in China[J]. Hepatology, 2020, 71(5):1851-1864.

[2] YOUNOSSI Z, ANSTEE Q M, MARIETTI M, et al.Global burden of NAFLD and NASH: trends, predictions, risk factors and prevention[J].Nature reviews Gastroenterology & hepatology, 2018, 15(1):11-20.

[3] CANFORA E E, MEEX R C R, VENEMA K, et al.Gut microbial metabolites in obesity, NAFLD and T2DM[J]. Nature Reviews Endocrinology, 2019, 15(5):261-273.

[4] IOANNOU G N, GREEN P, KERR K F, et al.Models estimating risk of hepatocellular carcinoma in patients with alcohol or NAFLD-related cirrhosis for risk stratification[J].Journal of hepatology, 2019, 71(3):523-533.

[5] 施军平,范建高.脂肪性肝病诊疗规范化的专家建议(2019年修订版)[J].实用肝脏病杂志,2019,22(6):787-792.

[6] 卓一凡,申莹歌,许倩倩.行为干预模式护理对非酒精性脂肪肝患者生活习惯及依从性的影响[J].现代医用影像学,2019,28(2):451-452.

[7] 白尊艳,杨金仙,卢伟琴,等.延续护理对非酒精性脂肪性肝病患者的干预效果[J].健康研究,2017,37(4):390-392.

第二节　肝硬化康复

一、概述

肝硬化(liver cirrhosis)是一种常见的由不同病因引起的肝脏慢性、进行性、弥漫性病变,是在肝细胞广泛变性和坏死基础上产生的肝脏纤维组织弥漫性增生,并形成再生结节和假小叶,导致正常肝小叶结构和血管解剖的破坏。病变逐渐进展,晚期出现肝功能衰竭、门静脉高压和多种并发症。这一定义全面地介绍了肝硬化的病因、病理改变和临床表现特征。

二、病因

肝硬化是一种由不同病因引起的肝脏慢性进行性弥漫性病变。目前医学上公认的病因有病毒性肝炎、慢性酒精中毒、非酒精性脂肪性肝炎、化学毒物或药物遗传代谢性疾病、肝淤血、自身免疫性疾病、血吸虫病等。如图 5-2-1 所示,肝硬化的病因潜伏在我们日常生活的方方面面,其中肝炎病毒、饮酒以及老百姓俗称的脂肪肝病毒性肝炎、慢性酒精中毒、非酒精性脂肪肝炎,占据了肝硬化病因的半壁江山甚至更多。有数据显示我国肝硬化的病因以乙型病毒性肝炎最常见,欧美则以酒精性肝病最常见。近年来随着生活方式的改变,脂肪肝特别是非酒精性脂肪性肝炎成为最常见的肝脏疾病之一,它也可以引起肝硬化,由于大部分肝硬化的病因相对比较明确,预防和去除病因就可以从源头上阻断肝硬化的发生,避免肝硬化的"雾霾",从这个角度上说,做好肝炎病毒疫苗的接种工作,避免饮酒和滥用药物,保持健康的饮食和生活方式,都是切实有效的保护肝脏预防肝硬化的措施。

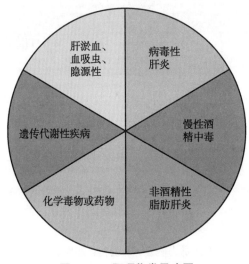

图 5-2-1 肝硬化常见病因

三、病理生理

肝硬化是一种逐渐发展的慢性、弥漫性病变。急性的肝损害可能导致肝功能衰竭,但要发展到肝硬化,需要经历一个漫长的历程。比如,乙型病毒性肝炎或者丙型病毒性肝炎发展到肝硬化一般需要数十年时间。同样,局部的肝脏病变引起的局部纤维组织增生也不能被认为是肝硬化。过去,肝硬化曾被认为是一种不可逆性病变。近年来由于抗病毒药物等的应用,证实部分肝硬化患者,尤其是早期肝硬化患者组织学改变能够逆转,这为许多患者,尤其是慢性肝炎患者及早期肝硬化患者带来福音。

肝硬化的基本病理改变是假小叶形成。大量肝细胞变性坏死后机体产生的瘢痕修复会形成很多纤维组织。显微镜下,可以观察到纤维组织增生和间隔形成,这些纤维间隔包绕着再生肝细胞形成结节,将肝实质分为大小不等、圆形或类圆形的肝细胞团,这就是假小叶。因此,假小叶形成的基础是肝细胞广泛变性、坏死和继发的肝脏纤维组织弥漫性增生,最终结果是正常肝小叶结构和血管解剖的破坏。

肝硬化的临床表现包括两大临床症状群:肝功能衰竭和门静脉高压。这是由于肝脏结构功能被破坏和血管重建造成的。肝硬化不断进展,最终可以发生多种并发症。

四、临床表现

肝硬化临床上分为肝硬化代偿期（早期）和失代偿期（中晚期）。

1. 肝硬化代偿期　症状轻，缺乏特异性，常见有乏力、食欲缺乏。饭后上腹饱胀、厌油腻、肝区不适等，偶有腹泻或便秘，消瘦。症状间歇性出现，劳累时加重，休息或治疗后缓解。体征，一般状况好，面部轻度色素沉着，肝脏轻度肿大，表面光滑、质地偏硬。可有轻度压痛，少数患者可有脾大，肝功能在正常范围内或轻度异常。

2. 肝硬化失代偿期　主要为肝功能减退和门静脉高压所致的症状和体征。而脾脏会逐日增厚增大。主要有倦怠、乏力、食欲缺乏、腹胀、两胁胀痛，肝功能显著减退，肿大的肝脏常会缩小，可能伴有腹水、水肿、黄疸、发热等症状。

五、辅助检查

（一）常规、生化及免疫检查

反映肝脏功能的生化指标主要包括转氨酶、胆红素、白蛋白、胆固醇、凝血指标等，可以大致概括为以下几类：①转氨酶，主要指谷丙转氨酶（ALT）、谷草转氨酶（AST），是反映肝脏细胞炎症坏死的敏感指标；②胆红素，包括总胆红素（total bilirubin，TBil）、结合胆红素（conjugated bilirubin）、非结合胆红素（unconjugated bilirubin），反映肝脏对胆红素的清除能力；③反映肝脏合成能力的指标，血清白蛋白（ALB）、前白蛋白（pre-ALB，PA）、凝血酶原时间（PT）、胆固醇等；④反映胆汁淤积的指标，包括 γ- 谷氨酰转肽酶（γ-glutamyl transpeptidase，γ-GT）、碱性磷酸酶（alkaline phosphatase，ALP）。

（二）肝纤维化血清标志物

常用的肝纤维化血清标志物包括Ⅲ型前胶原氨基端肽（PⅢNP，PⅢP）、Ⅳ型胶原、透明质酸（HA）、层粘连蛋白（LN）、组织金属蛋白酶抑制物（TIMP）、脯氨酸羟化酶（PH）等，多为胶原成分或胶原合成及代谢过程的关键酶或中间产物。

（三）影像学检查

常用影像学检查包括超声波、CT、MRI、放射性核素检查、上消化道钡餐等。超声、CT、MRI 等检查可显示脏器大小、包膜、形态改变，判断有无占位、腹水、门静脉扩张。增强 CT 及 MRI 扫描对肝脏良恶性肿瘤的鉴别具有重要价值。肝脏瞬时弹性测定（transient elastography，TE）、声辐射力脉冲弹性成像（acoustic radiation force impulse elastography，ARFI elastography）和实时剪切波弹性成像（real-time shear-wave elastography，RT-SWE）均是建立在超声诊断基础上的非侵袭性肝纤维化检测方法。

（四）肝活检及腹腔镜检查

肝活检是确诊肝硬化的金标准，可进行病理、电镜、免疫组化、病毒学等检查。腹腔镜检查能够直观地展现肝脏表面形态的改变，并且可直视下取肝脏组织活检。

（五）内镜检查

主要用于明确有无门静脉高压性胃病、食管 - 胃底静脉曲张、曲张的程度以及有无出血倾向。

六、诊断与鉴别诊断

（一）诊断

代偿期肝硬化（早期肝硬化）临床症状不典型，体征不明显，肝功能正常或基本正常，肝脾呈轻度肿大,不易与慢性肝炎鉴别,必要时可做肝活检病理学检查明确。失代偿期肝硬化(中晚期肝硬化)有明显的肝功能减退及门静脉高压症临床表现,一般容易判断。判断肝炎患者已发生临床肝硬化的主要依据有以下几点。

1. 肝功能减退临床表现 包括乏力、消瘦、面部无光泽、双下肢水肿、食欲缺乏、腹胀,终末期可出现中毒性肠麻痹,男性可出现性欲减退、乳房肿大,女性有月经不调、闭经等。

2. 门静脉高压临床表现 血白细胞、红细胞、血小板等指标减少,腹壁静脉曲张、痔核静脉形成,出现腹水、胸腔积液等表现。

3. 内镜检查 可发现食管-胃底静脉曲张及门静脉高压性胃病、结肠静脉曲张等。

4. B超检查 肝脏缩小、脾脏增大、肝包膜不光滑、边缘呈锯齿状,肝内质地不均,可见结节形成,肝脏血流减少,流速减慢,门静脉增宽。

5. 腹腔镜检查及开腹探查 肝脏缩小,呈暗红色,表面有结节形成。

6. 肝组织病理 此为诊断金标准,表现为肝脏弥漫性纤维化伴肝细胞再生结节形成及假小叶形成。

特别提示,肝纤维化的进展以及肝硬化是连续的发生、发展过程,临床上有时不易截然分开。肝硬化临床诊断应由专业临床医师结合患者临床表现、实验室检查、影像学检查等做出综合判断。

(二)鉴别诊断

肝硬化的临床表现比较复杂,需与有类似表现的疾病相鉴别。

1. 腹水需与下列疾病鉴别。

(1)结核性腹膜炎:肝硬化腹水初起,且进展较快时,可有腹部胀痛,触诊有压痛,需与结核性腹膜炎鉴别。后者有结核中毒症状,腹部可有柔韧感、压痛及反跳痛,症状及体征持续不退,腹水性质为渗出液,极少数可为血性腹水。

(2)癌性腹膜炎:腹腔脏器的癌瘤可转移至腹膜而产生腹水。年龄在40岁以上,起病快,发展迅速,腹水可呈血性,腹水中可找到癌细胞。

(3)卵巢癌:特别是假黏液性囊性癌,常以慢性腹水为临床表现,病情进展缓慢,腹水呈漏出液,有时造成诊断困难,妇科及腹腔镜检查有助于诊断。

(4)缩窄性心包炎:可有大量腹水、易误诊为肝硬化,但静脉压升高、颈静脉怒张,肝大明显,有奇脉,心音强、脉压小等表现可资鉴别。

(5)巨大肾盂积水及卵巢囊肿:较少见,无移动性浊音,无肝病表现,前者肾盂造影,后者妇科检查可助诊断。

2. 上消化道出血需与消化性溃疡、出血性胃炎、胃黏膜脱垂、胆道出血等相鉴别。

(1)消化性溃疡出血:常有溃疡病史,脾不大、无脾功能亢进表现。但与肝硬化同时存在,则鉴别困难。急诊内镜有助诊断。肝硬化患者因食管静脉曲张破裂出血者占53%。其余为溃疡病或胃黏膜病变。

(2)出血性胃炎:可由如酗酒、药物等诱因引起,可有胃痛。与肝硬化合并存在胃黏膜病变时,鉴别困难。可靠的诊断法是急诊内镜检查。

(3)胆道出血:较少见,常有上腹剧痛、发热、黄疸、胆囊肿大压痛等,呕血常在腹部剧痛后发生。胃镜检查,或止血后行内镜逆行胰胆管造影或经皮经肝胆管造影,可发现胆道系统病变。

以上各种出血均可在必要时选择腹腔动脉造影法进行鉴别诊断。造影药在出血部位逸出而显影。根据解剖部位可以推断出血的来源。

（4）脾大：需与其他原因所致的疾病鉴别，如疟疾、白血病、霍奇金病、血吸虫及黑热病等。疟疾有反复发作史，血中可查到疟原虫。慢性粒细胞性白血病末梢血白细胞可达$10×10^9/L$以上，分类中有幼稚粒细胞，骨髓检查可确诊。霍奇金病常伴淋巴结肿大，依靠淋巴结活检可确诊。黑热病在我国已少见，偶有个别病例，不规则发热、鼻出血、牙龈出血、贫血及末梢血白细胞显著减少（$3.0×10^9/L$以下），骨髓检查或脾穿刺可找到利 - 杜小体。血吸虫病有反复疫水接触史，血吸虫环卵试验、血吸虫补体结合试验及皮肤试验等检查为阳性。直肠黏膜活检可找到血吸虫卵。可做粪便孵化试验。

七、临床治疗

（一）药物治疗

1. 支持治疗　静脉输入高渗葡萄糖液，注意维持水、电解质、酸碱平衡。病情较重者可输入白蛋白、新鲜血浆。

2. 降低门静脉压力　普萘洛尔或硝酸异山梨酯。

3. 腹水治疗　可应用保钾利尿剂，输注人血白蛋白。

4. 抗菌药　适用于并发自发性腹膜炎患者，主要选用针对革兰氏阴性杆菌并兼顾革兰氏阳性球菌的抗菌药。

（二）手术治疗

1. 腹水的外科治疗　腹腔 - 颈静脉引流术、经颈静脉肝内门 - 体分流术，后者可有效降低门静脉压力，创伤小，安全性高，但易诱发肝性脑病。

2. 门静脉高压的外科治疗　包括门 - 腔静脉分流术、门 - 奇静脉分流术和脾切除术等。

3. 肝移植手术　适用于常规内外科治疗无效的终末期肝病。

八、康复评定

（一）肝纤维化评估

准确评估肝纤维化程度对于判断疾病预后及确定治疗策略有重要意义。肝纤维化评估方法常用的有肝纤维化血清学指标测定（被证实与肝纤维化的程度密切相关，常用指标包括血型前胶原、N 型胶原、层粘连蛋白和透明质酸四项），肝活检病理检查（仍是诊断肝纤维化的"金标准"，但可因取材误差出现一定程度假阴性现象，同时肝活检是一种有创性检查，有半数左右的患者不愿接受该项检查）和瞬时弹性波扫（fibroScan, FS）。

肝纤维化四项指标测定：①Ⅲ型前胶原（PCⅢ），反映肝内Ⅲ型胶原合成，并与血清γ球蛋白水平明显相关。其血清含量与肝纤维化程度一致，可反映肝纤维化的活动性。PCⅢ在肝纤维化早期即可增高，正常值<18ng/ml。②N 型胶原（NC），为构成基膜的主要成分，反映基膜胶原的更新率，含量增高可较灵敏反映肝纤维化过程，是肝纤维化的早期标志之一，适用于肝纤维化的早期诊断，正常值为 30~140ng/ml。③层粘连蛋白（LN），为基膜中特有的非胶原性结构蛋白，与肝纤维化活动程度及门静脉压力呈正相关。另外，LN 水平越高，肝硬化患者的食管静脉曲张越明显。正常值 50~180ng/ml。④透明质酸（HA），为基质成分之一，由间质细胞合成，可较准确、灵敏地反映肝内已生成的纤维量及肝细胞受损状况，有认为本指标较之肝活检更能完整反映出病肝全貌，是肝纤维化和肝硬化的敏感指标，正常值<120ng/ml。

（二）肝功能及门静脉高压评估

1. 肝功能及代偿能力评估　反映肝脏合成功能的指标有血清白蛋白、前白蛋白、凝血因子（维生素 K 依赖因子Ⅱ、Ⅶ、Ⅸ、Ⅹ）、胆固醇及胆碱酯酶等。白蛋白由肝细胞合成，肝脏功能受损时，血清白蛋白水平明显降低。白蛋白循环半衰期为 3 周，一旦白蛋白减少，表明肝病持续时间超过 3 周。凝血因子是反映肝脏合成功能受损的早期指标，凝血酶原时间（PT）、凝血酶原活动度（PTA）、凝血酶原国际标准化比值（PT-INR）和部分凝血酶原时间测定等是常用的反映凝血因子异常的指标，严重肝病持续时间 24h 内 PT 即可出现延长。因此，血清白蛋白正常时，凝血因子指标可能降低。

2. 肝功能分级评估

（1）Child-Pugh 评分：Child-Pugh 分级标准是一种临床上常用的用以对肝硬化患者的肝脏储备功能进行量化评估的分级标准，其对指导治疗、判断严重程度、预后及临床疗效均有重要参考价值。该标准最早由 Child 于 1964 年提出，当时 Child 将患者 5 个指标（包括一般状况、腹水、血清胆红素、血清白蛋白浓度及凝血酶原时间）的不同状态分为三个层次，分别记以 1 分，2 分和 3 分，并将 5 个指标计分进行相加，总和最低分为 5 分，最高分为 15 分，从而根据该总和的多少将肝脏储备功能分为 A、B、C 三级，预示着三种不同严重程度的肝脏损害（分数越高，肝脏储备功能越差）。但由于患者的一般状况项常常不易计分，随后 Pugh 提出用肝性脑病的有无及其程度代替一般状况，即如今临床常用的 Child-Pugh 评分（表 5-2-1）。肝硬化代偿期，影像学、生物化学或血液学检查有肝细胞合成功能障碍或门静脉高压症（如脾功能亢进及食管 - 胃底静脉曲张）证据，或组织学符合肝硬化诊断，但无食管 - 胃底静脉曲张破裂出血、腹水或肝性脑病等严重并发症，一般属于 Child-Pugh A 级。失代偿性肝硬化患者已发生食管 - 胃底静脉曲张破裂出血、肝性脑病、腹水等严重并发症，一般属于 Child-Pugh B、C 级。Child-Pugh A、B、C 级患者 1 年内发生肝病相关病死率分别为 <5%、20%、55%。Child-Pugh 评分可作为肝硬化患者预后评估较可靠的指标。该评分的不足：Child-Pugh 评分中使用了腹水量、肝性脑病分级较主观指标，可能会因评价者掌握的标准变化差异较大，且 Child-Pugh 分级存在不精确性，不同病因或同一分级的肝硬化患者，其临床病情可能有较大差异。

表 5-2-1　Child-Pugh评分

临床生化指标	1 分	2 分	3 分
肝性脑病分期	无	1~2	3~4
腹水	无	轻度	中、重度
总胆红素 /(μmol·L⁻¹)	<34	34~51	>51
白蛋白 /(g·L⁻¹)	>35	28~35	<28
凝血酶原时间延长 /s	<4	4~6	>6

注：如果是原发性胆汁性肝硬化（PBC）或原发性硬化性胆管炎（PSC），要求总胆红素（μmol/L）提高为：17~68 为 1 分，69~170 为 2 分，>170 为 3 分。

分级

A 级：5~6 分 手术危险度小，预后最好，1~2 年生存率 85%~100%；

B 级：7~9 分 手术危险度中等，1~2 年生存率 60%~80%；

C 级：≥10 分 手术危险度较大，预后最差，1~2 年生存率 35%~45%

（2）终末期肝病模型（MELD）及 MELD-Na 评分：MELD 评分系统包括血清胆红素、肌酐（Scr）、INR 及肝脏病因或血清钠 5 个指标（表 5-2-2）。MELD 评分结合了肾功能，考虑到了肝肾综合征 - 急性肾损伤 - 与终末期肝硬化患者预后密切相关的严重并发症，能对肝硬化的严重程度做出较为准确的细分，可较准确地判定终末期肝病患者的预后。MELD 评分越高，肝病越严重，患者死亡风险越大。MELD 评分<15 的患者可不考虑肝移植；MELD 评分为 20~30 的患者病死率>30%，MELD 评分为 30~40 的患者病死率>50%，MELD 评分>40 的患者病死率>70%。终末期肝病模型（MELD）评分可用于预测非肝移植患者肝病病死率。MELD 对终末期肝病患者在经颈静脉肝内门 - 体分流术后患者的病死率中具有良好预测能力；还可用于评估移植前患者等该供肝期间的病死率及肝移植术后的病死率。2002 年开始，美国器官分配网络正式将 MELD 评分作为确定肝移植器官分配优先权的标准。

表 5-2-2　MELD 评分

计算方法	MELD 分值 =3.8×ln［胆红素（mg/dl）］+11.2×ln（INR）+9.6×ln［Scr（mg/dl）］+6.4×（病因：胆汁性或酒精性 0，其他 1） 胆红素（mg/dl）= 胆红素（μmol/L）/17.1 Scr（mg/dl）=Scr（μmol/L）/88.4

但是，由于血清 Scr 测定受非肝病因素的影响，可能导致 MELD 评分对肝脏疾病严重程度的误判。临床研究表明，低钠血症是肝硬化患者预后不良的独立危险因素，因此有专家认为 MELD-Na 预测终末期肝硬化的预后优于 MELD。此后不断有研究对 MELD 进行改进，并尝试应用于预测肝硬化患者手术的预后。

（3）定量肝功能试验：吲哚菁绿（ICG）排泄试验通过检测肝细胞对染料清除情况以反映肝细胞储备功能，是临床初筛肝病患者较有价值和实用的试验。患者空腹静脉抽血后注射 ICG 0.5mg/kg，注射后 15min 对侧手臂静脉血测滞留率。正常值在 10% 以下，肝硬化患者 ICG 滞留率明显升高，甚至达 50% 以上。ICG 消失率和 ICG 15min 滞留率是临床常用的两个指标，且与 Child-Pugh 评分一致，可用于评价肝硬化患者肝脏储备功能，特别是应用于肝硬化患者术前手术风险的评估，不同病因肝硬化的病情评估可采用特定的模型。其他的定量肝功能试验包括利多卡因代谢产物生成试验、氨基比林呼气试验、半乳糖耐量试验、色氨酸耐量试验、咖啡因清除试验等。

（4）门静脉高压症的评估：临床上，除了腹部 B 超、CT、MRI 及 MRE 可用于评估有无门静脉高压外，内镜检查、肝静脉压力梯度（HVPG）测定、营养风险筛查与营养不良评估亦是评估门静脉高压症严重程度的可靠方法。

（三）营养风险筛查与营养不良评估

营养不良是肝硬化的常见并发症，也是肝硬化患者预后不良的独立预测因素，与肝衰竭、感染、肝性脑病、腹水的发生有关。80%~100% 的肝硬化患者存在不同程度的营养不良，而 80% 患者为蛋白质和 / 或能量不足。因此，对于肝硬化患者，临床医生需重视营养风险筛查与营养不良评估。终末期肝病患者常见营养不良，并且随着肝脏疾病病情加重，营养不良发生率和严重程度增加。

1. 体质量指数（body mass index，BMI）<18.5kg/m² 的终末期肝病患者可诊断营养不良，Child-Pugh C 级的肝硬化患者为高营养不良风险人群，这部分患者直接进行详细营养评定以

确定营养不良类型和程度；其他终末期肝病患者应进行营养筛查，经筛查有营养风险或营养不良风险的患者需进行详细营养评定，以明确营养不良类型和程度。

2. 推荐使用营养风险筛查 2002（nutritional risk screenin，NRS 2002）进行肝硬化患者营养筛查，其包括营养状态评分、疾病严重程度评分及年龄评分 3 部分，总分≥3 分认为有营养风险，建议进行营养支持以改善临床结局。

3. 营养不良的评估包括人体成分评定、能量代谢检测、综合评分工具及膳食摄入评定等。人体成分评定包括 BMI，测量上臂围、三头肌皮褶厚度和上臂肌围，测量患者血清白蛋白、前白蛋白、视黄醇结合蛋白等。还可通过 CT 或磁共振成像评定肌量，常采用手握测力法评估肌肉力量，这是全身蛋白质储备的良好指标；肌肉质量评估的方法有上臂肌围和三头肌皮褶厚度、握力检测及脆弱性测量等。主观全面评定（SGA）是临床营养评定中广泛应用的评分工具，但因主观指标较多，存在可能低估肝硬化患者营养不良的缺点。英国皇家自由医院改良了 SGA，形成了 Royal Free Hospital-Global Assessment（RFH-GA），可用于终末期肝病预后判断及肝移植分配参考条件。24h 膳食回顾法和饮食称重法是较为常用的膳食摄入评定方法。

（四）疼痛评估

用于肝硬化患者肝区疼痛的评估。临床常采用视觉模拟评分法（visual analogousscales，VAS）。

（五）心理功能评估

肝硬化患者心理功能评估可采用 90 项症状自评量表（the self-report symptom inventory，symptom checklist，90，SCL-90）和汉密尔顿抑郁量表。

（六）日常生活活动能力评估（activities of daily living，ADL）

肝硬化失代偿期患者日常生活活动能力可明显降低，评估可采用改良巴塞尔指数评估。

（七）生存质量评估

肝硬化患者生存质量评估可采用简化世界卫生组织生存质量评估量表（WHO-QOI-BREF）。

（八）社会功能评估

社会功能涉及个人能否在社会上发挥一个公民所应有的功能及其在社会上发挥作用的大小。肝硬化患者社会功能评估可采用社会生活能力概况评定问卷和功能评估调查表。

九、康复治疗

（一）适应证和禁忌证

1. 适应证 主要为：①肝硬化代偿期患者；②肝硬化失代偿期患者若经过临床治疗，病情得到有效控制，肝功能已基本正常者。

2. 禁忌证 主要为肝硬化失代偿期病情危重者和肝硬化并发症患者。

（二）康复治疗目的

1. 改善肝脏血液循环和肝功能。
2. 改善胃肠及腹腔血液和淋巴循环。
3. 调节大脑皮质和自主神经系统功能。
4. 增强有氧运动能力。
5. 改善患者心理。

6. 增强日常生活活动能力和社会参与能力。

（三）康复治疗方法

1. 运动疗法　肝硬化代偿期患者可以进行主动运动，参加适度的体育锻炼。运动方式可采用医疗体操和医疗步行。运动时要根据患者的病情及肝功能情况，掌握适当的运动强度、运动时间和运动频率，并坚持因人而异、因时而异的原则。要求患者在运动后无明显心慌、气短、食欲缺乏、乏力和肝区不适等表现。Ricardo U. 等人的一项临床研究显示，运动疗法可降低肝硬化患者肝静脉压力。2018 年，Cameron T 等人进行的一项 Meta 分析表明，运动疗法可对肝硬化患者产生有益的影响。其团队以"肝硬化'和'运动'或'运动疗法"为检索词，用 PubMed 进行文献检索，共检索出七项符合入选标准的研究，其运动干预的时间范围为 4~14 周，每周锻炼 3~5d。大多数研究表明，运动疗法可增加最大耗氧量。3 项研究中的 2 项显示，运动疗法使 6min 步行测试距离提高；1 项研究显示临床肝静脉压力梯度明显下降。这些研究表明，运动对于肝硬化患者可以被认为是安全的和潜在有益的。然而，还需要进一步研究来确定不同运动方案对肝硬化患者的有效性和安全性。

2. 物理因子　具有改善肝脏、胃肠及腹腔血液循环，促进胆汁分泌和胃肠蠕动的作用。常用方法有：①生物信息红外肝病治疗仪，主要采用近红外光照射治疗，具有增加肝脏血流，改善肝脏微循环，改善肝脏局部营养和新陈代谢的作用。②直流电药物离子导入，是在直流电的作用下，将药物离子导入人体内，药物离子导入后，在肝区皮下局部组织内堆积，形成"离子堆"，具有药物和直流电的双重作用，导入某些药物发挥其调整肝脏功能的作用。③超短波法，有助于改善肝脏的血液循环，促进胆汁分泌，每次 15min，每天 1 次，15 次一个疗程。④穴位磁疗，用 50~300MT 的磁片贴敷于肝脏或某些穴位的表面，并可加用某些药物，在药物和磁场的共同作用下，发挥调整肝脏功能的目的。⑤生物反馈疗法，可采用温度生物反馈，让患者体验温度感觉，达到肢体和精神放松的作用。该疗法有助于调节肝硬化患者大脑皮质和自主神经系统的功能。

3. 作业疗法　肝硬化患者进行作业治疗有助于提高患者日常生活自理能力和社会生活适应能力，也有助于患者身心放松，改善心理状态。作业治疗的方法可选择日常生活活动能力作业（如家务劳动）和娱乐、休闲类作业活动（如养殖花草或养鱼养鸟、旅游、游戏、音乐欣赏和书画训练等）。

4. 传统康复疗法　中国传统康复法对肝硬化患者有较好的辅助治疗效果，中医中药治疗强调整体治疗和辨证论治，肝硬化不同阶段均适宜于中药治疗。气功疗法、八段锦、太极拳尤其适合肝硬化代偿期患者的练习。气功疗法尚可用于肝硬化失代偿期患者的辅助治疗。针灸、按摩亦对肝硬化患者有一定的辅助治疗效果。

（1）中药：按辨证论治原则。标实者，以疏肝运脾为主，宜理气、化滞、行水，必要时，可用逐水法。本虚者以扶正为主，温补肾或滋养肝肾。肝硬化患者临床上标实和本虚常错综互见，因此治疗应标本并治，攻补兼施。对气滞湿阻证，可予以四逆散合四苓散加减；对气滞血瘀证，可予以膈下逐瘀汤加减；对脾肾阳虚证，可予以理苓汤合真武汤加减；对阴虚湿热证，可予以茵陈汤合知柏地黄汤加减；对水气搏结证，可予以舟车丸加减。

（2）传统运动疗法：常用的有八段锦和简化太极拳。对肝硬化患者，八段锦和太极拳练习可根据病情和肝功能情况，选择单式动作、某几式动作或全套动作进行练习。拳架的高低因病情严重程度和体质情况而定。刚开始练习时，均采用高架，强调松柔和心静用意。

练习时间可安排在早晚进行,每次练习 15~30min。

（3）针灸：按辨证论治原则取穴。对气滞湿阻证,可取脾俞、胆俞、阳陵泉、太冲、至阳、内庭,用泻法；对气滞血瘀者,可取脾俞、胆俞、足三里、三阴交、阳陵泉、内庭等穴,用平补平泻法对脾肾阳虚证,可取中极、关元、气海、足三里、三阴交、脾俞、肾俞、命门等穴,用补法；对阴虚湿热证,可取中极、关元、气海,肝肾阴虚加阳陵泉、阴陵泉、三阴交,心脾两虚加足三里、三阴交、志室,用补法。

（4）按摩疗法：肝硬化代偿期患者可进行按摩和自我按摩,对改善食欲缺乏、乏力、腹痛和腹胀等症状有一定的辅助治疗效果。按摩具有疏肝理气,散结消肿作用。肝硬化具体按摩方法如下。

1）腹部按摩：患者取仰卧位,医生先用柔和手法掌揉、掌按上腹部(以上脘、中脘和下脘穴为中心),以舒适为度,反复 10 余次,再用两拇指分别自幽门穴经章门穴推至京门穴,3~5 次,然后用拇指重点按揉右梁门、巨阙穴、章门穴、建里穴,按 2~3min 左右。

2）胁肋部按摩：患者坐位,医生五指伸直并拢,将双手掌自患者身后放在患者胁肋部,循腋正中线自上而下及从后向前反复按摩胁肋部 20~30 次。

3）腰背部按摩：患者取俯卧位,先用拇指沿足太阳膀胱经自上而下,直推或分推两侧下背部,反复数遍。然后用拇指点推或按揉两侧肝俞、胆俞、脾俞、肾俞、膏肓等穴,每穴按揉 1min 左右。按摩手法以引起患者局部酸胀、温暖感、"得气"感为度。

4）经穴按摩：肝硬化患者可取大敦、行间、太冲、中封、曲泉、三阴交、曲池、内关、血海、足三里、阳陵泉等穴,每穴按揉 1min 左右。

自我按摩方法：患者可取坐位或卧位进行自我按摩,方法如下。①两手掌重叠,用掌心顺时针和逆时针按揉上脘穴、中脘穴和下脘穴各 20~30 次；②两手掌重叠,用内侧手大鱼际由剑突向下推至脐上 10~15 次；③用两手大鱼际从腋下沿腋中线自上而下推擦胁肋部 10~15 次；④两手掌按摩肝区和脾区 10~15 次；⑤两手大鱼际按揉左右天枢穴 5~10 次；⑥分别按揉左右内关、外关、曲池、血海、足三里、三阴交等穴,每穴按揉 5~10 次。

5. 心理康复　肝硬化患者多数病史较长,疾病不易痊愈,患者均存在一些不同程度的心理问题,如抑郁、焦虑、悲观、恐惧甚至绝望。患者常不配合治疗,且脾气暴躁。对肝硬化患者通常可采用一般性心理治疗中的解释性心理治疗、知识性心理治疗、疏导式心理治疗和安慰性心理治疗,鼓励患者,增强其战胜疾病的信心,正确认识疾病。也可依据患者的心理问题类型采用专业性心理治疗,如行为疗法中的自我调整疗法(松弛疗法、瑜伽等),暗示疗法和催眠疗法等。

十、营养治疗

（一）肝硬化患者营养支持治疗目的及目标

营养支持治疗指经肠内或肠外途径为患者提供适宜的营养素的方法。其目的是使人体获得营养素保证新陈代谢正常进行,抵抗疾病侵袭进而改善患者的临床结局,包括降低感染性并发症发生率、减少住院时间等,使患者受益。对评定营养不良的肝硬化患者应给予营养支持治疗。肝硬化患者营养不良主要是蛋白质能量营养不良,营养支持治疗的首要目标是达到能量和蛋白质的目标摄入量。

（二）肝硬化患者能量和蛋白质摄入

研究显示,肝硬化患者 24h 总能量消耗约是静息能量消耗的 1.3~1.4 倍。营养不良的肝硬化患者每日建议摄入 30~35kcal/（kg·d）或 1.3 倍 REE，以满足代谢需求。

蛋白质摄入不足是肝硬化营养不良的重要因素。充足的蛋白质摄入避免了负氮平衡，对肝硬化患者预后有益。建议肝硬化患者摄入蛋白质 1.2~1.5g/（kg·d），首选植物蛋白，以维持氮平衡，降低肌肉减少发生率。轻度肝性脑病患者无需减少甚至禁止蛋白摄入，对于严重肝性脑病患者，可根据肝功能及肝性脑病等情况综合判断，酌情减少或短时限制口服蛋白质摄入，并尽早根据患者耐受情况逐渐增加蛋白质摄入至目标量。避免长时间饥饿状态，建议少量多餐，每日 4~6 餐。同时建议肝性脑病患者将每日蛋白质摄入总量分散到多次进餐中以改善耐受性。

（三）支链氨基酸制剂的应用

肝硬化患者的氨基酸失衡主要表现在支链氨基酸（branched chain amino acid，BCAA）水平降低，芳香族氨基酸（aromatic amino acids，AAA）水平升高，BCAA/AAA 比值下降。这种氨基酸失衡可能导致肝性脑病或其他神经系统并发症，与肝硬化不良预后相关。并发肝性脑病者可补充支链氨基酸（BCAA）。研究结果显示，对经口摄入蛋白不能耐受的患者给予 BCAA 制剂[0.25g/（kg·d）]，或不能耐受动物蛋白的患者给予植物蛋白及 BCAA 制剂可以改善肝性脑病症状。

（四）关于维生素和微量元素

由于肝功能损伤导致食物摄入减少、吸收不良、储备减少等原因，常存在维生素缺乏。失代偿期肝硬化或有营养风险者，可补充维生素和多种微量元素。

（五）肝硬化患者营养支持治疗途径选择

营养支持治疗途径选择的原则是在胃肠功能允许情况下，首选途径是经口饮食，经口饮食不能满足能量及营养素需求时，应给予口服营养补充（ONS）；仍不能满足需求时，建议评估患者营养状态、消化吸收功能、疾病情况（包括消化道出血等风险）及耐受情况等，经鼻胃管或鼻空肠管给予肠内营养；给予肠内营养后仍不能满足营养需求时，应给予肠外营养。

轻度肝性脑病患者可耐受正常进食者建议首选经口进食摄入能量和其他营养素。严重肝性脑病不宜或不能经口进食者，可给予管饲肠内营养进行营养支持治疗。食管 - 胃底静脉曲张不是经鼻胃管或空肠管管饲的禁忌证，但亦应充分评估患者的凝血情况、消化道出血等风险。

当肠内营养仍不能满足营养需求时，应给予肠外营养。全肠外营养时应同时补充宏量和微量营养素。葡萄糖供能占非蛋白能量不低于 50%~60%。由于长链脂肪乳长期输注可能导致肝脏损伤和胆汁淤积，建议终末期肝病患者肠外营养应用结构脂肪乳（含有人体必需脂肪酸，且对肝功能影响小）或中 / 长链脂肪乳[≤1g/（kg·d）]。密切监测肝肾功能、血糖、电解质等指标。

十一、康复护理

（一）疾病知识指导

向患者及家属讲解疾病知识，如治疗方法、目的及效果。指导患者及家属掌握自我护理方法。

（二）生活方式指导

1. 注意休息　肝硬化患者应避免过度劳累，注意休息。失代偿期患者应以卧床休息为主，视病情适量活动，症状严重者必须绝对卧床。指导患者生活起居规律。

2. 合理饮食　肝硬化患者饮食要多样化，供给含氨基酸的高价蛋白质、多种维生素、低脂肪、少渣饮食,避免进食粗糙食物,以免因损伤食管静脉而引起大出血。血氨偏高或肝功能极差者,应限制蛋白质摄入,腹水者应低盐或无盐饮食。如进食量不足以维持患者的营养,可酌情经静脉输注 10% 的血浆以及人血白蛋白等。

3. 预防感染　肝硬化患者抵抗力低下,易并发感染,应积极预防和治疗口腔、呼吸道、泌尿系或肠道感染,以免导致昏迷。

4. 严密观察病情变化　如血压、脉搏、体温、呼吸、意识状态以及有无呕血或黑便等。

（三）皮肤护理指导

患者因皮肤瘙痒、长期卧床,易发生皮肤破损和继发感染。患者沐浴时应避免使用刺激性肥皂类和沐浴液,避免水温过高。对于皮肤瘙痒者,应指导其勿用手抓挠,以免皮肤破损,可给予止痒处理。

（四）用药指导

指导患者正确的用药方法,教会其观察药物疗效和不良反应,如有不适,及时就医。

（五）消化道出血的护理

发生消化道大出血时,保持患者的呼吸道通畅,取平卧位,头偏向一侧,及时清除血块,做好口腔护理,防止误吸。密切监测生命体征,观察皮肤和甲床色泽及肢体温度。迅速建立两条以上的静脉通路,保证血制品和静脉用药的有效输入。根据病情调整输液速度和输液量,使血压维持在 90/60mmHg 左右。记录患者出入量,每小时尿量不应 <30mL。三腔二囊管护理时应注意胃气囊与食管气囊压力,要仔细观察引流液的颜色和量,判断止血的效果。止血后仍需观察是否再出血。

（六）心理指导

肝硬化患者常有情绪低落、焦虑、抑郁、恐惧等表现,给予针对性的心理护理干预,可缓解负性情绪,提高患者的治疗依从性,改善病情,提高生存质量。

十二、预防原则

对可引起肝硬化的原发病应进行积极治疗。HBV、HCV 所致的肝硬化抗病毒治疗可分别参考《慢性乙型肝炎防治指南（2019 年版）》和《丙型肝炎防治指南（2019 年版）》。酒精性肝硬化治疗可参考《酒精性肝病防治指南（2018 年更新版）》。非酒精性脂肪性肝病的治疗可参考《非酒精性脂肪性肝病防治指南（2018 年更新版）》。自身免疫性肝病所致肝硬化可分别参考《自身免疫性肝炎诊断和治疗共识（2015）》《原发性胆汁性肝硬化诊断和治疗共识（2015）》（又名原发性胆汁性胆管炎）和《原发性硬化性胆管炎诊断和治疗专家共识（2015）》。IgG4 相关性胆管炎酌情应用免疫抑制剂、介入治疗或外科干预。

肝豆状核变性（威尔逊病）患者应避免食用富含铜的食物,如贝类、坚果、蘑菇和动物内脏。治疗常用螯合剂为青霉胺（Penicillamine）,也可选曲恩汀（Trientine）;口服锌制剂,如醋酸锌、葡萄糖酸锌等。失代偿期肝硬化患者应尽快开始肝移植评估。

血色病应限制饮食中铁的摄入,减少铁的吸收,能耐受者可给予治疗性静脉放血,使血清铁蛋白浓度维持在 50~100ng/mL,避免输注红细胞。可应用铁螯合剂（如去铁胺或地拉罗司）治疗。血吸虫病肝硬化和华支睾吸虫病存在活动性感染时均可首选吡喹酮治疗。

十三、预后与转归

预后与病因、肝功能代偿程度及并发症有关。酒精性肝硬化、胆汁性肝硬化、肝淤血等引起的肝硬化,相对于病毒性肝炎肝硬化和隐源性肝硬化好。Child-Pugh 分级与预后密切相关,A 级最好,C 级最差。死因常为肝性脑病、肝肾综合征、食管 - 胃底静脉曲张破裂出血等并发症。肝移植的开展已明显改善肝硬化患者的预后。

(范　旻　于　泳)

参 考 文 献

[1] 许静涌,杨剑,康维明,等.营养风险及营养风险筛查工具营养风险筛查 2002 临床应用专家共识(2018版)[J].中华临床营养杂志,2018,26(3):131-135.

[2] PLAUTH M, BERNAL W, DASARATHY S, et al.ESPEN guideline on clinical nutrition in liver disease [J]. Clin Nutr, 2019, 38(2):485-521.

第三节　原发性肝癌及围手术期康复

一、概述

原发性肝癌(primary hepatic carcinoma)是我国和某些亚非地区的常见癌症。根据 2019年国家癌症中心发布的全国癌症数据统计,我国原发性肝癌年病死率已达 26.9/10 万,居第二位。我国是世界上肝癌高发国家,每年新发肝癌患者达 40 万人,占全世界新发患者的55%。地理分布特点为东南地区高于西北地区,沿海高于内陆。肝癌可发生在任何年龄,男性比女性多见,男女比例为 5∶1~11∶1。发病年龄与发病率有关,即发病率越高的地区,肝癌患者的中位年龄越小。

二、病因

(一)肝硬化

肝癌合并肝硬化的发生率较高,我国相关报道高达 90% 以上,肝癌中以肝细胞癌合并肝硬化的发生率最高,达 64.1%~94%,胆管细胞癌很少或不合并肝硬化。肝硬化发展成肝癌的过程大致为:肝细胞变性坏死后,间质结缔组织增生,纤维间隔形成,残留肝细胞结节状再生(假小叶)。在反复干细胞损害和增生的过程中,增生的肝细胞可能发生间变或癌变(即肝组织破坏—增生—间变—癌变),损害越重,增生越明显,癌变的概率也越高。

(二)病毒性肝炎

流行病学和实验研究均表明病毒性肝炎与原发性肝癌的发生有着特定的关系,目前比较明确的与肝癌有关系的病毒性肝炎有乙型、丙型和丁型 3 种。其中乙型病毒性肝炎与肝癌关系最为密切,我国乙型肝炎病毒携带者为 1.2 亿人口,我国肝癌患者中约 90% 有乙型肝炎病毒(HBV)感染史。

近年来,丙型病毒性肝炎导致的肝癌病例在临床上逐渐增多。在日本和意大利肝癌病因学中发现,77% 甚至高达 80% 的肝癌患者血清中可查到 HCV,同时还发现肝癌组织内有HCV 序列。

（三）黄曲霉毒素

黄曲霉毒素（aflatoxin, AFT）产生于黄曲霉，为一群毒素，我国启东、扶绥和崇明岛是我国三大肝癌高发区，霉变的玉米、花生、麦类、棉籽、大米中的 AFT 含量高，是这些高发区的一种致癌因素。长江中下游地区和东部沿海地区是我国的肝癌高发区，这些地区气候比较潮湿，食物容易发生霉变，从而产生黄曲霉素。从而容易导致发生肝癌。

（四）脂肪肝

国际肝脏大会指出，导致肝癌的原因占比，第一为丙型病毒性肝炎（48%），其次为代谢相关脂肪性肝病（非酒精性脂肪肝病）为 26%。根据 2015 年《中国脂肪肝防治指南》，国人的脂肪肝患病率为 30%~35%，随着乙型病毒性肝炎疫苗的广泛使用和国人生活条件的提高，乙型病毒性肝炎患者的发病率逐渐下降，同时高血脂、糖尿病患者增多，可以说脂肪肝可能是未来引起肝癌发生的主要原因。肥胖患者脂肪肝发病率高达 37%，但是并非瘦人绝对不患脂肪肝，对于一些久坐、缺乏运动的人群来说，脂肪肝的发生率也是比较高的。

（五）长期饮酒

在西方国家，饮酒是慢性肝病病因中最主要的因素，一些报道认为，乙醇能影响维生素 A 的代谢以及影响细胞色素 P450 活性，从而加速致癌原的生物转化作用。我国酒文化历史渊源，酒精性肝病的发生率也是逐年增长。

（六）环境因素

江苏启东饮用沟塘水者肝癌发病率为 60/10 万 ~101/10 万，饮用井水者仅 0~10/10 万，饮用沟水者相对危险度增大。近年来，该地区改善水质后肝癌发生率下降，其内在因素尚未完全明晰。流行区水源中铜、锌含量较高，钼含量偏低。

（七）遗传因素

在高发区肝癌有时出现家族聚集现象，尤以共同生活并有血缘关系者的肝癌患病率高，临床工作中经常碰到家族聚集的肝癌患者，这对整个家族的打击非常之大，有人认为这种现象与肝炎病毒因子垂直传播有关，但尚待证实。

三、病理

肝癌大体病理形态分为三型：结节型、巨块型及弥漫型。按肿瘤大小，传统分为小肝癌（直径≤5cm）和大肝癌（直径>5cm）。新的分类为：微小肝癌（直径≤2cm）、小肝癌（>2cm，≤5cm）、大肝癌（>5cm，<10cm）和巨大肝癌（>10cm）。

病理组织分为三型：肝细胞癌、胆管细胞癌和两者同时出现的混合型癌。其中肝细胞癌约占 91.5%。

四、临床表现

肝癌早期缺乏典型临床表现，一旦出现症状及体征，疾病多已进入中晚期。常见的临床表现如下。

1. 肝区疼痛　多为持续性钝痛、刺痛或胀痛，主要是由于肿瘤迅速生长，使肝包膜张力增加所致。右半肝顶部的癌肿累及横膈，疼痛可牵扯至右肩背部。癌肿坏死、破裂，引起腹腔内出血时，表现为突发的右上腹剧痛，有腹膜刺激征等急腹症表现。

2. 全身及消化道症状　无特异性，常不易引起注意。主要表现为乏力、消瘦、食欲减退、腹胀等。部分患者可伴有恶心、呕吐、发热、腹泻等症状。晚期则出现贫血、黄疸、腹水及恶病质等。

3. 肝大　肝脏增大呈进行性，质地坚硬，边缘不规则，表面凹凸不平呈大小不等的结节或肿块。

4. 发生肺、骨、脑等脏器转移者，可产生相应症状。少数患者可有低血糖、红细胞增多症、高钙血症和高胆固醇血症等特殊表现。

五、辅助检查

（一）肝癌标志物检测

1. 甲胎蛋白（alpha-fetoprotein，AFP）　AFP 现已广泛用于原发性肝癌的普查、诊断、评价治疗效果及预测复发。在生殖腺胚胎源性肿瘤、消化道肿瘤以及妊娠、慢性或活动性肝病时 AFP 可呈假阳性，但升高不如肝癌明显。在排除妊娠、慢性或活动性肝病、生殖腺胚胎源性肿瘤以及消化道肿瘤的基础上，血清 AFP 检查诊断肝细胞癌的标准为：①大于 400μg/L 持续 4 周以上；② AFP 在 200μg/L 以上的中等水平持续 8 周以上；③ AFP 由低浓度逐渐升高不降。部分慢性病毒性肝炎和肝硬化患者血清 AFP 可呈低浓度升高，但多不超过 200μg/L，常先有血清 ALT 明显升高，AFP 呈同步关系，一般在 1~2 月内随病情好转，ALT 下降，AFP 随之下降。如 AFP 呈低浓度阳性持续达 2 个月或更久，ALT 正常，应特别警惕亚临床肝癌的存在。AFP 异质体的检测有助于提高原发性肝癌的诊断率，且不受 AFP 浓度、肿瘤大小和病期早晚的影响。

2. 异常凝血酶原（DCP）　临床研究发现，DCP 是肝癌有效的标志物，尤其对于 AFP 阴性者，其表达与肿瘤大小密切相关，有助于肝癌的诊断。

3. 其他肝癌标志物　如血清岩藻糖苷酶（AFu）、γ- 谷氨酰转移酶同工酶Ⅱ（GGT2）、M2 型丙酮酸激酶（M2-PyK）、同工铁蛋白（AIF）、α1- 抗胰蛋白酶（AAT）、醛缩酶同工酶 A（ALD-A）、碱性磷酸酶同工酶（ALP-I）等有助于 AFP 阴性的原发性肝癌的诊断和鉴别诊断，但是不能取代 AFP 对原发性肝癌的诊断地位。联合多种标志物可提高原发性肝癌的诊断率。

（二）影像学检查

1. 超声检查　实时 B 型超声显像是目前肝癌筛查的首选检查方法。它具有方便易行、价格低廉、准确及无创伤等优点，能确定肝内有无占位性病变（分辨率高的仪器可检出直径＞1cm 的病灶）以及提示病变的可能性质。B 型超声检查对肝癌早期定位诊断有较大的价值，并有助于引导肝穿刺活检。彩色多普勒超声更有助了解占位性病变的血供情况，以判断其性质。

2. 计算机体层成像（CT）　CT 具有更高分辨率，兼具定位与定性的诊断价值，且能显示病变范围、数目、大小及其与邻近器官和重要血管的关系等，因此是肝癌诊断的重要手段，列为临床疑诊肝癌者和确诊为肝癌拟行手术治疗者应常规检查。螺旋 CT 增强扫描可进一步提高肝癌诊断的准确性及早期诊断率。近年发展起来的结合动脉插管注射造影剂的各种 CT 动态扫描检查技术又进一步提高了 CT 检查对肝癌诊断的敏感度和特异度。

3. 磁共振成像（MRI）　与 CT、B 超比较，MRI 有如下特点：能获得横断面、冠状面和矢状面 3 种图像；为非放射性检查，无需增强即能显示门静脉和肝静脉的分支；对肝血管瘤、囊性病灶、结节性增生灶等的鉴别有优点。

4. 数字减影血管造影(DSA)　选择性肝动脉造影是肝癌诊断的重要补充手段,该项检查为有创性,适用于肝内占位性病变非侵入检查未能定性者、疑为肝癌而非侵入检查未能明确定位者、拟行肝动脉栓塞治疗者。数字减影血管造影(DSA)设备的普及,极大地便利了该检查的开展。

六、诊断与鉴别诊断

(一)肝癌的病理诊断为肝癌诊断的金标准

1. 通过 B 超或 CT 引导下穿刺活检,肝组织学检查证实为原发性肝癌者。

2. 通过腹水、胸腔积液查找癌细胞,或者活检肝外组织的组织学检查证实为肝细胞癌。

(二)肝癌的临床诊断及分期

在所有的实体瘤中,只有 HCC 可采用国内、外都认可的临床诊断标准,具有非侵袭性、简易性和可操作性,一般认为主要取决于三大因素,即慢性肝病背景、影像学检查结果以及血清 AFP 水平。结合我国的国情、既往的国内标准和临床实际,目前要求同时满足以下条件中的前两项或全部三项时,可以确立 HCC 的临床诊断。

1. 具有肝硬化以及 HBV 和/或 HCV 感染(HBV 和/或 HCV 抗原阳性)的证据。

2. 具有典型的 HCC 影像学特征:同期多排 CT 扫描和/或动态对比增强 MRI 检查显示肝脏占位在动脉期快速不均质血管强化(arterial hypervascularity),而静脉期或延迟期快速洗脱(venous or delayed phase washout)。

如果肝脏占位直径≥2cm,CT 和 MRI 两项影像学检查中有一项显示肝脏占位具有上述肝癌的特征,即可诊断 HCC;如果肝脏占位直径为 1~2cm,则需要 CT 和 MRI 两项影像学检查都显示肝脏占位具有上述肝癌的特征,方可诊断 HCC,以加强诊断的特异性。

3. 血清 AFP≥400μg/L 持续 1 个月或≥200μg/L 持续 2 个月,并能排除其他原因引起的 AFP 升高,包括妊娠、生殖系胚胎源性肿瘤、活动性肝病及继发性肝癌等。

(三)肝癌的鉴别诊断

1. 继发性肝癌　继发性肝癌与原发性肝癌比较,继发性肝癌病情发展缓慢,症状较轻,一般没有乙型病毒性肝炎病史或者肝硬化背景,其中以继发于胃癌的最多,其次为肺、结肠、胰腺、乳腺等的癌灶常转移至肝。

2. 肝硬化　肝癌多发生在肝硬化的基础上,两者鉴别常有困难。鉴别在于详细病史、体格检查、实验室检查。肝硬化病情发展较慢有反复,肝功能损害较显著,血清甲胎蛋白(AFP)阳性多提示癌变。

3. 活动性肝病　一般转氨酶增高明显,且乙型肝炎病毒 HBV-DNA 增高。甲胎蛋白检查和谷丙转氨酶必须同时检测,AFP 异质体有利于鉴别诊断。

4. 肝脓肿　表现发热、肝区疼痛、有炎症感染症状表现,白细胞计数常升高,肝区叩击痛和触痛明显,右上腹腹肌紧张,周围胸腔壁常有水肿,往往合并糖尿病病史。

5. 肝海绵状血管瘤　该病为肝内良性占位性病变,常因体检 B 型超声或核素扫描等偶然发现。该病我国多见。鉴别诊断主要依靠甲胎蛋白测定、B 型超声、磁共振成像或增强 CT。

6. 肝包虫病　患者有肝脏进行性肿大,质地坚硬和结节感、晚期肝脏大部分被破坏,临床表现极似原发性肝癌,但一般多见于牧区。

7. 邻近肝区的肝外肿瘤　如胃癌、上腹部高位腹膜后肿瘤,来自肾、肾上腺、结肠、胰腺癌及腹膜后肿瘤等易与原发性肝癌相混淆。除甲胎蛋白多为阴性可助区别外,病史、临床表现不同,特别超声、CT、MRI 等影像学检查,消化道内镜或 X 线造影检查等均可做出鉴别诊断。

七、临床治疗

肝癌治疗领域的特点是多种治疗方法、多个学科共存,而以治疗手段的分科诊疗体制与实现有序规范的肝癌治疗之间存在一定矛盾。因此,肝癌诊疗须加强重视多学科综合治疗协作组(multidisciplinary team, MDT)的模式,特别是对疑难复杂病例的诊治,从而避免单科治疗的局限性,促进学科交流。

肝癌治疗方法包括肝切除术、肝移植术、局部消融治疗、经股动脉行肝动脉栓塞化疗(TACE)、放射治疗、全身治疗等多种手段,合理治疗方法的选择需要有高级别循证医学证据的支持,但也需要同时考虑地区经济水平的差异。

(一)外科手术治疗

肝癌的外科治疗是肝癌患者获得长期生存最重要的手段,主要包括肝切除术和肝移植术。

1. 肝切除术的基本原则

(1)彻底性:完整切除肿瘤,切缘无残留肿瘤;

(2)安全性:保留足够体积且有功能的肝组织(具有良好血供,以及良好的血液和胆汁回流)以保证术后肝功能代偿,减少手术并发症、降低手术死亡率。

2. 术前患者的全身情况及肝脏储备功能评估 在术前应对患者的全身情况及肝脏储备功能进行全面评价,常采用美国东部肿瘤协作组提出的功能状态评分(ECOG PS)评估患者的全身情况,采用肝功能 Child-Pugh 评分、吲哚菁绿(ICG)清除实验或瞬时弹性成像测定肝脏硬度评价肝脏储备功能情况。包括中国学者的许多研究结果提示:经过选择的门静脉高压症患者,仍可接受肝切除手术,其术后长期生存优于接受其他治疗。因此,更为精确地评价门静脉高压的程度,有助于筛选适合手术切除的患者。如预期保留肝脏组织体积较小,则采用 CT 和 / 或 MRI 测定剩余肝脏体积,并计算剩余肝脏体积占标准化肝脏体积的百分比。通常认为肝功能 Child-Pugh A 级、ICG-R15<30% 是实施手术切除的必要条件;剩余肝脏体积须占标准肝脏体积的 40% 以上(肝硬化患者),或 30% 以上(无肝硬化患者)也是实施手术切除的必要条件。

3. 肝癌根治性切除标准

(1)术中判断标准:肝静脉、门静脉、胆管以及下腔静脉未见肉眼癌栓;无邻近脏器侵犯,无肝门淋巴结或远处转移;肝脏切缘距肿瘤边界>1cm;如切缘<1cm,但切除肝断面组织学检查无肿瘤细胞残留,即切缘阴性。

(2)术后判断标准:术后 1~2 个月行超声、CT、MRI(必须有其中两项)检查未发现肿瘤病灶;如术前血清 AFP 升高,则要求术后 2 个月血清 AFP 定量测定,其水平降至正常范围内(极个别患者血清 AFP 降至正常的时间会超过 2 个月)。血清 AFP 下降速度可早期预测手术切除的彻底性。

4. 术前治疗 对于不可切除肝癌,术前 TACE、外放射等治疗可能促进肿瘤降期,从而使部分患者获得手术切除的机会,降期后切除肝癌的患者可能获得较好的长期生存效果。对于可切除肝癌,术前 TACE 并不能改善患者生存。对于 HBV 相关肝癌患者术前如果 HBV-DNA 水平较高,且 ALT 水平>2 倍正常值上限,可先给予抗病毒及保肝治疗,待肝功能好转后再行手术切除,提高手术安全性。对于 HBV-DNA 水平较高,但肝功能未见明显异常患者可尽快手术,同时给予有效的抗病毒治疗。抗 HBV 治疗不仅能够控制基础肝病,还有助于降低术后肿瘤复发率。

5. 术后治疗　肝癌切除术后 5 年肿瘤复发转移率高达 40%~70%,这与术前可能已存在微小播散灶或多中心发生有关,故所有患者术后需要接受密切随访。一旦发现肿瘤复发,根据复发肿瘤的特征,可以选择再次手术切除、局部消融、TACE、放射治疗或全身治疗等,延长患者生存时间。对于具有高危复发风险的患者,两项随机对照研究证实术后 TACE 治疗具有减少复发、延长生存的效果。另一项随机对照研究结果显示肝切除术后接受槐耳颗粒治疗可减少复发并延长患者生存时间。对于 HBV 感染的肝癌患者,核苷类似物抗病毒治疗可减少复发、延长生存时间。此外,对于伴有门静脉癌栓患者术后经门静脉置管化疗联合 TACE,也可延长患者生存时间。尽管有临床随机研究提示,干扰素 α 可减少复发、延长生存时间,但仍存争议。有报道发现,肝癌 miR-26a 表达与干扰素 α 治疗的疗效相关,该结果也有待进一步多中心随机对照试验证实。大规模临床研究显示,索拉非尼治疗并未改善早期肝癌患者的术后生存,有小型临床研究提示对于复发高危患者术后的索拉非尼治疗可减少肿瘤复发并延长生存时间。

6. 肝移植术　肝移植是肝癌根治性治疗手段之一,尤其适用于肝功能失代偿、不适合手术切除及局部消融的早期肝癌患者。合适的肝癌肝移植适应证是提高肝癌肝移植疗效、保证宝贵的供肝资源得到公平合理应用、平衡有或无肿瘤患者预后差异的关键。关于肝癌肝移植适应证,国际上主要采用米兰标准(Milan criteria)、美国加利福尼亚大学旧金山分校(UCSF)标准等。国内尚无统一标准,已有多家单位和学者陆续提出了不同的标准,包括"杭州标准""华西标准"和"三亚共识"等,这些标准对于无大血管侵犯、淋巴结转移及肝外转移的要求都是一致的,但对于肿瘤的大小和数目的要求不尽相同。上述国内标准在未明显降低术后总体生存率和无瘤生存率的前提下,均不同程度地扩大了肝癌肝移植的适用范围,使更多的肝癌患者因肝移植手术受益。但仍需多中心协作研究以支持和证明,从而获得高级别的循证医学证据。经专家组充分讨论,现阶段本规范推荐采用 UCSF 标准,即单个肿瘤直径≤6.5cm;肿瘤数目≤3 个,其中最大肿瘤直径≤4.5cm,且肿瘤直径总和≤8.0cm;无大血管侵犯。

（二）介入治疗

介入治疗是在不能手术切除中晚期肝癌时最常用的治疗手段之一,以往 TACE 也是肝癌标准的治疗方法。近年来不同方案的 TACE 也展现出了良好的治疗效果。有研究显示:对于肝内肿瘤负担重的晚期肝癌患者,肝动脉灌注化疗可能是较索拉非尼更好的策略。相比于单用 TACE 治疗,TACE 联合靶向、免疫治疗也同样取得很好的疗效。

（三）局部消融治疗

局部消融治疗包括射频消融术(RFA)、纳米刀消融、微波消融、激光消融、氩氦刀、无水酒精治疗等方法,其主要原理是通过物理方法达到毁损肿瘤的目的。利用超声声束的可聚性、穿透性、方向性、可视性等物理特点,将体外低能量超声聚焦于体内肿瘤靶区处,通过产生瞬态高温效应、空化效应、机械效应等,使焦域处肿瘤组织发生凝固性坏死,而周边组织极少受损伤,达到无创"切除"肿瘤的目的,由于受到肋骨及胃肠道气体等的干扰,效率较低,穿透性受限致使深部肿瘤杀灭欠佳,因此,在超声定位、切除范围、治疗方法、疗效评估等方面有待作进一步的探讨。

（四）分子靶向治疗

近年来，分子靶向治疗发展迅速，主要包括索拉非尼、瑞戈非尼、仑伐替尼等药物。多纳非尼对比索拉非尼一线治疗晚期肝癌的开放标签、随机、多中心Ⅱ/Ⅲ期临床试验研究结果：全分析集结果显示，多纳非尼组患者相比索拉非尼组获得了更长的 OS 时间，但是中位 PFS、ORR 和 DCR 均无显著差异。而且多纳非尼组患者不良反应发生率更低。阿帕替尼二线治疗中国晚期肝癌患者结果显示：阿帕替尼可显著延长一线耐药的晚期肝癌患者的生存时间，患者耐受性好，安全可控。

（五）系统化疗

肝癌通常被认为是一种对化学疗法抵抗的肿瘤，多药耐药基因高表达和 p53 功能的异常，P 糖蛋白增多被认为与此有关。多柔比星曾被认为是治疗晚期肝细胞癌最有效的化疗药物，但是有效率未超过 20%，而氟尿嘧啶、依托泊苷、顺铂和丝裂霉素的单药有效率也一样都<20%，新药表多柔比星、脂质体多柔比星、卡培他滨、紫杉醇等单药的结果欠佳；为寻找更有效的化疗方案，许多研究进行了化疗药物的联合，如多柔比星联合吉西他滨的研究显示有效率为 11.8%；多柔比星、氟尿嘧啶、顺铂和干扰素方案的有效率为 16.8%，同样未超过多柔比星单药。导向化疗、多药耐药的逆转有可能解决肝癌对化疗不很敏感的问题。

（六）免疫治疗

目前应用于肝癌的免疫治疗药物多集中于：卡瑞丽珠单抗、信迪利单抗等。近来，帕博利珠单抗治疗不可切除肝癌患者的二线Ⅲ期临床试验（KEYNOTE-240）的数据显示：对比安慰剂，帕博利珠单抗组患者的 OS 时间和 PFS 时间明显延长。同样对于不可切除晚期肝癌患者：帕博利珠单抗单药治疗提供了持久的抗肿瘤活性，支持进一步评估基于帕博利珠单抗的治疗方案在肝癌中的一线应用。

八、康复评定

（一）疼痛评估

疼痛是肝癌最常见的症状，疼痛评估是合理、有效进行止痛治疗的前提，应当遵循"常规、量化、全面、动态"的原则。一般情况下应当在患者入院后 8h 内完成。对于有疼痛症状的癌症患者，应当将疼痛评估列入护理常规监测和记录的内容。疼痛的量化评估，通常使用视觉模拟评分法（VAS）、面部表情评估量表法及主诉疼痛程度分级法（VRS）三种方法。

（二）营养筛查及评定

对肝癌康复期患者进行营养风险筛查有利于对营养不良进行早期识别及干预以改善临床的结局。筛查工具应具备基于循证医学基础、简单易行、高敏感度和特异度的特点。可选用营养风险筛查 2002（NRS 2002）等工具。经筛查存在营养风险者，应进行营养评定，包括膳食摄入、人体成分、体力活动及主要代谢指标测定。通过筛查明确存在营养风险的患者，合并以下任一表现，即可确诊营养不良。

1. BMI<18.5kg/m² （<70 岁）或 BMI<20kg/m²（>70 岁），需注意，存在水肿、胸腹水等体液潴留可影响结果判定，对于存在体液潴留的肝癌患者需计算干体重 BMI（干体重/身高的平方，kg/m²）。干体重（dry weight, DW）评估或计算方法：①出现体液潴留前的体重；②穿刺引流之后的体重；③校正体重，根据临床判断的腹水严重程度减去一定量体重进行校正（轻度 5%，中度 10%，重度 15%，如果存在外周水肿再减 5%）。

2. 无意识的体重减轻：6 个月内体重下降>5%，或 6 个月以上体重下降>10%。

3. 通过有效的人体成分检测技术确定的肌肉量降低（去脂肪体质量指数、握力、三头肌皮褶厚度等）。

4. 血浆白蛋白≤35g/L。

5. 能量摄入量降低≤50%（＞1周），或任何比例的能量摄入降低（＞2周），或导致患者吸收不足或吸收障碍的慢性胃肠道症状。

6. 急性疾病、损伤，或慢性疾病相关的炎症。

（三）心理功能评估

患者心理功能评估可采用90项症状自评量表（SCL-90）、汉密尔顿抑郁量表（HAMD）和汉密尔顿焦虑量表（HAMA）、焦虑自评量表（SAS）和抑郁自评量表（SDS）等。

（四）日常生活活动能力评估

患者术后日常生活活动能力可明显降低，评估可采用改良巴塞尔指数（MBI）、FIM评定量表、社会功能活动问卷（FAQ）等进行日常生活活动能力评定。

（五）生存质量评估

患者生存质量评估可采用简化世界卫生组织生存质量评估量表（WHO-QOI-BREF）、健康调查量表36（36-Item Short Form Health Survey，SF-36）、生活满意指数A（LISA）等，对患者的生活质量进行判定。

九、康复治疗

（一）肝癌的围手术期康复技术

加速康复外科因采用了有循证医学证据支持的一系列围手术期优化处理措施，从而减少或降低了手术患者的生理及心理创伤，促进外科患者快速恢复，肝癌的手术治疗中运用加速康复外科的方法同样可以取得理想的效果。目前常用的围手术期康复技术主要包括以下几个方面。

1. 术前评估和处理

（1）全身营养状况：纠正营养不良可预防术后并发症的发生，对于存在营养不良风险的患者，应进行营养支持后再考虑手术。

（2）全身功能状态：与患者术后并发症发生率及住院时间显著相关，术前重视美国东部肿瘤协作组提出的功能状态评分（ECOG PS）对患者进行全身状态的评估，可有效避免严重并发症的发生。

（3）重要器官功能：肝切除手术创伤较大且手术时间较长，良好的心肺等重要器官功能是保障手术安全的关键。除了要求进行常规心、肺、肾功能的评估外，肝功能评估对于肝切除术极为重要，特别强调肝脏储备功能的综合评定与肝脏切除安全限量的个体化评估。对于存在肝功能损害或潜在风险的患者，术前必要的保肝支持措施非常重要。

（4）其他：术前准备包括心理疏导，心肺功能锻炼，纠正内环境紊乱、贫血和低蛋白血症，控制及治疗基础疾病等。

2. 术中管理

（1）麻醉：良好的麻醉管理是术后康复的重要前提和保障。肝脏术中麻醉管理的要点是维持血流动力学稳定，应保持与手术医师的沟通，及时发现术中异常情况，采取有效措施预防过度应激反应。同时，应采取有效措施维持术中患者体温正常，并严格把控输血指征，尽量减少不必要的血液制品输入。

（2）手术作业：现代精准肝脏外科强调在彻底清除目标病灶的同时，确保剩余肝脏解剖结构完整和功能性体积最大化，并最大限度控制术中出血和全身性创伤侵袭，使患者获得最佳康复效果。具体的选择标准可参考《肝脏解剖和肝切除手术命名以及肝血流阻断方法与选择原则》《腹腔镜肝切除专家共识与手术操作指南（2013 版）》。

3. 术后处理　肝脏是人体的代谢中心，与营养物质的消化、合成、代谢密切相关。肝功能损害时上述功能会受到影响。肝切除术导致的缺血再灌注损伤、失血和肝组织损伤可产生严重的应激反应，表现出全身炎性反应综合征（SIRS），严重的低蛋白血症和代谢紊乱。如果不及时纠正，将引发全身多器官功能障碍（MODS）。因此，肝胆外科围手术期的处理要点应包括：①控制过度炎症反应；②纠正严重的低蛋白血症；③提供合理的能量和代谢支持。

（二）肝癌术后康复治疗技术与方法

以肝切除术为主的综合治疗是肝癌的首选治疗方法，但术后由于组织创伤和炎症刺激，肝癌患者的胃肠功能减弱或消失，术后易出现腹胀、腹痛和肠麻痹，而且肝癌患者由于术后害怕疼痛、术后易出现疲劳综合征等因素，导致其卧床时间较长，容易发生肠粘连、下肢深静脉血栓等并发症，因此积极进行康复治疗至关重要。康复治疗的目的是改善患者生理及心理应激，减少并发症，延长生存时间，增加运动耐力，改善日常生活活动能力，促进患者回归社会。

康复治疗禁忌证：①心力衰竭未得到控制；②出现心绞痛、呼吸困难；③严重心律失常；④急性全身性疾病，中度以上发热；⑤安静休息时收缩压>220mmHg，或舒张压>110mmHg；⑥直立性低血压，直立位血压下降≥20mmHg，或运动时血压下降；⑦术后出现胸腔积液、严重呼吸功能不全；⑧术后近期出现肺栓塞、下肢血栓性静脉炎、下肢水肿；⑨切口愈合不良、感染或出血，电解质紊乱，肾功能不全。

1. 物理治疗

（1）电化学疗法：直流电直接作用于组织时，阳极下产生强酸性电解产物，阴极下产生强碱性代谢产物，可改变肿瘤组织的微环境，使肿瘤组织变性、坏死。

（2）高频电（短波、超短波、厘米波）的高热疗法可以与放化疗联合杀灭癌细胞。

（3）磁疗法：磁场可使癌细胞生长缓慢或停顿。

2. 运动治疗

（1）咳嗽训练：目的是促进咳痰和排痰，防止肺部感染。术后早期卧床患者可以采用体位排痰、辅助咳嗽（如震动和叩击背部）等促进痰液的排出。

（2）呼吸训练：呼吸训练可以增加患者的肺活量和呼吸肌力量，促进有效咳嗽和排痰，减少术后肺部感染。呼吸训练的呼吸方式可分为静态呼吸运动和配合有躯干动作的呼吸运动。临床常采用吸气性呼吸训练器进行呼吸锻炼。要求患者站位，由口吸气经鼻呼气。吸气要缓慢，按照训练器指示器的提示流速的范围缓慢吸气，也可采用胸腹式呼吸最大限度地吸气和呼气。训练中按照正常人身高、体重设置肺活量目标值。早晚各训练 1 次，每次10~20min，根据患者体力情况增加训练次数和时间。

（3）有氧训练：有氧训练可以提高患者活动能力和身体耐力，促进胃肠道功能尽快恢复，促进身体各个系统的新陈代谢和血液循环，对患者尽快恢复日常生活能力具有重要的作用。应鼓励肝癌患者术后早期在床上活动，条件允许的情况下，可在床旁活动，对于因伤口疼痛而忌讳活动的患者，可适当应用镇痛药物，鼓励患者尽早活动。有研究在 ERAS 理念下推荐肝癌术后患者于术日进行床上活动,于术后第 2~3 天可练习下床活动。卧床期间上肢可采用抗重力练习和抗阻力练习,下肢可采用卧位踏车运动及抗阻练习。下床活动可根据病情选择,如进行床边站立、步行、活动平板上步行、踏车运动、手摇车和有限的爬楼梯活动等。

1)运动强度:运动量是运动方案的核心,运动量的大小由运动强度、运动持续时间和运动频度三个因素决定。在制订和实施运动计划的过程中,必须根据个体化差异给患者制订出能将风险降低至最低的个体化运动处方。运动量是否合适,应以患者运动后的反应作为评判标准。运动后精力充沛,不感疲劳,心率常在运动后 10min 内恢复至安静时心率说明运动量合适。运动强度决定了运动治疗的效果,一般以运动中的心率作为评定运动强度的指标。临床上将能获得较好运动效果,并能确保安全的运动心率称为靶心率(target heart rate, THR)。靶心率的确定最好通过运动试验获得,即取运动试验中最高心率的 60%~80% 作为靶心率,开始时宜用低运动强度进行运动,适应后逐步增加至高限。如果无条件做运动试验,靶心率可通过以下公式获得:靶心率 =[220-年龄(岁)] ×(60%~80%),或靶心率 =(最高心率-安静心率)×(60%~80%)+ 安静心率。

2)运动时间:运动时间是准备活动、运动训练和放松活动三部分时间的总和。每次运动时间一般为 40min,其中达到靶心率的运动训练时间以 20~30min 为宜,因为运动时间过短达不到体内代谢效应,而如果运动时间过长或运动强度过大,易产生疲劳、加重病情。

3)运动频率:一般每周运动 3~4 次或每日 1 次。

3. 心理治疗　手术作为肝癌的首选治疗方式,在治疗的同时也会引起患者产生一系列心理反应,如抑郁、焦虑、恐惧等。原发性肝癌患者焦虑、抑郁等负性情绪的发生率高于其他肝胆疾病患者和健康人,其中原发性肝癌患者焦虑的发生率为 60%,抑郁的发生率为33.8%。焦虑、抑郁在很大程度上会影响人的神经 - 内分泌 - 免疫调节功能,削弱机体防御能力,所以心理治疗不容忽视。心理社会干预可以有效缓解癌症患者的心理痛苦并改善总体生活质量。

根据患者心理精神症状的临床诊断及严重程度进行相应的干预治疗。没有达到临床诊断的心理痛苦可由临床医护人员给予相应的心理支持和患者教育,达到临床诊断意义的心理痛苦需要精神心理医生进行会诊和合作指导。支持性治疗、认知 - 行为治疗、家庭治疗和放松疗法是比较常用的心理治疗方式。

(1)支持性心理治疗:全面做好每位患者家属的思想工作,鼓励亲属多探视患者,不要流露厌烦、恐惧情绪,督促陪护者在精神和生活上也给予患者大力支持。也可呼吁社会支持,让患者具备积极心态,从而有战胜疾病的勇气,积极配合治疗,帮助患者正确认识疾病并树立战胜疾病的信心,鼓励其通过合适途径宣泄压抑等消极情绪。

(2)认知 - 行为干预:通过矫正患者的认知理论、行为理论等减轻思想负担,缓解焦虑、抑郁、疼痛等产生的负面影响。根据每位患者心理异常程度,针对性地制订计划,介绍其他治愈和好转的病例,讲解因认知扭曲、行为方式偏差、人际关系障碍等造成的不同程度心理情绪障碍,安排相同疾病患者在一起交流,激发患者积极参与治疗,提高治疗的依从性,促进疾病康复。

(3)家庭疗法:将家庭作为一个整体进行心理治疗,治疗者通过与某一家庭中全体成员有规律地接触与交谈,促使家庭发生变化,并通过家庭影响患者,使之症状减轻或消除。

(4)放松疗法:安排每天早、晚,做匀、深、细的呼吸运动,每次 10min,以扩大肺活量,增加血氧含量,鼓励患者根据个人喜好选择适合自己的运动,如快走、太极拳、舞蹈,欣赏自己喜爱的音乐等。

4. 传统疗法 中医中药治疗能够改善患者睡眠、减轻术后疼痛、促进胃肠功能恢复，提高免疫力，减轻放化疗不良反应，促进患者早期康复，减少住院时间。

（1）辨证施治：对肝癌患者辨证施治，可改善生活质量和延长存活期。

（2）中药制剂：除了采用传统的辨证论治、服用汤剂之外，我国药监部门已批准了若干种现代中药制剂如槐耳颗粒可用于手术切除后的辅助治疗。另外，榄香烯、华蟾素、康莱特、康艾、肝复乐、金龙胶囊、艾迪、鸦胆子油以及复方斑蝥胶囊等用于治疗肝癌，具有一定的疗效，患者的依从性、安全性和耐受性均较好，但是需要进一步规范化临床研究以获得高级别的循证医学证据支持。

（3）中医特色疗法

1）针灸治疗：根据病情及临床实际可选择应用体针、头针、电针、耳针、腕踝针、眼针、灸法、穴位埋线、穴位敷贴、耳穴压豆和拔罐等方法。针灸治疗的取穴以肝俞、足三里为主穴，配以阳陵泉、期门、章门、三阴交等；穴位敷贴以章门、期门、肝俞、内关、公孙主穴，疼痛者配外关、足三里、阳陵泉；腹水配气海、三阴交、阴陵泉等。

2）其他治疗：根据病情酌情使用活血化瘀、清热解毒等中药、中成药进行外敷治疗、中药泡洗、中药熏洗、耳穴压豆、艾灸、吴茱萸热奄包等。

5. 休闲作业治疗 患者可以根据个人兴趣，参加适当的娱乐活动，如扑克、下棋、包饺子等。作业治疗师对患者的娱乐功能进行评估，并指导患者，使其在娱乐活动中达到促进康复的目的。

6. 健康教育

（1）吸烟者应戒烟：包括心理辅导、尼古丁替代疗法、口服戒烟药物等；不吸烟者应避免被动吸烟；在人群中推行综合性控烟措施，提高民众对烟草危险性的认知。

（2）酗酒者应戒酒：饮酒者的饮酒量应<12g/d。

（3）有肝癌发病风险者应定期检测血糖，糖尿病患者应通过合理服药、控制饮食、加强体育锻炼等方式严格控制血糖水平。

（4）保持健康体重：超重肥胖者应通过良好饮食习惯、增加身体运动等措施减轻体重。

（5）提倡以蔬菜为基础的膳食模式：多食用新鲜蔬菜水果，适量补充芹菜、蘑菇类、葱属类蔬菜、豆类及豆制品等单个食物或食物组，以及膳食来源或补充剂来源的维生素 E。

十、营养治疗

肝癌患者多因营养物质代谢异常、摄入不足、消化吸收障碍、蛋白合成能力下降等因素出现营养不良，而肿瘤进展及肿瘤相关治疗可加重营养不良，营养不良进一步影响肝癌患者预后形成恶性循环。合理的营养治疗不仅有利于免疫功能的恢复与增强，而且改善患者营养状态和肝功能，增强对手术或其他治疗的耐受能力，减少治疗过程中并发症，提高生活质量，延长存活时间。

（一）营养支持治疗

对有营养风险（NRS 评分≥3 分）或营养不良的肝癌患者需给予营养支持治疗；尤其对于营养不良的手术患者，术前 10~14d 的营养支持能降低手术并发症的发生率。

（二）每日目标能量和蛋白质摄入量推荐

稳定期肝癌患者能量目标需要量 30~35kcal/（kg·d）或 1.3 倍 REE，蛋白质摄入量

1.2~1.5g/(kg·d)。进展期肝癌患者酌情调整。

（三）营养途径

首选口服营养补充（oral nutritional supplements，ONS），若无法经口进食，或 ONS 无法满足营养需求，只要患者肠道有功能或部分功能，且能耐受肠内喂养，就尽可能早期开始给予肠内营养（EN）。围手术期患者一般优先考虑给予肠内营养，可提供经口或经胃幽门供给。如经肠内途径无法满足能量需要，可考虑联合肠外营养。对胃肠道功能障碍无法进行肠内营养的患者，建议应用完全肠外营养（TPN）。

（四）不同肝癌患者营养支持治疗的特点

1. 肝癌切除术治疗患者　术前评估存在营养不良或肌少症者，建议术前评定营养状态，遵循快速康复外科方案，包括术前调整进食时间、术后尽早进食进水等措施。术后早期经口摄入营养素不足时，可酌情给予管饲肠内营养支持，不能满足需求时可给予肠外营养补充，避免单纯输入葡萄糖。

2. 经肝动脉导管动脉化疗栓塞术或局部消融治疗的肝癌患者　可改善患者营养状态和肝功能，提高对后续可能的多次治疗的耐受性，提高生活质量，延长生存时间。夜间加餐，长期应用富含支链氨基酸的营养制剂，可以促进射频消融治疗或经肝动脉导管动脉化疗栓塞术治疗后患者肝功能恢复。

3. 放化疗、靶向药治疗的肝癌患者　密切监测营养状态，有营养不良的患者或胃肠道反应明显、饮食摄入减少的患者，应给予营养支持治疗。

4. 肝癌维持治疗患者　尤其是临终前患者，常处于极度低代谢状态，正常能量和液体等物质的输入有可能进一步加重代谢负担，患者在生活质量和疾病转归获益均非常有限，所以需充分考虑患者疾病状态、治疗意愿及家属理解情况下，选择最为舒适的进食或干预方式。

（五）监测营养状态

肝癌患者治疗前、治疗期间及治疗后应监测营养状态，出院后门诊随访期间，定期进行营养风险筛查。

（六）饮食调节

日常饮食多吃富含优质蛋白、维生素、纤维素的食物，绝对禁酒，避免进食辛辣刺激坚硬食物，食材要新鲜，避免进食腌制霉变食品。进食不足时，可在医师指导下补充微量元素和维生素。

十一、康复护理

（一）疾病预防指导

宣传、普及肝癌的预防知识。注意饮食和饮水卫生，做好粮食保管防霉去毒，改进饮用水质，减少与各种有害物质的接触，是预防肿瘤的关键。应用病毒性肝炎疫苗，预防肝炎。对肝癌高发区定期进行普查，以预防肝癌发生和早期诊治。

（二）疾病知识指导

指导患者生活规律，注意劳逸结合，避免情绪剧烈波动和劳累。指导患者保持乐观情绪，建立健康的生活方式，有条件者可参加社会性抗癌组织活动，增加精神支持以提高机体抗癌能力。

（三）饮食指导

指导患者合理进食，饮食以高蛋白、适当热量、多种维生素为宜，避免摄入高热量和刺激性食物,戒烟、酒,避免加重肝脏负担,减轻对肝脏的损害。肝性脑病者应减少蛋白质摄入。

（四）用药指导

指导患者按医嘱服药,了解药物的主要不良反应,忌服损伤肝功能的药物。

（五）围手术期护理

实施快速康复综合护理可促进患者及早恢复正常生活,主要措施如下。

1. 入院 48h 后　由责任护士给患者进行多系统的检查,并对患者的心理问题、营养不良等问题进行早期干预,如伴有营养不良、食欲不佳的患者进行营养干预,保证营养的吸收;对伴有心理问题的患者,通过音乐疗法、情绪疏导宣泄、健康宣教等方式缓解不良情绪,为手术的顺利进行奠定良好身心基础。

2. 术前 24h　由手术室护士到病房访视,给患者开展手术的健康宣教、心理安慰等护理服务,对患者的手术耐受程度进行评估,采取早期干预措施,如向患者耐心解释全麻术后呼吸道管理的重要性、术后可能的不适与应对方法,训练患者深呼吸,教会其有效咳嗽咳痰。此外,护士认真评估每位患者术后咳嗽咳痰的合作程度及正确性,定时、针对性地协助患者坐起、拍背、咳嗽咳痰。

3. 术前 12h　给患者进食易消化的食物,并口服肠道润滑剂,叮嘱患者禁食 8h、禁水 6h。在手术当天清晨灌肠。

4. 术中　术中进行保暖护理,保持正常的体温,输液、冲洗液等均经加温器加温处理后方可使用。

5. 术后活动锻炼　术后给患者按摩腹部,增加肠胃蠕动;协助患者在床上坐起,搀扶患者在床边走动等锻炼。

6. 术后的饮食干预　术后 6h 开始给患者服用 10~20mL 温开水,然后每隔 4h 给患者服用一次温开水。术后第 1 天开始给予少量流质米汤,每 2h 给患者服用 20~40mL,每日的总量不超过 500mL。术后第 2 天开始服用稀粥、菜汤等流食,50~70mL/ 次,每日不超过 1 000mL。术后第 3 天给予患者半流食。术后第 4 天过渡到软食,每日进餐 5~6 次。

7. 术后体位护理　术后协助患者取侧卧位,促进肠道反射和肠胃蠕动。

十二、预防

实施肝癌病因的一级预防措施是降低我国肝癌疾病负担的重要途径:①接种乙肝疫苗,包括针对不同 HBV 感染状态母亲的新生儿及儿童的乙肝疫苗接种程序;②慢性乙型病毒性肝炎、慢性丙型病毒性肝炎患者的抗病毒治疗;③预防和避免黄曲霉毒素及蓝藻毒素暴露;④改变高危致癌风险相关的生活方式等。

十三、预后与转归

近年来肝癌的诊疗水平及手段有所提高及完善,进而使得肝癌的近期疗效有所改善,但远期疗效却无明显改观,术后复发率仍居高不下。有数据显示肝癌患者术后 5 年复发率>50% 且无瘤生存率仅为 16.0%~27.4%。影响肝癌术后复发转移的相关因素众多,目前认为影响肝癌预后及复发的因素主要有患者自身因素、肝癌的病理学特性、外科手术方面和术后辅助治疗 4 个方面。因此,采取相应措施,降低肝癌的总体术后复发率、改善预后,仍是广大医学工作者的奋斗使命。

（薛绪潮　罗天航）

参 考 文 献

［1］HU H，HAN H，HAN X K，et al.Nomogram for individualised prediction of liver failure risk after hepatectomy in patients with resectable hepatocellular carcinomathe evidence from ultrasounddata［J］.Eur Radiol，2018，28（2）:877-885.

［2］GRGUREVIC I，BOKUN T，SALKIC N N，et al.Liver elastography malignancy prediction score for noninvasive characterization of focal liver lesions［J］.Liver Int，2018，38（6）:1055-1063.

［3］国家卫生健康委办公厅，国家中医药局办公室.癌症疼痛诊疗规范（2018年版）［J］.临床肿瘤学杂志，2018，10:937-944.

［4］于康，李增宁，丛明华，等.恶性肿瘤患者康复期营养管理专家共识［J］.营养学报，2017，39（4）:316-321.

［5］陈孝平，毛一雷，仇毓东，等.肝切除术围手术期管理专家共识［J］.中国实用外科杂志，2017，37（5）:525-530.

［6］陈规划，荚卫东，杨扬，等.肝切除术后加速康复中国专家共识（2017版）［J］.临床肝胆病杂志，2017，33（10）:1876-1882.

［7］中华预防医学会肿瘤预防与控制专业委员会感染相关肿瘤防控学组，中华预防医学会慢病预防与控制分会，中华预防医学会健康传播分会.中国肝癌一级预防专家共识（2018）［J］.中华预防医学杂志，2019，53（1）:36-44.

［8］邵良芬.快速康复综合护理干预对肝癌术后胃肠功能恢复的效果分析［J］.中国实用医药，2017，12（31）:143-144.

［9］European Association for the study of the Liver.EASL clinical practice guideline on nutrition in chronic liver disease［J］.J Hepatol，2019，70（1）:172-193.

［10］Arends J，Bachman P，Baracos V，et al.ESPEN guidelines in nutrition in cancer patients［J］.Clin Nutr，2017，36（1）:11-48.

第四节　肝外胆系结石及炎症康复

一、胆囊结石及胆囊炎康复

（一）概述

胆囊结石（cholecystolithiasis）指发生在胆囊的结石，是常见疾病。胆囊炎（cholecystitis）常是胆囊结石的并发症，也可在无胆囊结石时发生。胆囊结石主要见于成年人，发病率在40岁后随年龄增长而增加，国内有报道成人慢性胆囊炎患病率为0.78%~3.91%，胆囊结石患病率为2.3%~6.5%，女性多于男性。随着我国人民生活水平逐渐提高，慢性胆囊炎、胆囊结石发病率近年来呈上升趋势。在我国经济发达地区及西北地区发病率较高，可能与饮食习惯及环境因素有关。

（二）病因

胆囊结石的危险因素包括年龄>40岁、女性、妊娠、口服避孕药和雌激素替代治疗、肥胖、减肥期间的极低热量膳食和体重快速减轻、糖尿病、肝硬化、胆囊动力下降、克罗恩病和溶血等。他汀类药物、维生素 C、咖啡、植物蛋白和坚果、多不饱和脂肪和单不饱和脂肪可能对预防胆囊结石有益。

（三）病理

胆囊壁急性炎症可表现为水肿和充血，严重者可有胆囊壁坏死，甚至坏疽。胆囊液可呈脓性、血性或黑褐色胆汁。胆囊管长时间结石嵌顿，胆囊扩张，其内充满白色的黏液样胆汁。非结石性胆囊炎可表现为胆囊缺血、扩张、内皮损伤及胆囊坏死。

（四）分型

1. 无症状胆囊结石　早期无临床症状，仅在体格检查、手术或尸体解剖时偶然发现。

2. 有症状胆囊结石　出现与否和结石的大小，部位，是否合并感染、梗阻及胆囊的功能有关。小胆结石更容易出现症状。

（五）临床表现

胆囊结石以成年人多见，可分为三类：①无症状；②有症状；③出现并发症。自然病程一般按上述顺序发展。

1. 消化不良等胃肠道症状　大多数仅在进食后，尤其是进油腻食物后出现上腹部或右上腹部隐痛、饱胀，伴嗳气、呃逆等，常被误诊为"胃病"。

2. 胆绞痛　典型表现呈阵发性绞痛，或者持续疼痛阵发性加剧，位于上腹部或右上腹部，可向肩胛部和背部放射，多伴恶心、呕吐。常发生在饱餐、进食油腻食物后。此时胆囊收缩，结石移位并嵌顿于胆囊壶腹部或颈部，胆囊排空胆汁受阻，胆囊内压力升高，胆囊平滑肌强力收缩而发生绞痛。

3. 常见并发症

（1）急性胆囊炎：急性胆囊炎发作最初 24h 以内多以化学性炎症为主，24h 后，细菌感染逐渐增加，严重者可发展为化脓性胆囊炎。如胆囊管梗阻，胆囊内压继续升高，胆囊壁血管受压导致血供障碍，继而缺血坏疽，发展为坏疽性胆囊炎，则常并发胆囊穿孔，多发生在底部和颈部。

临床表现：持续性右上腹疼痛，可向右肩或背部放射；发热常见，体温多<38.5℃；墨菲征阳性，或右上腹包块。未经治疗的急性胆囊炎症状可在 1 周左右缓解，但如发生胆囊坏疽、胆囊穿孔、胆囊肠瘘、胆石性肠梗阻和气肿性胆囊炎等严重并发症，可危及生命。

（2）胆囊积液：胆囊结石长期嵌顿或阻塞胆囊管但未合并感染时，胆囊黏膜吸收胆汁中的胆色素，并分泌黏液性物质，积液为无色透明。

（3）继发性胆总管结石及胆源性胰腺炎：继发性胆管结石是指该结石的原发部位在胆囊而不是在胆总管，是胆囊结石通过胆囊管进入胆总管内，所以胆囊内的结石与胆管内的结石其形态和性质基本相同。继发性胆管结石多为胆固醇性混合结石，大约有 15% 的胆囊结石患者可有继发性胆总管结石。继发性胆总管结石可能会嵌顿在胆总管末段、胰胆管汇合共同通路，从而引起胆绞痛、急性胆源性胰腺炎。

（4）米里齐综合征(Mirizzi syndrome)：持续嵌顿于胆囊颈部或胆囊管的较大的结石压迫肝总管或反复发作的炎症致肝总管狭窄或胆囊胆管瘘，结石部分或全部堵塞肝总管引起反复发作的胆囊炎、胆管炎及梗阻性黄疸。其形成的解剖学基础是胆囊管与肝总管伴行过长或者胆囊管与肝总管汇合位置过低。

（5）胆囊十二指肠 / 结肠瘘、胆石性肠梗阻：结石压迫引起胆囊炎症、慢性穿孔，可造成胆囊十二指肠瘘或胆囊结肠瘘；大的结石通过瘘管进入肠道，阻塞于回肠末段引起梗阻。

（6）慢性胆囊炎：90% 以上的患者有胆囊结石，炎症反复发作，可使胆囊与周围组织粘连、囊壁增厚并逐渐瘢痕化，胆囊萎缩，失去功能。慢性胆囊炎急性发作时，一般触及不到胆囊。

（7）胆囊癌：少数因结石及炎症的长期刺激可诱发胆囊癌，尤其对于老年患者，>10 年胆囊结石病史，结石直径>3cm 者，癌变的风险增加。

（8）急性非结石性胆囊炎：是一种胆囊急性炎性、坏死性疾病，约占急性胆囊炎病例的10%，常见于住院和危重患者，并发症和病死率较高。临床表现比较隐匿，可有不明原因发热、血白细胞增多或不明确的腹部不适，也可能出现黄疸或右上腹包块。诊断明确时，多已有胆囊坏死、坏疽和穿孔，并可出现脓毒血症、休克和腹膜炎等并发症。

（六）辅助检查

腹部超声是胆囊结石首选的检查方法，胆石呈强回声，后方可见声影，并随体位移动。CT、MRI 和磁共振胆胰管成像（MRCP）也可显示胆囊结石。

急性胆囊炎患者常有血白细胞增多伴中性粒细胞比例增高，腹部超声可发现胆囊结石、胆囊壁增厚或水肿。慢性胆囊炎超声检查可发现胆囊萎缩、壁增厚。

（七）诊断与鉴别诊断

1. 无并发症的胆囊结石　腹部超声等影像学确定有胆囊结石。有症状者需与消化性溃疡、胃炎、胃肿瘤、功能性消化不良、胰腺疾病、功能性胆囊疾病、奥迪括约肌功能障碍、右侧输尿管结石、急性冠脉综合征等鉴别。

2. 急性胆囊炎　右上腹或上腹部疼痛、发热及血白细胞增多，墨菲征阳性或扪及右上腹包块，应疑诊；确诊可通过腹部超声等影像学检查，发现胆囊肿大、胆囊壁水肿或合并胆囊结石引起的梗阻等证据。

急性胆囊炎需与急性胰腺炎、阑尾炎、消化性溃疡、功能性消化不良、肠易激综合征、功能性胆囊疾病、奥迪括约肌功能障碍、急性小肠或结肠疾病、右肾及输尿管疾病、右肺及胸膜炎和急性冠脉综合征等鉴别。

（八）临床治疗

迄今尚无证据表明使用药物或其他非手术疗法能完全溶解或排尽结石，胆囊结石的治疗主要是手术切除胆囊，取石、保留胆囊的微创手术尚在探索中。

1. 无并发症的胆囊结石　多采取观察的策略，待患者出现症状时，采取相应的治疗措施。但有下列情况时，即使无症状也应治疗：①胆囊壁增厚、钙化或瓷性胆囊；②胆囊萎缩、胆囊息肉进行性增大；③结石直径>3cm；④胆囊结石病史>10 年；⑤有糖尿病、心肺疾病的老年人；⑥上腹部其他择期手术时；⑦儿童胆囊结石；⑧医疗条件较差地区的居民。

2. 急性胆囊炎　一般治疗包括禁食，呕吐、腹胀的患者可放置鼻胃管胃肠减压；静脉补液、纠正电解质紊乱和止痛；早期病原体难以确定时，可予经验性抗生素治疗，选用头孢菌素或碳青霉烯类抗生素。对反复发作、伴有胆囊结石的急性胆囊炎，应考虑胆囊切除术。

对于非结石性急性胆囊炎患者，推荐有血培养和药敏试验结果后，予以抗生素治疗，视病情转归切除胆囊或胆囊造瘘。

胆囊切除术适用于择期手术或急性发作炎症较轻的患者。腹腔镜胆囊切除术（laparoscopic chole cystectomy，LC）是首选术式，具有创伤小、痛苦少、术后恢复快、住院时间短、遗留瘢痕小等优点。没有腹腔镜条件时也可行开腹胆囊切除术。经皮经肝胆囊穿刺引流术可降低胆囊内压，急性期过后再择期手术。适用于病情危重又不宜手术的化脓性胆囊炎患者。

（九）康复评定

1. 疼痛评定　采用视觉模拟评分法（VAS）。

2. 瘙痒评定　可采用视觉模拟评分法评定，具体同疼痛评定。

3. 关节活动度的测量　患者可因胆囊炎胆道感染、胆道结石引起肩关节周围炎，肩关节活动受限。

4. 日常生活活动能力评估　患者术后日常生活活动能力可明显降低，评估可采用改良巴塞尔指数（MBI）进行日常生活活动能力评定，此方法较为简单，可信度也较高。

5. 生活质量评定　可采用健康调查量表 36 评定，生活质量高低与评分高低呈正相关。

6. 心理评估　常采用焦虑自评量表（SAS）或者汉密顿焦虑量表（HAMA）评价患者焦虑状态，抑郁自评量表（SDS）或者汉密顿抑郁量表（HAMD）评价患者抑郁状态。

（1）焦虑评定量表：焦虑自评量表、汉密顿焦虑量表。

（2）抑郁评定量表：抑郁自评量表、汉密顿抑郁量表。

（十）康复治疗

1. 饮食及药物　小的结石可采用保守治疗的方法。调整饮食结构，清淡为主，戒烟酒及少食辛辣油腻食物，减少蛋奶的摄入量。多运动，如跳绳和爬楼梯，用玉米须泡水喝，再配合口服鸡内金，多喝水，促进结石排除。

2. 物理治疗

（1）物理因子及冷敷

1）针刺：针刺能缩短胆囊摘除术后患者胃肠功能紊乱的自然疗程。予针刺日月穴（右侧）、阳陵泉穴和胆囊穴进行胆绞痛镇痛治疗，留针 30min 后，采用视觉模拟评分法评价镇痛效果。另外还有子午流注针法治疗、电动按摩治疗、电针耳穴与电针体穴治疗、腹部阿是穴皮内水针治疗等。

2）短波透热疗法：将两个板状电极于肩关节区对置，温热量。治疗因胆囊炎胆道感染、胆道结石引起肩关节周围炎，肩关节活动受限。

3）中药冷敷治疗：生地、紫草、防风、苦参、地肤子、白鲜皮。按配比将药物加入少量蒸馏水中浸泡 30min 后再加蒸馏水至 500mL（药材与水总体积），电炉加热，微沸 35min，停止加热，冷却后，纱布过滤。滤渣加 200mL 蒸馏水再次微沸 25min，冷却后纱布过滤。将两次滤液合并，加热浓缩，滤纸过滤，定容至 100mL，即得冷敷液，冷敷液放置温度至 10~15℃。治疗胆汁淤积性皮肤瘙痒等。

（2）肩周炎运动治疗

1）肩部按摩：患者取坐位，术者用双手在肩前，肩后及肩外侧以轻揉手法按摩，如此反复操作 3~5min，主要是缓解肌肉的痉挛，如斜方肌、三角肌、冈上肌、冈下肌。然后将患肢伸直后做向下牵拉，抖动及旋转等活动，待患者适应后，做患肢上牵、外展、内收内旋、前屈、后伸等动作，手法由轻到重，逐渐增大肩关节活动，以患者能够耐受为度，以松解肌肉、联合腱以及关节囊的粘连。

2）手法松解：先肌内注射哌替啶 100mg，氯丙嗪 25mg，10min 后，让患者坐位，术者一手按住肩部，一手握住上臂先使肱骨头内外旋转，然后逐渐使肩关节外展、屈伸、内旋、外旋活动，整个过程中可感到肩关节粘连撕开，手法由轻到重，反复多次，直至肩关节达到正常活动度，第二天开始坚持肩部活动练习。

3）运动疗法：做木棒操、手拉滑车、"蝎子爬墙"练习。

（3）胆绞痛手法治疗

1）捏压法：以拇指、食指捏压双肝俞、胆俞穴，力量稍大。

2）叩击法：取仰卧法，以空拳小鱼际肌及四指端轻叩肝区，自上向下，力量不宜过大，胆绞痛者用右拇指顶于胆区约半分钟，禁用力过大。

3）指压法：用双手拇指压迫双足三里穴及胆囊穴（阳陵泉下 2 寸）力量应大些，有酸麻胀感为宜，最好能向大腿根部或脚部放散为佳。

3. 作业治疗　当因胆囊炎胆道感染、胆道结石引起肩关节周围炎肩关节活动受限严重影响日常生活活动时，可采用作业训练，包括进食、梳洗、更衣、写字、一些家务劳动等。

4. 心理治疗　胆道疾病是普通外科的常见病及多发病，有较严重的躯体症状（如疼痛躯体功能受限等），往往可并发心理障碍，伴有皮肤瘙痒者情绪激动、恼怒、心情忧郁等情况越发严重，及早进行患者的心理干预对减轻患者手术前后焦虑抑郁有非常明显的疗效，且可使患者生命质量在较短时间内得以恢复。

5. 其他治疗

（1）腹型肥胖、空腹血糖升高、高血压病、血脂异常等均可增加胆囊结石及胆囊炎的风险，控制代谢因素对胆囊结石及胆囊炎的康复至关重要。

（2）因胆心综合征引起的心脏损害是继发性损害，并非器质性病变，故首先应积极治疗原发病，只有胆道疾病治愈后才能缓解心脏症状。绝大多数报道，有胆心综合征的患者接受有效胆囊治疗后（不管是手术治疗或内科保守治疗），患者的心脏症状均逐渐消失。

（3）胆结石康复治疗仪以特定频率电流作用于人体耳穴、体穴，通过经络传导，达到消炎、利胆、止痛、溶石、排石的目的，临床有一定的效果。

（十一）营养治疗

胆石症及胆囊炎的发病与代谢因素、饮食、感染、胆汁淤积有关。摄入脂肪和高胆固醇食物会增加胆汁的分泌，导致胆汁中胆固醇浓度升高，由此引起胆囊和胆管黏膜炎症，胆管阻塞，胆汁排出不畅，会影响脂肪、脂溶性维生素的吸收。膳食纤维可增加胆固醇和胆汁酸的排泄。因此建议规律、低脂、低热量膳食，并提倡定量、定时的规律饮食方式。

营养治疗原则：限制脂肪和胆固醇的摄入，供给适量能量和蛋白质。

1. 急性期应暂禁食，使胆囊得到充分休息，尽量减少胃肠道对胆囊收缩的刺激。此时可选用肠外营养，经静脉输注脂肪乳、葡萄糖、复方氨基酸、微量营养素，以满足急性期的营养需要。

2. 缓解期控制饮食，应合理给予低脂肪、低胆固醇、高膳食纤维饮食，减少脂肪、胆固醇摄入。

（1）每日膳食热量推荐：一般为 1 800~2 000kcal/d，肥胖者需限制热量摄入，消瘦者则应酌量增加，以利于康复。

（2）控制脂肪摄入量：每日脂肪摄入量 30~45g，脂肪供能不超过总能量的 25%，三餐大致均匀分配；每日膳食中的胆固醇含量在 300mg 以下，减少饱和脂肪酸的摄入，饱和脂肪酸占总能量 10% 以下。限制胆固醇高的食物，如动物脑、动物内脏、蛋黄、鱼籽等。

（3）适量蛋白质：每日蛋白质摄入量 1.0~1.2g/（kg·d），可选用豆制品及高蛋白低脂肪的动物性食物。

（4）高膳食纤维：每日膳食中的纤维总量应不低于 25~30g。多饮水，每日饮水 1 500mL以上。

（5）丰富维生素和矿物质：多选用富含钙、钾、铁、维生素 B、维生素 C、脂溶性维生素的食物。

（6）烹调方法：宜清淡、少渣、易消化。以蒸、煮、炖、烩、氽为主，忌煎、炸、炒等。

（7）食物禁忌：忌酒、辛辣刺激食物及调味品，避免油炸及产气食物。

（8）少食多餐，定时定量，每天进餐 4~5 次。

（十二）康复护理

1. 调整生活方式　指导患者调整生活方式。进食有规律，饮食要定时、定量，避免暴饮暴食，特别需要强调的是要重视早餐，这是预防结石的最好方法。注意平时多饮水，改善情绪，充足睡眠。肥胖是胆结石的危险因素。强调养成良好的饮食和运动习惯，使体重保持在合理的范围内。

2. 饮食护理

（1）急性期应暂禁食，使胆囊得到充分休息，尽量减少胃肠道对胆囊收缩的刺激。此时可选用肠外营养，经静脉输注脂肪乳、葡萄糖、复方氨基酸、微量营养素，以满足急性期的营养需要。

（2）缓解期控制饮食，应合理给予低脂肪、低胆固醇、高膳食纤维饮食，减少脂肪、胆固醇摄入。

3. 术后护理

（1）病房环境术后，护理人员应给予患者舒适安静的病房环境，保持病房温度适宜，通过播放患者喜欢的音乐等，以保持患者心情愉悦，有利于术后病情加速恢复。

（2）饮食指导　护理人员可嘱咐患者术后 6h 开始进食流质食物，有助于促进胃肠功能恢复，指导患者选择低脂、高糖、高蛋白、高纤维素、易消化的饮食，忌油腻食物及饱餐。严禁患者食用牛奶、豆浆等易产气食物，以防出现术后胀气。

（3）术后护理

1）患者清醒后给予半卧位，减轻胆肠吻合口张力，还有利于引流。

2）密切观察患者的生命体征，同时应观察切口渗液情况，如有黄绿色胆汁样引流物，每小时大于 5mL，应怀疑胆漏，应立即与医生联系进行处理同时应观察有无出血征象。

3）术后 3d，患者体温逐渐恢复正常，如仍高于 39℃应查找感染源，给予抗感染治疗。

4）对胆囊造瘘者，应密切观察其引流性质和量并保持通畅。

5）严密观察术后并发症，如出血、黄疸、胆漏等；T 型管引流通畅。

（十三）预后与转归

对于没有症状的胆囊结石，大多数不需要立即行胆囊切除，只需观察和随诊。需要手术的胆囊结石不论是开腹手术，还是腔镜手术，预后的效果都应该比较满意。随着技术越来越成熟,开腹手术、腹腔镜术后胆漏、胆道相应的并发症的发生率越来越低。

二、肝外胆管结石及胆管炎

(一)概述

肝外胆管结石(calculus of extrahepatic duct)可分为原发性和继发性两种。原发性肝外胆管结石占大多数,指原发于胆管系统内的结石,多数为胆色素结石或混合性结石;继发性肝外胆管结石指胆囊内结石排至胆管内,多数为胆固醇结石。肝外胆管结石在我国发病率较高,占全国胆石患者的 5%~29%,平均 18%,约 95% 的胆总管结石患者同时合并胆囊结石。

(二)病因病理

原发性肝外胆总管结石多数为棕色胆色素结石或混合性结石,通常发生于有复发性或持续性胆道感染的患者。十二指肠乳头旁憩室、胆汁淤积、胆道蛔虫病史,可增加原发性胆管结石的风险。肝外胆管结石的症状主要是肝外胆管梗阻或胆管炎,结石阻塞胰胆管共同通路,胰液排泄不畅导致胆源性胰腺炎。

(三)临床表现

症状的有无取决于结石是否造成胆道梗阻和感染。当结石未引起胆道梗阻,患者可无任何症状。但当结石阻塞胆管并继发感染时,则可出现以下并发症。

1. 急性梗阻性化脓性胆管炎　急性梗阻性化脓性胆管炎(acute obstructive suppurative cholangitis, AOSC)典型表现为腹痛、寒战高热和黄疸,称为查科三联征(Charcot triad)。

(1)腹痛:发生于剑突下及右上腹部,多为绞痛,呈阵发性发作或持续性疼痛伴阵发性加剧,可向右肩背部放射伴恶心、呕吐。常在进食油腻食物后诱发。

(2)寒战、发热:胆管梗阻后胆管内压升高,常常继发感染,细菌和毒素可经毛细胆管经肝窦逆流入血,发生胆源性肝脓肿、脓毒血症、感染性休克、弥散性血管内凝血等,一般主要表现为弛张热,体温可高达 39~40℃。

(3)黄疸:结石阻塞胆管后,患者可出现尿色深黄及皮肤、巩膜黄染,部分患者可伴皮肤瘙痒。

大部分阻塞以上胆管扩张,胆结石可漂浮上移而缓解梗阻。小结石也可通过壶腹部排入十二指肠,症状可自行缓解。因此,肝外胆管结石的黄疸常呈现间歇性和波动性。如结石嵌顿没有解除,炎症进一步加重,患者可出现谵妄、淡漠或昏迷以及血压下降等。在查科三联征基础上出现神志障碍、休克则称为雷诺五联征(Reynolds pentad),是一种非常危险的情况,需急诊胆道减压引流治疗,否则患者可在短期内死亡。

2. 急性和慢性胆管炎　结石引起胆道阻塞,胆汁淤滞,感染造成胆管壁黏膜充血、水肿,加重胆管梗阻;反复的胆管炎使管壁纤维化并增厚、狭窄,近端胆管扩张等。患者可有上腹痛、黄疸等症状。

3. 肝损伤和胆源性胰腺炎　可致肝细胞坏死及胆源性肝脓肿,反复感染和肝损害可进展为胆汁性肝硬化;结石嵌顿于壶腹部时可引起胰腺的急性和/或慢性炎症。

(四)辅助检查

1. 实验室检查　血清总胆红素及结合胆红素增高,血清转氨酶和碱性磷酸酶升高,尿中胆红素增多,尿胆素原减少或消失,粪胆原减少。当合并胆管炎时,白细胞总数及中性粒细胞数升高。

2. 影像学检查　首选腹部超声,诊断性价比最高。磁共振胰胆管成像(MRCP)也是常用的检查方法。这些检查可发现结石并明确大小和部位,但胆总管远端结石仍受诸多因素影响,诊断的准确率欠佳。经内镜逆行胆胰管成像(ERCP)诊断肝外胆管结石的阳性率最高,并可行内镜下奥迪括约肌切开(endoscopic sphincterotomy, EST)和取石术,同时达到诊断和治疗该病的目的。

（五）诊断与鉴别诊断

根据典型的腹痛、寒战、高热和黄疸,结合血清总胆红素和直接胆红素增高,影像学检查发现胆管内有结石等证据,可以明确诊断。肝外胆管结石需要与右肾绞痛、肠绞痛、胆道系统恶性肿瘤所致黄疸鉴别。

（六）临床治疗

1. 一般治疗　短期禁食,静脉给予水、电解质、营养等支持治疗,维持酸碱平衡,重症患者吸氧,监护生命体征。

2. 抗感染　抗生素对多数(70%~80%)急性胆管炎治疗有效,初始抗生素治疗,在没有血培养和药敏试验结果时,可经验首选三代头孢菌素加甲硝唑,或者选用喹诺酮类抗生素加甲硝唑,或者单用碳青霉烯类抗生素。感染难以控制时,可根据血培养及药敏试验结果指导抗生素的应用。

3. 内镜治疗　胆总管结石及感染首选经内镜 EST 取石、引流,内镜治疗具有创伤小、痛苦小、住院时间短及可以反复取石等优点,对老年患者尤其适宜。对于巨大结石、胆管下段狭窄等取石困难或高危患者,可先置入胆管支架引流解除胆管梗阻,择期内镜下取石碎石或外科手术治疗。

（七）康复评定

1. 疼痛评定　采用视觉模拟评分法。

2. 日常生活活动能力评估　患者术后日常生活活动能力可明显降低,评估可采用改良巴塞尔指数(MBI)进行日常生活活动能力评定,此方法较为简单,可信度也较高。

3. 生活质量评定　可采用健康调查量表36评定,生活质量高低与评分高低正相关。

4. 心理评估　详见本章第一节。

（八）康复治疗

1. 快速康复　对于有症状需手术摘除胆囊的患者,联合加速康复外科理念可有效缩短住院时间,减少并发症。

（1）术前:开展健康宣教,将以往手术成功案例详细介绍给患者与家属,缓解其焦虑等负性情绪,帮助患者树立疾病康复信心,嘱咐其尽量采用腹式呼吸,有效咳嗽,术前2h告知患者服用糖水 1 000~1 500mL 或碳水化合物。

（2）术中:护理人员需密切观察患者各生命体征,对患者取全麻麻醉方式,合理调节手术室温度至25℃,以患者病情实际情况为基点,明确是否合理放置肝下血浆引流管。

（3）术后:结合患者病情实际情况,以镇痛泵为基点实施药物镇静措施。术后前 3d 使用抗生素抗感染。在患者术后 6h 内要求患者卧床治疗,并根据患者实际耐受及身体状况,指导患者进行适当床上肢体活动,需注意活动幅度,避免牵拉伤口。术后 6h 后,针对身体耐受性良好,切口疼痛较轻的患者,指导患者尽早开始下床活动,先从床边活动开始,逐渐向慢走、坐下、站立、上下楼梯等过渡,避免大幅度活动,禁止过度劳累。术后 8h 后行少量多次饮水,次日晨进食流质、半流质饮食,根据患者饮食情况,减少补液量;若引流管无异常,则术后 1~2d 内可拔除,促进病情早日康复。

2. 疼痛管理 对于术后疼痛较轻患者,可指导患者通过注意力转移(看电视、倾听舒缓音乐)及深呼吸的方式缓解疼痛,对疼痛较为严重影响睡眠的患者,需按照医嘱采取镇痛药物辅助改善患者疼痛症状,对于此类患者,加速外科康复主张采用静脉持续泵入长效局部麻醉药,持续时间 ≤48h,可有效缓解疼痛,改善患者焦躁等负性情绪,也可降低创伤应激及术后肠麻痹等发生率。

3. 作业治疗 当因胆道感染、胆道结石引起肩关节周围炎,肩关节活动受限严重影响日常生活活动时,可采用作业训练,包括进食、梳洗、更衣、写字、一些家务劳动等。

4. 心理治疗 胆道疾病是普通外科的常见病及多发病,有较严重的躯体症状(如疼痛躯体功能受限等),往往可并发心理障碍,伴有皮肤瘙痒者情绪激动、恼怒、心情忧郁等情况越发严重,及早进行患者的心理干预对减轻患者手术前后焦虑抑郁有非常明显的疗效,且可使患者生命质量在较短时间内得以恢复。

(九)营养治疗

参照本节"胆囊结石及胆囊炎康复"营养治疗。

(十)康复护理

1. 饮食护理 指导患者低脂肪、低胆固醇、高膳食纤维饮食,减少脂肪、胆固醇摄入。选择清淡、少渣、易消化饮食,忌酒、辛辣刺激食物及调味品,避免油炸及产气食物。少食多餐,定时定量,每天进餐 4~5 次。急性期应暂禁食,选用肠外营养,使胆囊得到充分休息,尽量减少胃肠道对胆囊收缩的刺激。

2. 非手术患者护理 非手术治疗者应禁食、休息,并积极补充液体和电解质,以保持水、电解质酸碱平衡,遵医嘱按时服药。

3. 术后护理 同本节"胆囊结石及胆囊炎康复"。

4. 活动指导 为避免出现压疮等并发症,鼓励患者进行早期活动,术后 4~6h 可下床小便,术后 2d 可进行简单活动,如在走廊内走动等。

(十一)预后与转归

肝外胆管结石应及时取出结石,以免引起胆道梗阻、化脓性胆管炎、急性胰腺炎等并发症。所以肝外胆管结石一经确诊,应尽快行外科手术或者十二指肠内镜下治疗。肝外胆管结石经手术或者内镜取净以后,一般预后良好,少数患者结石可以复发,再次手术或内镜治疗仍有效。

(郑鹏远 黄 煌)

参 考 文 献

[1] 林德新,李旋,张勇,等.加速康复外科程序在肝胆管结石肝切除术中的应用[J].中国普通外科杂志,2018,27(2):169-174.

[2] 何成奇,吴毅.内外科疾病康复学[M].3 版.北京:人民卫生出版社,2018.

[3] 王玉龙.康复功能评定学[M].3 版.北京:人民卫生出版社,2018.

[4] 燕铁斌.康复护理学[M].3 版.北京:人民卫生出版社,2012.

[5] TAZUMA S, UNNO M, IGARASHI Y, et al.Evidence-based clinical practice guidelines for cholelithiasis 2016 [J].J Gastroenterol, 2017, 52(3):276-300.

第五节　胆道系统肿瘤及术后康复

一、胆囊癌及术后康复

（一）概述

胆囊癌（gallbladder cancer, GBC）通常是由胆囊黏膜发生恶性病变引起，其发病率约为 1%。但近年来随着饮食习惯的改变，慢性结石性胆囊炎的发生率明显上升，胆囊癌的发病率也有着显著的提高。而且胆囊癌早期的症状及体征与慢性胆囊炎类似，因此就诊时多属于进展期，预后不佳，5 年内总体生存率不足 5%。治疗胆囊癌的关键在于早发现、早诊断、早治疗。早期诊断胆囊癌后，根据胆囊癌的不同分期选择个体化的治疗方案是提高胆囊癌患者生存率的关键。

（二）病因

1. 胆囊结石　约 85% 的胆囊癌患者合并胆囊结石。胆囊结石患者患胆囊癌的风险是无胆囊结石人群的 13.7 倍，在胆囊结石患者中，单个结石直径＞3cm 者患胆囊癌的风险是直径＜1cm 者的 10 倍。

2. 胆囊慢性炎症　胆囊组织慢性炎症与胆囊肿瘤关系密切。胆囊慢性炎症伴有黏膜腺体内的不均匀钙化、点状钙化或多个细小钙化被认为是癌前病变。胆囊壁因钙化而形成质硬、易碎和呈淡蓝色的瓷性胆囊，约 25% 瓷性胆囊与胆囊癌高度相关。

3. 胆囊息肉　约 5% 的成年人患有胆囊息肉样病变，但多数为假性息肉，约占 70% 左右，癌变风险极低。具体包括：由载脂泡沫状巨噬细胞构成的胆固醇性息肉，约占 60%；胆囊腺肌瘤；由肉芽组织或纤维组织构成的增生黏膜或炎性息肉，约占 10%。胆囊息肉具有恶变倾向的特征如下：①息肉直径≥10mm（约 1/4 发生恶变）；②息肉直径＜10mm 合并胆囊结石、胆囊炎；③单发息肉或无蒂息肉，且迅速增大者（增长速度＞3mm/6 个月）。年龄＞50 岁胆囊息肉患者，恶变倾向增高，需动态观察。

4. 胰胆管汇合异常　胰胆管汇合异常是一种先天性畸形，胰管在十二指肠壁外汇合入胆总管，丧失奥迪括约肌控制功能，胰液逆流入胆囊，引起黏膜恶变，在组织学上多表现为乳头状癌。约 10% 的胆囊癌患者合并胰胆管汇合异常。

5. 遗传学　遗传因素是胆囊癌的常见危险因素，有胆囊癌家族史者，其发病风险增加。基因遗传背景占胆囊结石总发病风险的 5%~25%，有胆囊结石家族史者，胆囊癌发病风险亦增加。

6. 胆道系统感染　慢性细菌性胆管炎明显增加了胆管黏膜上皮组织恶变的风险。常见的致病菌是沙门菌（如伤寒沙门菌、副伤寒沙门菌）和幽门螺杆菌。伤寒带菌者中胆囊癌患病率可增加 12 倍；幽门螺杆菌携带者的胆囊癌患病率增加 6 倍。其发病机制可能与细菌诱导胆汁酸降解有关。

7. 肥胖症和糖尿病　肥胖症者（BMI＞30kg/m^2）可明显增加胆囊癌发病率，其 BMI 每增加 5kg/m^2，女性患胆囊癌风险增加 1.59 倍，男性增加 1.09 倍。肥胖症引起的代谢综合征可增加患胆囊癌的风险，如糖尿病是形成结石的危险因素，糖尿病与结石协同促进胆囊癌的发生。

（三）病理

最常见的胆囊癌病理诊断为腺癌，其他还包括腺鳞癌、鳞癌、未分化癌、神经内分泌来源肿瘤及间叶组织来源肿瘤等。大部分胆囊癌病变位于胆囊底（60%），其次为胆囊体（30%），胆囊颈部最少（10%）。

（四）分型

胆囊癌一般根据生长特点分为三型：①肿块型，胆囊区有一占位性病变，胆囊腔变小，可出现邻近脏器的浸润；②厚壁型，胆囊壁局限或弥漫性不规则增厚；③腔内型，乳头状肿瘤由胆囊壁突入胆囊腔内。按照肿瘤生长部位和浸润方式分为腹腔型、肝脏型、肝门型和混合型。

（五）临床表现

胆囊癌患者早期不会出现明显的临床表现，一旦出现如下症状多数处于进展期。

1. 腹痛　胆囊癌常常合并慢性结石性胆囊炎，右上腹也可以出现持续性隐痛或钝痛，也可伴有阵发性剧痛并向右肩放射，通常胆囊癌引起的右上腹疼痛病程比较长。

2. 黄疸　当胆囊癌侵犯胆总管或者肝内胆管（通常以右侧肝管为主）可引起胆管阻塞，并引起以直接胆红素升高为主的黄疸，及相关的肝功能异常。

3. 腹部肿块　当胆囊癌迅速增长阻塞胆囊颈部可进一步引起胆囊肿大，右上腹或上腹部出现一个略感疼痛的包块。如肿瘤侵犯横结肠也可以引起上消化道的梗阻症状。

（六）实验室检查

1. 肝功能检查　当胆囊癌进展出现黄疸或侵犯肝脏组织时，肝功能会出现异常，直接胆红素明显升高，继而转氨酶等指标会出现明显异常。

2. 血清学肿瘤标志物检测　目前所知的血清癌胚抗原检查（CEA）、CA19-9、CA125、CA153等消化系统肿瘤标志物，在胆囊癌诊断评估中有一定的指导作用，其中 CA19-9 对胆囊癌的诊断以预后评估最为敏感。

3. 胆囊癌相关基因　目前已发现的促癌基因有 *ras*、*c-myc*、*c-erbB*-2 和 *bcl*-2 基因，以及某些细胞因子及其受体；抑癌基因有 *p53*、*p16*、*MTSI*、*APP*、*DCC*、*nm23*、*Rb* 基因等，可用于早期胆囊癌的诊断。

（七）辅助检查

1. 超声检查　超声检查对几乎所有的胆道疾病都是首选。因为超声操作简便、可重复性强、价格便宜且准确率高，因此也是目前胆囊癌诊断和随访的第一选择。利用超声进行胆囊癌的诊断，诊断正确率接近 80%。而且，彩色多普勒超声可以进一步帮助判断门静脉及肝动脉有无肿瘤累及、门静脉有无癌栓，初步评估胆囊癌的可切除性。但是对于过于肥胖或者肠管积气明显的患者，超声检查容易被干扰而影响超声图像的准确性，从而漏诊或者误诊。超声造影（CEUS）是在超声检查的同时血管内注入造影剂，提高肿瘤的显影，以便于在超声下更好地观察病灶特点。与常规超声相比，CEUS 的特异度、敏感度和准确率均明显提高。而且 CEUS 有助于区分胆囊癌、胆囊息肉和胆囊腺瘤，对于判断胆囊的局部病情有一定的帮助。

2. CT 检查　与超声相比，CT 因其分辨率更高且不易受到气体干扰的影响，对胆囊癌的诊断正确率更高。而且，CT 不仅可以更好地显示肿瘤的形态、大小、部位以及区别良恶性外，在判断肿瘤的肝脏和淋巴结转移方面 CT 更有优势。经静脉血管注射造影剂的增强 CT 对于胆囊癌转移的诊断准确率约为 85%，而且可以明确判断有无血管侵犯及周围组织浸润情况,结合早期动脉相与晚期门静脉相表现有助于判断胆囊癌的具体病程分期。在 CT 平扫中,胆囊癌往往呈现为稍低密度的占位性病变;而在增强 CT 扫描中,造影剂可停留在胆囊癌肿瘤细胞的纤维基质而呈现出快进慢出的征象,进而表现为高于或接近肝实质的密度(图 5-5-1)。

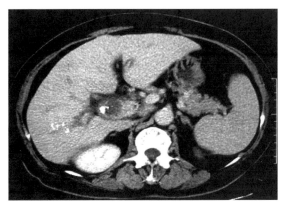

图 5-5-1　胆囊癌侵犯肝门部

3. MRI 检查　MRI 对软组织的分辨能力强于 CT 和超声检查,有助于和胆囊腺肌症进行鉴别,并可清晰显示胆囊与周围软组织的关系。与 CT 相比,MRI 能更好地诊断肿瘤的转移和对邻近器官的侵犯情况。但 MRI 存在需要患者很好地配合、扫描时间偏长、费用昂贵、易出现运动伪影等缺点。磁共振胰胆管成像(MRCP)通过三维重建技术能直观反映胰胆管解剖关系,对于有胆管浸润的胆囊癌的诊断优势明显(图 5-5-2)。

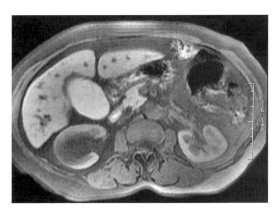

图 5-5-2　胆囊癌的 MRI 表现

4. 正电子发射断层成像技术(PET)　目前临床上应用最多的是 ^{18}F-FDG PET-CT,而且胆囊癌的肿瘤组织对 ^{18}F-FDG 具有较高的亲合性,因此可根据 ^{18}F-FDG 代谢程度对胆囊癌及其有无转移进行精准的诊断,尤其适用于和胆囊腺肌瘤等良性胆囊疾病进行鉴别诊断。与 B 超、CT 等传统影像学方法相比,[18]F-FDG PET-CT 对胆囊癌诊断的敏感度和准确性都较高。但 ^{18}F-FDG PET/CT 检查一般因为费用高、操作复杂、辐射强于传统影像学检查等原因限制了其在临床上的广泛应用。目前 ^{18}F-FDG PET-CT 不作为胆囊癌的常规检查,只有在其他检查方法诊断困难时才建议使用。

（八）鉴别诊断

胆囊癌需要与胆囊息肉、胆囊腺瘤、胆囊结石、肝细胞癌侵犯胆囊以及节段型或局限性腺肌增生症等鉴别。

1. 胆囊腺肌症　胆囊腺肌症通常表现为无痛性的胆囊占位性病变或胆囊局部增厚，很难和早期的胆囊癌鉴别。但随着胆囊癌的逐步进展，通常伴有周围脏器的浸润；而胆囊腺肌瘤一般和周围组织界限清晰。

2. 黄色肉芽肿性胆囊炎　黄色肉芽肿性胆囊炎是一种以胆囊慢性炎症为基础并伴有黄色肉芽肿形成的破坏性炎症病变，发病率比较低，临床表现无特殊。B超或CT上往往表现为胆囊壁弥漫性增厚，但胆囊黏膜面完整，这是鉴别于胆囊癌最主要的表现，胆囊癌的胆囊黏膜通常是被破坏的。

3. 胆囊息肉样病变　早期的胆囊癌主要与胆囊息肉样病变相鉴别，胆囊癌的直径均大于1.2cm，蒂宽，胆囊壁增厚，至于胆囊的腺瘤性息肉恶变与良性腺瘤的鉴别则很困难，因考虑胆囊腺瘤是癌前病变，一旦确诊，均应手术切除，故不影响外科治疗决策。

4. 原发性肝癌侵犯至胆囊　晚期胆囊癌需要鉴别的有原发性肝癌侵犯至胆囊，在胆囊部位形成一肿块和胆囊出口的阻塞。侵犯胆囊的肝细胞癌可在肝门部和肝十二指肠韧带上发生大块的淋巴结转移，类似晚期胆囊癌时的淋巴结转移。胆囊颈部癌可直接侵犯或通过淋巴转移发生高位胆道梗阻，临床表现类似肝门部胆管癌。有时原患有癌的胆囊已行手术切除，但因各种原因未能取得病理诊断，术后由于肿瘤局部复发和引起肝门部胆管梗阻，会使鉴别诊断发生困难。

（九）临床治疗

根治性手术是胆囊癌治疗的首选确定性方法，是唯一能治愈胆囊癌的方法。对于晚期无法根治性切除或者患者不能耐受手术的胆囊癌患者，多采取化疗、放疗或者姑息性治疗，解除胆囊、胆道内感染所致的症状，解除胆道梗阻症状、改善肝功能，提高患者的生存质量。

1. 手术　根据肿瘤被发现时的分期，选择不同的手术方式。当胆囊癌是手术中意外发现，术中需要对胆囊和可疑的淋巴结进行快速冰冻病理检查并进行全腹腔探查，如果肿瘤可切除，可选择胆囊癌根治性切除术（胆囊切除＋相应肝ⅣB段和Ⅴ段切除/右三叶切除＋淋巴结清扫＋侵犯的胆管切除重建）。而对于术后病理意外发现的胆囊癌，如果肿瘤位于黏膜内并且切缘阴性的话可以继续随访观察；但是对于肿瘤侵犯超过黏膜层或切缘阳性的病例，再通过术后的CT或MRI检查判断胆囊癌可切除时，需要追加手术（手术方式同前）。

2. 化疗　对于不可切除的胆囊癌目前的研究证实，胆囊癌根治术行术后辅助化疗有利于提高生存期。一般化疗方案多选择为吉西他滨/顺铂、吉西他滨/奥沙利铂、吉西他滨/卡培他滨、卡培他滨/顺铂、卡培他滨/奥沙利铂、5-氟尿嘧啶/奥沙利铂、5-氟尿嘧啶/顺铂和单药（如吉西他滨、卡培他滨和5-氟尿嘧啶）。有研究认为帕博利珠单抗可应用于微卫星不稳定性（MSI）高的胆囊癌，但目前临床数据有限，有待于进一步研究证实。

3. 放疗　胆囊癌的放疗包括术前、术中、腔内放疗和未行手术的姑息性放疗等。对于可切除胆囊癌患者，手术切除后使用常规三维适形放疗或外照射放疗是一个目前效果不错的治疗方案。放疗靶区包括局部引流淋巴结和原发肿瘤部位。局部引流淋巴结靶区放疗剂量一般为45Gy；瘤床放疗剂量为50~60Gy；同时，应根据切缘是否为阳性确定具体的放疗剂量。而对于无法切除的胆囊癌任何位置的肿瘤均可能可以接受放疗（三维适形放射治疗、调强放射治疗或立体定向放射治疗）。

4. 姑息性治疗　对于发生广泛转移、失去手术机会的胆囊癌患者,可行胆道引流,解除黄疸并改善症状,提高生存质量。

5. 靶向治疗　分子靶向治疗是以肿瘤细胞过度表达的某种信号分子为靶点,通过选择特异性的阻断剂干预该分子调控的信号转导通路来抑制肿瘤的生长及侵袭。目前针对胆道系统恶性肿瘤的靶点主要有表皮生长因子受体（EGFR）、血管内皮生长因子（VEGF）、有丝分裂原胞外信号调节酶（MEK）及其他潜在靶点。

（十）康复评定

肿瘤,尤其是恶性肿瘤给患者带来的心身功能障碍往往较重,因此为了有效地进行康复治疗,需要进行详细的康复评定,主要包括心理、疼痛、各系统器官功能、全身活动功能状态等方面。

1. 心理评定　正确认识肿瘤患者的心理变化规律,进行正确评定,是进行有效心理治疗的前提。癌症患者的心理反应是普遍的,有部分患者由于癌症造成持续痛苦或残障,导致出现心理障碍,表现为反应性抑郁、焦虑或焦虑与抑郁混合状态。

（1）抑郁评定量表:抑郁自评量表、汉密顿抑郁量表。

（2）焦虑评定量表:焦虑自评量表、汉密顿焦虑量表。

2. 疼痛评定　无论是术后的切口疼痛还是胆囊癌进展后的癌痛,均可加重癌症本身带给患者的精神心理负担,影响患者的生活质量,因此对疼痛的正确评估是提高治疗效果的重要措施。许多的荟萃分析都显示,每个疼痛评估方法都有优缺点,而且对疼痛的评估必须是一个系统、持续、动态的过程。因此,结合2~3项不同评估方法的结果可以对疼痛作出最准确的评估结果。疼痛是一种主观感觉,客观判断较难,目前常用的评定方法有以下几种:①视觉模拟评分法（VAS）;②口述描绘评分（VRS）;③简式麦吉尔疼痛问卷。

3. 营养状况的评定

本书第10页　（五）营养状况的评定。

（十一）康复治疗

1. 早期康复治疗技术　主要针对术后早期的不适症状,比如切口疼痛、消化道功能紊乱、胆瘘并发症等。

（1）预防切口疼痛:术后切口疼痛是阻止患者早期活动最主要的因素,因此预防术后切口疼痛是促进手术患者消化道功能恢复的重要因素。首先,麻醉诱导期在全麻的基础上,加行切口区域的腹横肌平面（TAP）阻滞有助于减轻患者的术后疼痛。其次,关于术后镇痛药物的使用,多倾向于首选非甾体抗炎药,可以避免阿片类药物诱发消化道动力减弱。

（2）消化道功能的早期恢复:鼓励患者在足够的镇痛前提下早期下地活动,这有助于促进患者术后消化功能的恢复。其次,腹部的理疗和针灸治疗对于早期促进肠功能恢复均有一定的帮助。

（3）胆瘘的治疗:胆瘘是胆囊癌术后严重的并发症,可能的原因有肝内胆管未闭合、胆肠吻合口瘘等。胆瘘的治疗关键在于预防和引流,手术中对于肝脏创面胆管残端的彻底闭合以及胆肠吻合口的仔细缝合是预防胆瘘的关键。如果发生了胆瘘,充分的引流是治疗的关键,可采用B超或CT引导下的穿刺引流。

（4）早期的饮食康复：对于仅行胆囊切除术或肝脏切除术的患者，术后24h即可开始进食流质甚至半流质饮食，早期开放饮食有助于促进消化道功能恢复。而行胆肠吻合的患者，进食流质的时间一般3~5d后才建议逐渐过渡到半流质。同时饮食应以高蛋白、高热量、高维生素、富含微量元素的食物为主，有利于肝功能的恢复。

2. 远期康复治疗技术　远期主要针对胆囊癌患者心理建设、平时的生活起居等方面，尽最大限度提高胆囊癌患者的生活质量。

（1）心理康复：部分胆囊癌患者术后可能有T管或者长期需要PTCD管引流胆汁，引出体外的导管可能对患者心理存在一定的负担，需要在完全缓解导管相关疼痛的基础上给予足够的心理疏导。同时一部分胆囊癌的患者术后需要行放化疗，在进行放疗或化疗前，向患者讲解治疗的必要性及治疗期间可能出现的不良反应，使患者有足够的心理准备，增强与疾病斗争的信念，积极调整情绪，预防放化疗的不良反应，发挥放化疗的最大功效。

（2）远期的饮食康复：胆囊癌患者由于储存胆汁的器官被切除，建议长期保持低脂肪、低胆固醇、高蛋白质的膳食结构，忌食脑、肝、肾、鱼及油炸食物，更应忌食肥肉、忌饮酒、以免影响肝脏功能，或造成胆管结石。同时忌辛辣刺激性、霉变、油煎、烟熏、腌制和坚硬、黏滞不易消化食物。

（3）平时生活作息：术后患者需要保持规律的作息时间，建议适度进行体育锻炼。锻炼是一种重要的康复措施，运动有利于康复。最新的研究显示，每天步行7 500步左右对健康最适宜。

3. 并发症的处理

（1）手术并发症的处理：手术可能造成组织损伤、粘连、感染、血液淋巴循环障碍等并发症，应及时给予药物治疗、手术治疗、物理治疗等，以免给患者增加新的痛苦，保证康复治疗的进行和康复治疗的效果。

（2）放疗、化疗副作用的处理：放疗和化疗可能抑制患者骨髓的造血功能，引起恶心、呕吐、食欲减退、腹泻等胃肠道反应，降低全身免疫力或造成局部组织的损伤。补气、养血、滋阴和清热生津的中药对这些副作用具有良好效果。与此同时，还应调整饮食，给予甘寒生津、滋润清淡的食物，辅以必要的支持疗法和西药治疗。

（3）其他并发症的处理：患者长期卧床可能会发生压疮、坠积性肺炎、泌尿系感染、血栓形成等并发症。应加强对长期卧床患者的康复护理，多帮助患者翻身，可能时应使患者适当坐起或站立（可使用倾斜台），搞好个人卫生，指导患者深呼吸、咳嗽、咯痰、多喝水，预防并发症的发生。若有并发症发生，应及时应用抗感染的药物、对症治疗、物理治疗等，使并发症早日好转或痊愈。

（十二）营养治疗

胆道系统肿瘤患者易发生营养不良，并且其原因复杂。首先，由于胆汁分泌功能受损，引起消化吸收功能受损，营养素摄取不足。其次，肿瘤所引起的腹部疼痛，也会对患者的食欲造成负面影响。再次，肿瘤本身引起的机体全身反应，包括厌食、早饱等，会影响患者的进食行为。最后，瘤体会引起患者的营养代谢紊乱，碳水化合物代谢增强，伴有分解代谢增加，如蛋白质分解、肌肉及内脏蛋白消耗、体重减少、水电解质紊乱等，均会诱发和加重营养不良，而肿瘤细胞还会产生各种细胞因子，如炎症因子、促分解代谢因子等，以及肿瘤引起免疫应答也加速了营养不良的进程。

（1）胆道系统肿瘤患者实施营养风险筛查和营养评估后：若术前营养状况良好，无须营养治疗;重度营养不良患者或中等程度营养不良而须接受手术的患者推荐在术前实施7~14d营养治疗,有利于降低术后并发症发生率及病死率。

（2）胆道系统肿瘤的能量目标需要量:推荐采用间接测热法实际测量,或按照25~30kcal/(kg·d)来计算,蛋白质的目标需要量推荐按照1.2~1.5g/(kg·d)计算,根据患者实际情况适当调整。

（3）胆道系统肿瘤围手术期营养治疗:首选口服营养补充(oral nutritional supplements, ONS),若无法经口进食,或ONS仍无法满足营养需求,应及时给予人工营养制剂,在肠道功能允许的前提下,优先选用肠内营养(EN)进行营养治疗。因各种原因无法经肠道进行营养治疗或经肠道营养治疗无法满足能量或蛋白质目标需要量的50%持续7~10d时,应联合肠外营养(PN)。

（4）对于仅行胆囊切除术或肝脏切除术的患者:术后24h即可开始进食清质流食或者半流质饮食,而行胆肠吻合的患者,需先进食清质流食,一般建议3~5d后逐渐过渡到半流质饮食。饮食应以高蛋白、高热量、高维生素、富含微量元素的食物为主,初始喂养阶段,应少量多餐,能量和蛋白质缺口通过EN来补足。

（5）日常饮食:建议低脂肪、低热量的膳食结构,并定量、定时的规律饮食方式,忌食脑、肝、肾、鱼、肥肉及油炸食物,严格禁止饮酒,以免影响肝脏功能。同时忌辛辣刺激、霉变、油煎、烟熏、腌制、坚硬、黏滞、不易消化食物。

（十三）康复护理

1. 心理护理　护理人员应耐心、主动地向患者和家属介绍胆囊癌治疗的方法及过程,消除患者恐惧、紧张、焦虑的心理,坚定战胜疾病的信心,从而使患者积极配合治疗。

2. 疼痛护理　针对术前疼痛,首先应评估疼痛的性质和程度,然后遵医嘱给予镇痛药,并观察药物的疗效和不良反应。针对术后疼痛,应指导患者正确使用镇痛泵或遵医嘱给予镇痛药。

3. 营养支持护理

（1）对于术前能进食者,可给予患者高热量、富含维生素、低脂、易消化饮食,肝功能正常者,给予高蛋白饮食。若患者不能进食或者进食量过少,可给予静脉营养支持。

（2）术后24h内,给予静脉营养支持,待胃肠功能恢复排气、拔除胃管后,可逐渐过渡到流食、半流食、普食,饮食以清淡、易消化为主。

4. 引流管护理　患者术后常放置有多个引流管(如氧气管、胃管、导尿管、腹腔引流管等),回病房后应将各种引流装置连接好并妥善固定好,保持引流管的通畅,做好标记并记录各种引流物的量、性质、颜色,发现引流管脱出应及时处理。

5. 并发症护理

（1）吻合口瘘:常出现于术后4~6d,表现为右上腹突然剧痛及腹膜刺激征,应注意观察患者腹痛及体温的变化,一旦出现异常,应及时通知医生。

（2）出血:术后密切观察患者的生命体征,若患者出现血压下降、腹痛、引流管流出血性液体,应考虑出血,应立即通知医生进行抢救。

6. 化疗的护理　密切观察患者化疗后的反应,对于严重呕吐、腹泻者应遵医嘱予以水电解质补充,定期复查血常规等。及时向医生报告病情变化。

7. 健康宣教

（1）养成良好的饮食习惯,少食多餐。进食清淡、易消化的食物,少食油腻的食物。

（2）适当进行体育锻炼,避免劳累和受凉。

（3）遵医嘱定期复诊,如出现腹痛、恶心、呕吐以及伤口红、肿、热、痛等症状时,应及时就诊。

（十四）预防原则

预防胆囊结石引起胆囊癌的发生率虽相当低,但胆囊癌即使手术治疗,预后也差,故预防其发生尤为重要。胆囊息肉多为胆囊胆固醇息肉、直径<1cm、常多发,对无症状的胆囊结石或小的息肉不需要行预防性胆囊切除。出现下列危险因素时应考虑行胆切除术,且胆囊标本应广泛取材进行病理学检查：①直径>3cm 的胆囊结石；②合并有胆囊壁不均匀钙化、点状钙化或多个细小钙化的胆囊炎以及瓷性胆囊；③胆囊息肉直径≥10mm,胆囊息肉直径<10mm 合并胆囊结石、胆囊炎,单发或无蒂的息肉迅速长大者（6 个月直径增长>3mm）；④合并胆囊结石、胆囊炎的胆囊腺肌症；⑤胰胆管汇合异常合并胆囊占位性病变；⑥胆囊结石合并糖尿病。

（十五）预后与转归

据统计,胆囊癌总的 5 年生存率非常的低,只有 2%~5%,甚至有 80% 以上的患者可在 1 年之内死亡。这主要与胆囊癌恶性程度高,转移、扩散较早,早期确诊率和手术切除率很低有关。胆囊癌的预后,主要取决于是否及时就诊以及选择正确、恰当的治疗方法。

二、胆管癌及术后康复

（一）概述

胆管癌（cholangiocarcinoma,CC）是指源于肝外胆管包括肝门区至胆总管下端的肝外胆管的恶性肿瘤。因其诊断困难,预后差,一直是肝胆外科领域最具挑战和备受关注的疑难病症。胆管癌为胆管上皮细胞恶性肿瘤,不同地区发病率存在差异,该病主要发生在 50~70 岁男性之中。而且从近 30 年的文献报道看,胆管癌发病率呈逐年上升的趋势,美国每年约有 7 500 例胆管癌的新发病例,发病率为 1/10 万 ~2/10 万。近年来,肝门部胆管癌的诊治水平有了明显的改善,肝门部胆管癌根治术后的 5 年生存率也从 0 提高到 20%~40%。

（二）病因

胆管癌的病因尚不清楚,可能与以下因素有关。

1. 胆管结石 约 1/3 的胆管癌患者合并胆管结石,而 5%~10% 的胆管结石患者将会发生胆管癌,说明胆管长时间受结石刺激,上皮发生增生性改变,可能与胆管癌发生有关。

2. 原发性硬化性胆管炎 在西方国家报告最多的胆管癌的癌前病变是原发性硬化性胆管炎（PSC）。PSC 是一种自身免疫性胆道炎性疾病,可导致肝内外胆管管壁增厚、硬化、多处狭窄,有 70%~80% 的 PSC 合并有溃疡性结肠炎。但在亚洲国家并不常见。但自身免疫性的 PSC 仍是胆管癌发生的可能病因之一。

3. 胆管囊性扩张症 先天性胆管囊肿发生胆管癌的概率可高达 15%~20%,尤其是罹患先天性胆管囊肿至成年以后才发现,或未行胆管囊肿切除术者。先天性胆管囊肿多合并胆胰管开口处异常,长期的胰液反流至胆管内,胆管内长期慢性炎症及细菌污染等均是胆管癌变的重要诱因。

4. 胆道寄生虫感染 在东南亚,吃生鱼可能感染华支睾吸虫或者麝猫后睾吸虫后导致胆道感染、胆汁淤滞、胆管周围纤维化和胆管增生,也是导致胆管癌发生的因素之一。

（三）临床表现

1. 黄疸　黄疸是胆管癌患者的首发症状，多数患者都是因为黄疸到医院就诊。一般表现为逐渐加重的持续性黄疸，伴皮肤瘙痒、体重减轻，大便灰白，呈白陶土色，尿色深黄，如浓茶。少数患者可以一直无黄疸出现，仅由体检发现胆管癌，其症状可能仅表现为上腹部疼痛，偶尔伴有发热、腹部包块，或伴有其他不典型的消化道症状，如食欲缺乏、恶心、呕吐、乏力、消瘦等。持续黄疸还可以引起肝功能减退，当肝功能失代偿时可出现腹水，或双下肢水肿。如果肿瘤侵犯或压迫门静脉，可造成门静脉高压；晚期患者可并发肝肾综合征。

2. 右上腹疼痛　由于胆管癌可能合并胆管结石，故一般有胆道感染相关的症状，如右上腹疼痛等，部分患者可表现为长期的腹部隐痛不适并迁延不愈。在急性发作期，也可以出现腹痛、黄疸、发热三联征表现；严重者出现化脓性梗阻性胆管炎，可出现腹痛、发热、黄疸、感染性休克及神经系统症状等五联征表现。

3. 胆囊肿大　对于发生在胆管中段或下段的胆管癌患者在右上腹可触及肿大的胆囊，但墨菲征可能阴性；而肝门部胆管癌胆囊一般不肿大。

（四）实验室检查

1. 肝功能检查　血总胆红素、直接胆红素、碱性磷酸酶和γ-谷氨酰转移酶可显著升高。不伴有肝功能损害时，转氨酶一般仅呈现轻度异常。

2. 血清学肿瘤标志物检测　和胆囊癌类似，目前 CEA、CA19-9、CA125、CA242 等肿瘤标志物在胆管癌诊断及预后评估中有一定的指导作用，但其敏感度和特异度均不高。

3. 胆管癌相关基因　近几年来，发现了一些胆管癌相关的原癌基因、抑癌基因以及肿瘤微环境中的细胞因子，可用于胆管癌的早期诊断，如 *P53*、*P16*、*BRCA1*，但其敏感性和特异性均有待进一步临床验证。

（五）辅助检查

胆管癌的影像学检查对其分型、治疗有很重要的意义。

1. 超声检查　B 超具有快捷、简便的优势，但在胆管癌的诊断中意义有限。对于存在肝内外胆管扩张以及胆总管梗阻的病例可以有效诊断。但是对于胆管癌的早期诊断和分型判断方面均明显不如 CT、MRI 等影像学检查。

2. CT 检查　CT 检查在胆管癌临床诊断中能准确显示梗阻部位、胆管扩张情况，进而诊断是否出现胆管癌，CT 在临床上逐渐取代经皮穿刺胆道造影以及经内镜逆行胆胰管成像。CT 通常显示胆管局部管壁增厚或不规则肿块影，且密度低，增强扫描后出现不均质强化，肝内胆管可有扩张表现。

3. MRCP 检查　MRCP 检查属于无创伤性胆道显像技术，能够全面显示肝内胆管的情况、肿瘤阻塞位置及范围以及是否存在肝实质转移或侵犯，该检查方式是当前肝门部胆管癌常用且理想的影像学检查手段。而 MRCP 在胆管癌定性和定位诊断符合率高于 CT。MRI 显示胆管存在局部管壁增厚或不规则肿块，T_2WI 为稍高信号，T_1WI 为低信号，肝内胆管呈现"蟹足样"扩张。阻塞胆管的远端为"鼠尾样"改变。

4. 造影技术　包括经内镜逆行胰胆管成像（endoscopic retrograde cholangiopancreatography，ERCP）和经皮经肝胆管造影（percutaneous transhepatic cholangiography，PTC）检查。对于伴有胆道梗阻的胆管癌而言，ERCP 可了解梗阻部位以下胆道情况，而 PTC 则适用于了解梗阻部位以上的胆道情况，二者结合应用有利于了解全部胆道的病变情况。而且，ERCP 或 PTC 可取胆汁样本或者行细胞刷获取胆管细胞进行细胞学检查，联合刷检和活检可提高阳性率，但细胞学检查阴性并不能排除肿瘤。对于存在梗阻性黄疸患者,ERCP 或者 PTC 均可作为术前引流减黄的措施。

5. PET-CT 检查　对于诊断晚期胆管癌淋巴结转移或远处器官转移具有一定的价值,可用于肿块良恶性的鉴别及是否存在远处转移的评估。但是,PET 对肿块型胆管癌灵敏度较高,但对浸润型的胆管癌作用有限。

6. 超声内镜(EUS)和胆管内超声(IDUS)　EUS 能够直接检测胃、十二指肠附近的器官或组织,对体积较小的胆管肿瘤有着较好的敏感度。有统计显示,15%~20% 的胆管癌患者腹部影像学检查未能发现肿块,而在 EUS 下却发现胆管占位。IDUS 探查恶性狭窄时常表现为胆管壁低回声,伴边缘不规则,对肝门部胆管癌诊断敏感度较高。有前瞻性研究显示,IDUS 能够发现肝门部胆管癌,并能精确指导肿瘤的分期,有助于可切除的肝门部胆管癌患者的手术规划。

（六）鉴别诊断

1. 病毒性肝炎　病毒性肝炎往往以转氨酶升高为主,胆红素升高不明显。胆管癌的肝功能结果正好相反,这种胆红素、转氨酶升高不平衡现象有助于与病毒性肝炎相鉴别。而且胆管癌患者可伴有 CA19-9、CEA 升高。

2. 胆管结石　胆管结石引起的疼痛、黄疸十分类似胆管癌,而且两者经常同时存在,导致一部分的胆管癌是在手术中意外发现的。MRCP 和 CT 可以从形态学对两者进行鉴别,胆总管结石通常在影像学检查中表现为胆管"杯口样"阻塞中断,而对于胆管癌通常呈现"鼠尾样"改变。但是对于复杂的胆管结石,通常需要行 ERCP 进行鉴别。

3. 原发性硬化性胆管炎　多见于中年人,男性多于女性,腹痛多为阵发性,很少有胆绞痛,黄疸多为间歇性进行性加重,实验室检查为阻塞性黄疸,胆道造影多见胆管广泛性慢性狭窄和僵硬,但也有病变仅局限于部分胆管者,此型不易与胆管癌鉴别,只能依靠剖腹探查中的肉眼所见和组织学检查确诊。

4. 胰头癌　本病多伴有胰管的梗阻,在 ERCP 影像上可见胰管狭窄或闭塞,在 B 超和 CT 影像上可见胰头部肿块和胰体尾部胰管显著扩张,十二指肠引流液中多有胰酶的显著减少或缺乏,临床上,黄疸较为显著,多为无痛性进行性加重,出现疼痛时多已属晚期。

（七）临床治疗

胆管癌目前的治疗仍然是以手术切除为主,对于可切除的病灶,达到 R0 切除的根治性手术治疗被认为是胆管癌的最佳治疗方式。由于胆管癌因早期无特异性的临床表现,且目前尚无特异性的检测手段,导致很多患者在就诊时已伴有局部侵犯或者远处转移,失去了根治性手术的机会,但对于失去手术机会的患者采用放化疗、生物治疗、减黄、改善肝功能等辅助治疗,对延长生存期也同样至关重要。

1. 术前减黄　目前术前减黄治疗仍存在较大争议,多项研究表明术前减黄与否在术后并发症率、病死率上并无显著性差异,但术前减黄可以减轻黄疸带来的瘙痒和疼痛,改善患者的术前状态使之更易耐受手术。虽然有研究显示术前胆汁引流可能会增加胆管炎的发生,并影响术中对肿瘤范围的判断。但对于存在严重黄疸的患者术前引流必不可少。

2. 手术　目前几乎所有的研究均表明,手术完整切除的胆管癌病例其生存率显著提高;并且,与 R1 切除相比,当达到 R0 切除时,患者的总体生存率可以显著增加。手术根据肿瘤的分期采取不同的手术方式,包括:①胆囊切除,相应的胆管切除,肝十二指肠韧带、肝门部血管"骨骼化";②联合相应的肝叶切除;③区域淋巴结清扫;④对于位置低,累及胰腺、十二指肠则需要行胰十二指肠切除术。对于相对晚期的胆管癌患者,施行局部扩大手术(如联合门静脉切除和肝动脉切除重建)对改善患者预后的意义目前仍有争议,不建议常规开展。

值得注意的一点是,胆管癌主要沿胆管壁浸润,常合并神经侵犯,术中不仅要清扫淋巴结,而且廓清血管周围神经丛也是非常必要的。因此,对肝十二指肠韧带、肝门部血管施行"骨骼化"清扫是实现胆管癌 R0 切除的关键步骤。

3. 肝移植　对于不可切除或不能实现 R0 切除的患者,肝移植或许是一种潜在的治疗方式。初期尝试行肝移植治疗胆管癌的患者,5 年生存率低于 30%,显著低于因其他疾病进行肝移植的结果。但是对于行新辅助放化疗的胆管癌患者,肝移植后 5 年生存率能达到 82%。因此,对于不同分期的肝门部胆管癌患者行肝移植治疗的效果仍有待进一步确认。

4. 姑息性治疗

(1) 对于无法切除的胆管癌患者若伴有梗阻性黄疸症状:建议优先使用胆道支架引流(ERBD)内引流,若 ERBD 失败,可行 PTCD 外引流,姑息性胆肠内引流术是解决梗阻性黄疸的另一重要手段,因其无胆汁丢失,可明显改善生活质量。

(2) 放疗:对于存在广泛淋巴结转移,放疗靶区范围较大者,优先考虑常规剂量放疗联合同步化疗;对于局限的肝内胆管癌,优先考虑立体定向放射治疗(SBRT)治疗,而肝外胆管癌尽管存在淋巴结转移,但病变较局限者,或仅针对局限病灶行减症放疗,同样可考虑SBRT 治疗,但需严格考量放疗剂量及正常组织的耐受性。

(3) 化疗:目前化疗药物主要倾向于吉西他滨、氟尿嘧啶和奥沙利铂等,通常需要联合应用。联合应用化疗方案的选择基本是基于吉西他滨为主的方案,胆管癌单用吉西他滨的缓解率为 8%~60%,中位生存期约为 6.3~16.0 个月。一线化疗方案包括吉西他滨联合5-FU、吉西他滨联合卡培他滨、吉西他滨联合紫杉醇(白蛋白结合型)、奥沙利铂联合 5-FU、奥沙利铂联合卡培他滨、顺铂联合卡培他滨,以及紫杉醇(白蛋白结合型联合替吉奥等,吉西他滨联合其他化疗药物治疗晚期胆管癌,能明显提升患者的无进展生存期。

(4) 靶向治疗:目前的临床研究显示,广谱的表皮生长因子受体(EGFR)和血管内皮生长因子受体(VEGFR)的靶向药物治疗效果不佳。而 PD1 为主的免疫治疗目前尚缺乏足够的临床依据,但是 PDL-1 在胆管癌中的表达率并不高仅有 40% 左右。因此,需要对胆管癌进行进一步的免疫学分析,筛选出免疫干预的易感病例以提升免疫治疗的效率,改善晚期胆管癌患者的预后。

(八)康复评定

1. 肝脏储备功能的评估　胆管癌伴有黄疸者肝脏储备功能的评估是胆管癌患者手术成功与否的关键。

(1) 肝脏血生物化学检测:谷丙转氨酶(ALT)、谷草转氨酶(AST)、白蛋白、胆红素等,可反映肝脏的损伤,胆道的梗阻状态,肝细胞的营养代谢功能;血小板和白细胞计数可反映门静脉高压的程度;碱性磷酸酶(ALP)值可先于总胆红素升高,且与梗阻时间呈正相关,是术后肝功能恶化的重要影响因素。但 ALT 及 AST 仅可反映当前的肝细胞损伤情况,不能预测剩余肝脏的储备功能。胆红素可反映肝脏储备功能,但受到如红细胞破坏过多等非肝因素的影响。

（2）血清学标志物：研究显示，乙型肝炎病毒的 DNA 复制量、血清前白蛋白均为术后肝功能衰竭的预测因素，血清透明质酸的浓度能反映肝硬化患者的肝功能状态，可预测肝切除后肝再生的能力。白蛋白的合成受营养状况等多因素的影响，不能评估肝脏的合成潜力，但研究提示前白蛋白可有效预测肝切除术后肝功能不全的情况，并将前白蛋白＜100mg/L 列为术后肝衰竭的危险因素。

（3）综合评分系统

1）Child-Pugh 评分：将血清总胆红素、白蛋白、凝血酶原时间（PT）、腹水及肝性脑病 5 项指标分档分别计 1~3 分，并将 5 个指标计分进行相加后分为 A、B、C 三级。五项指标易于获得，应用方便。但腹水和肝性脑病 2 项指标的评分难以消除主观因素。同时，由于黄疸和凝血功能机制的障碍，总胆红素和凝血酶原时间两项数值过高，使得此评分对严重的梗阻性黄疸患者不适用，而主要针对肝硬化患者。

2）终末期肝病模型（MELD）评分：将血清肌酐、胆红素、国际标准化比值纳入计算公式获得的评估终末期肝病患者的生存时间和死亡风险体系。以往研究显示 MELD 评分≤10 分时，肝脏的切除手术被认为安全可行，而当 MELD 评分≥11 分时，肝硬化患者术后将有较高风险发生肝功能衰竭。由于梗阻性黄疸患者会产生胆汁淤积性肝硬化，故加入肝硬化背景的评估有重要意义。但 MELD 评分主要针对终末期肝病患者，其具有预测死亡风险的作用，对围手术期的肝功能衰竭预测能力不强。该评分同样因梗阻性黄疸患者特殊病理生理引起的血清肌酐、胆红素、国际标准化比值的变化，导致评估准确性下降。

3）慢性肝功能不全（CLD）评分：将腹水、吲哚氰绿 15min 滞留率（ICG R15）、PT 和血小板为指标，赋予不同权重后计算总值，可有效预测肝脏切除术后肝功能衰竭的发生。然而国内研究表明因其与 ICG R15 有强相关性，ICG R15 对梗阻性黄疸患者评估的局限性限制了 CLD 评分的应用。

（4）肝脏体积测量

1）物理性肝脏体积测量：肝脏体积大小可反映肝细胞容量，在单位体积的肝脏功能相同情况下，肝脏体积无疑与肝脏储备功能直接相关，因此精准的肝脏体积评估尤为重要。传统的 CT 及 MRI 技术通过影像学测量可间接测定肝脏的实际体积，随着扫描层面的增多，其结果有更好的相关性。应用薄层扫描的增强 CT 图像重建成肝脏的三维模型，并更准确地得到肝脏、肿瘤和模拟手术切除后剩余肝脏体积的数据。再通过引入标准残肝体积（SRLV）［SRLV＝残肝体积（ml）/体表面积（m²）］的概念，进一步消除个体化因素的影响，在评估肝脏切除术后的肝功能不全风险方面更具敏感度、特异度及稳定性。同时，利用术前的三维模拟重建，对于术前评估是否行 PVE 和手术策略制订有重要意义，安全有效的手术策略将节约宝贵的手术时间，对预防术后肝功能不全十分重要。

2）功能性肝脏体积测定：单纯物理性肝脏体积评估的主要缺点是形态学体积与功能性肝细胞体积之间有差异。胆道梗阻时肝脏实质受到不均质损害，所以在实际肝功能评估中须将不同区域的肝脏功能背景具有差异这一因素纳入。运用核医学的同位素肝显像能做到肝实质功能的影像学评估。功能性肝脏体积测定避免了单纯体积测定的误差，与三维成像相结合将得到更为精准的有效肝脏体积量，但仍需进一步研究。

2. 心理评定　同第二章第一节。

3. 疼痛评定　同第二章第一节。

4. 营养状况的评定　同第二章第一节。

5. 日常生活活动能力评定　同第二章第一节。

6. 生活质量评定　同第二章第一节。

（九）康复治疗

胆管癌患者的康复总目标是提高生存率、延长生存期、提高生活质量，是对疾病、心理、全身状况、功能等的全面康复。坚持全面康复、综合康复、早期开始、长期坚持、各专业和各部门密切配合的康复原则。

1. 术后早期活动　现代加速康复外科理念强调联合运用包括硬膜外或局部麻醉、微创手术、优化的疼痛控制和积极的术后康复手段等多模式的医疗方法，控制手术应激反应，减少术后患者器官功能的障碍，缩短患者的术后恢复时间。其中积极的康复手段主要强调术后早期活动。术后长期卧床使身体处于失用状态，会增加肌肉失用性萎缩、损坏肺功能及组织氧化能力、增加下肢静脉血栓形成风险等，尤其是老年患者。肿瘤患者在术后长期卧床后，要想恢复原来的体力活动，一般需要经过一段时间，而卧床时间越长，恢复体力所需时间也越长。因此 ERAS 倡导术后如病情稳定（通常于术后 3d）应早期下床活动，活动内容有：①根据病情制定早期活动时间、频次等，如开始时以床边坐位练习为主，每天 2 次，每次 10~15min，以后可在病区室内或走廊内行走、上下楼梯及院内活动，以后逐渐增加活动量，可采用功率自行车和活动平板训练，并可进行步行、慢跑、游泳等活动；②活动量应遵循个体化、循序渐进原则，以患者不劳累、能够耐受为宜。

2. 心理治疗　患者多见的情绪障碍为抑郁、焦虑。因此，术前应让患者了解手术效果和可能出现的并发症及预防措施，使其有心理准备。必要时可请接受过类似手术且取得良好效果的患者现身说法，同时要取得患者亲属的积极配合和支持。控制情绪反应对于顺利开展治疗和术后康复是非常重要的。心理治疗方法主要以支持治疗为主，适当配合认知疗法、放松训练等，必要时配合药物治疗。

3. 物理治疗

（1）切口终痛：可采用短波、红外线照射治疗。

（2）切口感染：可采用超短波治疗（广泛转移的癌性肿瘤患者除外），用无热量，每次 10min，每天 1 次；或紫外线治疗，以切口为中心，用Ⅱ~Ⅲ级红斑量重叠照射。

（3）肺部感染：患侧用脉冲超短波对置治疗，用无热量；或采用超声雾化吸入治疗。

（4）促进切口愈合：用低能量激光或超激光疗法。磁疗可促进渗出液吸收。

（5）预防或解除粘连梗阻：拆线后可用中频或干涉波、超声波等治疗。

4. 作业治疗　主要通过操作性活动提高患者的自理能力和作业活动能力。其内容包括：日常生活活动能力，如穿衣、洗漱、洗衣、洗澡、烹饪、清洁卫生等；功能性训练，如写字、打字等；生产性训练，如缝纫、编织、木工等；娱乐消遣性训练，如棋类、弹琴、园艺等活动。

5. 传统康复治疗　中医具有独特的理论体系和治疗方法，中医疗法在肿瘤的康复方面一直发挥着重要的作用。中医疗法包括中药、针灸、推拿、食疗等，应用得当，会取得良好效果。

（十）营养治疗

同第二章第一节。

（十一）康复护理

1. 心理护理　胆管癌患者病情重，一旦被告之需要手术治疗，会担心手术预后而出现恐惧、焦虑的紧张情绪,导致心率加快、血压升高,严重者会影响手术的顺利进行。因此,护理人员应耐心解答患者提出的各类问题,列举既往成功案例,消除其紧张和恐惧感,使其保持良好的心理状态,积极配合治疗。

2. 疼痛护理　针对术前疼痛,首先应评估疼痛的性质和程度,然后遵医嘱给予镇痛药,并观察药物的疗效和不良反应。针对术后疼痛,应指导患者正确使用镇痛泵或遵医嘱给予镇痛药。

3. 营养支持护理

(1)对于术前能进食者:可给予患者高热量、富含维生素、低脂、易消化饮食,肝功能较好者,给予高蛋白饮食。若患者不能进食或者进食量过少,可给予静脉营养支持。

(2)术后24h内:给予静脉营养支持,对术中放置空肠造口管者,术后可实施肠内营养支持。待胃肠功能恢复排气拔除胃管后,可逐渐过渡到流食、半流食、普食,饮食以清淡、易消化为主。

4. 皮肤护理　黄疸较深时,因胆汁刺激可引起皮肤瘙痒,应叮嘱患者避免抓挠,协助患者修剪指甲。可用温水清洗或者是用炉甘石洗剂擦拭局部可止痒,应用抗组胺药。

5. 引流管护理　患者术后常放置有多个引流管(如氧气管、胃管、导尿管、腹引管等),回病房后应将各种引流装置连接好并妥善固定好,保持引流管的固定通畅,防止引流管扭曲受压及翻身时牵拉脱落,引流液不可倒流,以免造成腹腔感染,做好标记并记录各种引流物的量、性质、颜色,发现引流管脱出应及时处理。

6. 并发症护理　T管引流出血性胆汁或鲜血提示胆道出血。如出现胆汁引流量变少、患者诉腹痛,提示可能发生胆汁性腹膜炎。若患者持续高热、咳嗽加剧,提示有肺部感染。若出现黄疸加深、谵妄、昏迷、血清转氨酶持续上升等表现可能为急性肝功能衰竭。出现上述情况时,应立即通知医生及时处理。

7. 化疗的护理　密切观察患者化疗后的反应,对于严重呕吐、腹泻者应遵医嘱予以水电解质补充,定期复查血常规等。及时向医生报告病情变化。

8. 健康宣教

(1)养成良好的饮食习惯,少食多餐。进食清淡、易消化的食物,少食油腻的食物。

(2)适当进行体育锻炼,避免劳累和受凉。

(3)遵医嘱定期复诊,如出现腹痛、恶心、呕吐以及伤口红、肿、热、痛等症状时,应及时就诊。

(十二)预防原则

积极治疗胆管癌的危险因素如胆管腺瘤、胆管囊腺瘤、肝吸虫、乙型肝炎病毒、丙型肝炎病毒等,一定程度上能减少胆管癌的发生。

(十三)预后与转归

胆管癌起病隐匿,通常发现较晚,延误了最佳治疗时期,总体预后不良。未经治疗的胆管癌出现临床症状后平均存活时间约3~4个月。合理、彻底的手术治疗方式对于胆管癌患者的预后有重要作用。胆管癌的位置、病理类型、转移状态、肿瘤生物学特征和对综合治疗方案是否敏感对胆管癌预后均有一定影响。早期诊断,争取根治性或联合切除的扩大根治术,是改善胆管癌患者预后的最佳方法。

(薛绪潮　罗天航　李　哲)

参 考 文 献

[1] 陈孝平,汪健平,赵继宗.外科学[M].9版.北京:人民卫生出版社,2018.

[2] 中华医学会外科学分会,中华医学会麻醉学分会.加速康复外科中国专家共识暨路径管理指南(2018):肝胆手术部分[J].中华麻醉学杂志,2018,38(1):13-18.

[3] PLENTZ R R, MALEK N P.Clinical presentation, risk factors and staging systems of cholangiocarcinoma[J]. Best Prac Res Clin Gastroenterol, 2015, 29(2):245-252.

[4] 何成奇,吴毅.内外科疾病康复学[M].3版.北京:人民卫生出版社,2018.

[5] NAGTEGAAL I D, ODZE R D, KLIMSTRA D, et al.The 2019 WHO Classification of Tumours of the Digestive System[J].Histopathology, 2020, 76(2):182-188.

[6] TAZUMA S, UNNO M, IGARASHI Y, et a1.Evidence based clinical practice guidelines for cholelithiasis 2016 [J].J Gastroenterol, 2017, 52(3):276-300.

[7] 中华消化杂志编辑委员会,中华医学会消化病学分会肝胆疾病协作组.中国慢性胆囊炎、胆囊结石内科诊疗共识意见(2018年)[J].中华消化杂志,2019,39(2):73-79.

第六节　慢性胰腺炎康复

一、概述

慢性胰腺炎(chronic pancreatitis, CP)是一种由各种病因引起的、以胰腺组织进行性炎症与纤维化改变为特点的慢性疾病,其临床主要表现为反复发作的上腹痛和难以逆转的胰腺内、外分泌功能不全。该病通常迁延不愈,病情进展可出现胰腺假性囊肿、胆总管梗阻、十二指肠梗阻、胰源性门静脉高压症、假性动脉瘤和胰腺癌等各种并发症。近年来,CP在我国的发病率呈上升趋势,严重影响患者的生活质量,造成沉重的社会医疗负担。在传统治疗的基础上,如何优化对CP患者的管理,以改善症状、促进康复和提高生活质量,是值得关注的临床问题。

二、病因及病理

CP的发病与遗传、环境(如酒精)等多种因素有关。遗传因素在遗传性胰腺炎和散发性胰腺炎的发病中均起重要作用。遗传性胰腺炎只占CP病例的一小部分,其遗传方式为显性遗传,外显率约为80%,主要与丝氨酸蛋白酶1基因突变有关。大多数遗传性胰腺炎患者多在20岁之前出现症状,平均发病时间明显早于散发性胰腺炎。散发性胰腺炎中以丝氨酸蛋白酶抑制因子Kazal I型基因、糜蛋白酶C基因、囊性纤维化跨膜传导调节因子基因的突变较为常见。

酒精是最常见的CP发病因素之一,在西方国家占40%~50%,在我国约占20%。酒精性CP在男性患者中更常见,且不同个体对酒精毒性的敏感性存在很大差异,这种个体差异很可能与遗传易感性有关。另外,多项研究显示,吸烟是CP发病的独立危险因素,具有剂量依赖性,而且与酒精具有协同作用。胰腺导管阻塞性因素导致的长期胰液引流不畅是另一常见病因。在我国,胆石症是胰腺导管阻塞的最常见原因,其他少见的可能继发胰腺导管阻塞的原因还有胰腺分裂等先天性解剖异常、胰腺外伤或手术史、急性胰腺炎后的胰管狭窄、假性囊肿、肿瘤、奥迪括约肌功能障碍等。其他病因还包括高甘油三酯血症、甲状旁腺功能亢进、高钙血症、自身免疫(如系统性红斑狼疮)等。热带性胰腺炎是南印度和其他热带地区常见的一种病因未明的疾病,我国罕见。复发性急性胰腺炎是一种特殊类型的胰腺炎,其中约 35% 最终发展为 CP。除上述因素之外,部分 CP 患者发病因素不明确,称为特发性 CP。

三、临床表现

(一)症状

CP 多隐匿起病,病程早期可无症状,或仅表现为间断的腹胀、腹部不适、纳差等一些非特异性症状。随着病情缓慢进展,逐渐出现较为典型的相关表现,即反复发作的腹痛和胰腺内、外分泌功能不全相关的症状。

1. 腹痛 腹痛是 CP 患者最常见的临床症状,也是严重影响患者生活质量的临床问题之一。临床 90% 以上的慢性胰腺炎患者有腹痛的表现,程度轻重不一。典型的腹痛位于上腹部,多为钝痛,可向腰背部放射,通常持续存在、间断加重,加重多与进食、饮酒等因素有关,偶尔会伴有恶心和呕吐。前倾位或胸膝位时疼痛可减轻是胰源性腹痛的特点,但由于 CP 患者腹痛机制更为复杂,故该特点在多数患者中并不显著。腹痛症状的出现时间通常早于胰腺内、外分泌功能不全相关表现,病程早期腹痛多为间歇性,随病情进展,腹痛常变成持续性,另有少部分患者的腹痛症状随疾病进展可能减轻或消失,具体原因不明。

2. 胰腺内、外分泌功能不全的表现 胰腺外分泌功能不全会导致蛋白质、脂肪消化吸收不良,故早期主要表现为腹胀、腹部不适、嗳气、恶心、食欲下降等消化不良的相关表现。病情继续进展则会出现典型的胰腺外分泌功能不全表现,即脂肪泻。出现脂肪泻表现时,患者大便次数及便量增多,粪便内可见油滴、味臭,有时还可见未消化的食物。胰腺内分泌功能不全主要指胰岛功能受损、血糖调节异常。早期主要以空腹血糖受损或糖耐量异常为主,后期则逐渐出现多饮、多尿、口渴等糖尿病症状。研究显示,CP 患者中空腹血糖受损或糖耐量异常的发生率高于脂肪泻。另外,由于蛋白质、脂肪消化吸收不良,再加之腹痛限制饮食、血糖控制不佳等原因,患者将逐渐出现营养不良、体重下降等表现。

3. 其他症状 除以上典型的腹痛和胰腺内、外分泌功能不全相关表现外,CP 病程中还可出现各种并发症,如胰腺假性囊肿形成、胆总管梗阻、十二指肠梗阻、胰源性门静脉高压、胰源性胸腹水、胰瘘、假性动脉瘤、胰腺癌等,从而合并一些相关的临床症状。CP 并发症的相关临床表现复杂多样。假性囊肿通常无症状,当囊肿体积扩大时可引起腹痛,压迫胆总管或十二指肠时会出现黄疸或餐后疼痛、早饱、恶心等梗阻表现,囊内积液合并感染坏死时则主要表现为发热、腹痛。合并胰源性门静脉高压者主要表现为胃底静脉曲张而无食管静脉曲张,或胃底静脉曲张与食管静脉曲张不成比例,同时还有脾大、脾功能亢进及腹水的表现。

(二)体征

体格检查方面,CP 患者一般不具有疾病特异的体征。多数患者可能有上腹部压痛,部分患者上腹痛急性发作时还可同时有反跳痛。胰腺外分泌功能不全严重者,可出现明显消瘦、营养不良。如合并胆总管梗阻,可表现为皮肤巩膜黄染;如合并较大的假性囊肿,体检可触及腹部包块；如合并胰源性腹水，可出现腹部膨隆、移动性浊音阳性等。

四、诊断

（一）实验室检查

CP 患者的血常规、炎症指标、血清淀粉酶和脂肪酶、肝肾功能、电解质等实验室检查往往正常。腹痛急性发作时可见血清淀粉酶、脂肪酶升高，可能同时伴有外周血白细胞计数和 C 反应蛋白升高。合并胆道梗阻者可有胆红素、转肽酶升高，伴或不伴转氨酶轻度升高。如有血钙、甲状旁腺激素、血脂、自身抗体、免疫球蛋白、IgG4 等化验指标的明显异常，可能提示存在相应的病因。另外，针对 CP 患者需要常规监测肿瘤标志物 CEA、CA19-9，如有异常，需警惕胰腺癌可能。一些反映机体营养状态的实验室指标如脂溶性维生素（A、D、E、K）、血清白蛋白、前白蛋白、转铁蛋白、视黄醇结合蛋白及微量元素（如镁、锌、钙、铁）等也常存在异常。

胰腺外分泌功能检测分为直接法和间接法。直接法指利用胃肠激素直接刺激胰腺分泌，测定胰液和胰酶的分泌量，常用的为胰泌素试验，该法检测胰腺外分泌功能的敏感性和准确性均较高，但属于侵入性检查、操作费时费力，临床应用受限。间接法指利用试餐刺激胃肠激素分泌从而间接刺激胰腺分泌，或通过测定粪便、尿液、血液或呼气中某些物质浓度来间接反应胰腺外分泌功能，前者包括 Lundh 试验、BT-PABA 试验、月桂酸荧光素试验等，后者包括粪便弹力蛋白酶测定、粪便苏丹Ⅲ染色、^{13}C 混合三酰甘油呼气试验（^{13}C-MTG-BT）等。当胰腺外分泌功能明显减退时，多提示 CP 已发展至晚期。

胰腺内分泌功能检测主要指胰岛功能的评估。CP 患者需定期监测血糖，糖尿病诊断标准为空腹血糖（FBG）≥7.0mmol/L，或随机血糖≥11.1mmol/L，或口服葡萄糖耐量试验（OGTT）2h 血糖≥11.1mmol/L。可同时检测胰岛 β 细胞自身抗体、胰多肽水平等与其他类型糖尿病鉴别。

外周血基因检测的临床应用较少，对于特发性、幼年或青少年起病或有胰腺疾病家族史的 CP 患者，可行外周血基因测序分析。

（二）影像学检查

影像学检查是临床诊断 CP 的重要依据，具体方法包括 X 线、腹部超声、CT、MRI 或 EUS、MRCP 及 ERCP 等。腹部 X 线仅可显示上腹部胰腺区域局部或弥漫性钙化灶及结石影，应用价值有限，临床不作为常规检查。腹部超声可显示胰腺形态改变，胰腺实质萎缩或钙化，胰管结石、狭窄或扩张以及假性囊肿等征象，虽敏感性不高，但由于超声检查操作简单、成本较低，因此常作为初筛检查。

腹部 CT、MRI 和 EUS 在 CP 诊断中具有较高地位，常作为首选的诊断方法。CT 和 MRI 可显示胰腺形态及周围的改变、实质密度增高或钙化、腺体萎缩、胰管形态学改变以及胰腺假性囊肿形成等，对诊断的敏感度为 70%~80%，特异度可达 90% 以上。另外，CT 和 MRI 还有助于发现胆总管受累、十二指肠梗阻、胰源性门静脉高压、假性动脉瘤等并发症。CT 和 MRI 的多期增强扫描有助于 CP 与胰腺癌相鉴别。一般来说，CT 对胰腺钙化、结石等更为敏感，而 MRI 则对胰腺实质密度的改变更为敏感，MRCP 还能进一步显示胰胆管形态学的改变，综合比较 CT 与 MRI 对 CP 的诊断价值相似。相比于腹部超声，EUS 克服了胃肠道等腹腔脏器的影响，其诊断价值更高，且对于早期 CP 的诊断具有一定优势，同时结合细针组织抽吸/细针组织活检（FNA/FNB）可获取组织学证据，用于不典型 CP 与其他病变的鉴别。但

EUS 为侵入性检查,不适合作为初筛手段。

ERCP 对胰管和胆管的显示会更加直观、清晰,其敏感度及特异度均高于 MRCP,在 CP 胰管形态学改变的判断中有非常重要的地位。ERCP 所见的典型主胰管串珠样改变和侧支胰管扩张对 CP 具有诊断意义。但该操作为有创检查,存在一定的并发症风险,一般仅在诊断困难或需要解除梗阻等治疗性干预的情况下考虑选用,不作为诊断的常规检查。

(三)胰腺活检

胰腺活检是 CP 诊断的金标准,具体方法包括 CT 或超声引导下经皮胰腺穿刺活检、EUS-FNA 或超声内镜引导下细针组织活检术(EUS-FNB)以及腹腔镜或外科手术胰腺活检。其中,EUS-FNA 或 EUS-FNB 创伤小、相对安全,故临床开展较多,但取材组织量较少,诊断价值有限。由于胰腺活检属于有创检查,且 CP 的影像学表现较为特异,故胰腺活检在诊断中并不常规推荐。对于部分影像学表现不典型、难以与胰腺癌鉴别等诊断不确定者,可考虑基于上述方法的胰腺活检。

CP 的基本病理改变主要为不同程度的胰腺腺泡细胞损伤、慢性炎症细胞浸润以及弥漫性或局限性纤维化,可伴随胰管内蛋白栓子或结石形成、胰管多发狭窄或扩张及假性囊肿形成等。根据具体病理学特点,CP 可分为慢性钙化性胰腺炎、慢性阻塞性胰腺炎和慢性炎症性胰腺炎。

(四)诊断标准

根据我国 2018 年更新的《慢性胰腺炎诊治指南》,CP 的诊断主要依据典型的影像学表现或病理学改变,同时可结合临床症状,血淀粉酶检查,胰腺内、外分泌功能检查,基因检测及有无大量饮酒史等。CP 典型的影像学表现主要包括:①胰管结石;②弥漫性胰腺多发钙化;③ERCP 显示主胰管多发的不规则扩张和全胰腺散在的分支胰管不规则扩张;④ERCP 显示主胰管内结石或蛋白栓所致的梗阻,伴近端胰管不规则扩张。以上 4 条中满足 1 条即可认为符合 CP 典型的影像学表现。CP 典型的病理学改变主要指胰腺外分泌实质减少伴不规则的纤维化,纤维化以小叶间隙分布为主,形成"硬化"样小结节改变。以上典型的影像学表现或病理学改变,符合 1 项者即可确诊 CP。

对于影像学表现或病理学改变不典型者,需同时结合至少 2 项次要诊断依据,即临床有反复发作的上腹痛、血淀粉酶异常、胰腺外分泌功能不全的相关表现、胰腺内分泌功能不全的相关表现、明确的基因突变或大量饮酒史。其中不典型的影像学表现具体包括:① MRCP 显示主胰管多发的不规则扩张和全胰腺散在的分支胰管不规则扩张;② ERCP 显示单纯的主胰管不规则扩张或单纯的分支胰管扩张;③ CT 显示胰腺形态改变及主胰管全程不规则扩张;④腹部超声/EUS 显示的胰腺内结石或蛋白栓或胰管不规则扩张伴胰腺形态的改变。不典型的病理学改变则指非典型的胰腺小叶内和小叶间的纤维化。

即便已有上述相对成熟的诊断标准,但临床多数 CP 的确诊往往是比较困难的,特别在疾病早期的 2~3 年,此时的实验室检查和影像学检查结果可能均正常。因此,对于怀疑 CP 但检查结果均正常的患者,应注意随诊监测,避免漏诊。

五、鉴别诊断

在 CP 确诊的过程中,最重要且最困难的是与胰腺癌的鉴别。胰腺癌与 CP 患者上腹痛的性质及实验室检查非常相似,而大部分患者病情早期并无典型的脂肪泻、血糖升高等胰腺内、外分泌功能受损的表现,故临床鉴别有一定难度。部分 CP 患者影像学上可见局部肿块形成，我们常称之为肿块型 CP，此时将更难与胰腺癌鉴别。另外，中晚期 CP 患者中发生胰腺癌的比例高于正常人群，故即使诊断明确，也需注意鉴别是否合并胰腺癌。CA19-9 是胰腺癌的诊断和鉴别诊断中最常用的肿瘤标志物，其敏感度较高，但特异度较低。一些 CP 患者中可也存在 CA19-9 水平的轻度升高，监测 CA19-9 水平的动态改变对鉴别诊断有一定帮助。胰腺癌多为胰腺缺乏血供的占位，故 CT 或 MRI 动态增强扫描对鉴别诊断有一定帮助。ERCP 和 EUS 对于二者的鉴别诊断具有更高的价值，必要时可同时做 ERCP 引导下胰液穿刺或刷片的细胞学检查以及 EUS 引导下 FNA 或 FNB 获取组织学证据。如经以上各种检查方法仍难以与胰腺癌鉴别，可考虑腹腔镜下探查或剖腹探查术。

除胰腺癌外，临床工作中还常涉及 CP 与其他疾病的鉴别，如自身免疫性胰腺炎、淋巴瘤、胰腺内分泌肿瘤等。另外，当腹痛症状突出时需注意与消化性溃疡、胆道疾病等腹痛相关的疾病鉴别，脂肪泻症状突出时需与众多腹泻相关的疾病鉴别，血糖升高时需与 1 型或 2 型糖尿病鉴别，出现胰腺假性囊肿时需与其他性质的胰腺囊性占位鉴别。针对以上情况，完善相关实验室、影像学、内镜等检查后通常不难鉴别。

六、临床治疗

（一）治疗原则

CP 的治疗原则是去除可能的病因、对症治疗以及防治并发症。治疗方法包括内科治疗、内镜介入治疗和外科手术治疗三个方面。具体治疗方法的选择需综合考虑病因、主要症状和胰腺病变严重程度等因素。

（二）内科治疗

1. 去除病因、对症治疗　CP 的治疗首先应去除可能的病因，如戒酒、戒烟、避免高脂饮食等，其次是针对腹痛与胰腺内、外分泌功能不全的对症治疗。如腹痛症状明显，伴胰酶的升高，应按急性胰腺炎予禁食水、抑酸、抑酶、补液等治疗。对于非急性发作期的慢性持续或间断的腹部隐痛等不适症状，以控制饮食、补充胰酶制剂等治疗为基础，必要时可辅以对症止痛。对于胰管结石或狭窄等因素引起的腹痛，可酌情选择相应的内镜介入或外科手术治疗（详见内镜介入治疗）。

2. 胰腺外分泌功能不全治疗　外源性胰酶替代治疗（pancreatic enzyme replacement therapy，PERT）是胰腺外分泌功能不全的主要治疗方法，对于临床表现为腹胀、腹部不适、嗳气、恶心、食欲下降、脂肪泻等的 CP 患者，PERT 有助于改善症状。PERT 治疗首选含高活性脂肪酶的肠溶包衣制剂，进餐时服用，辅以 H2RA、PPI 等抑酸制剂有助于防止胰酶制剂的失活。

3. 胰岛素治疗　对于存在胰腺内分泌功能不全、血糖升高的 CP 患者，在糖尿病饮食、适当运动的基础上，可先尝试二甲双胍控制血糖，效果不佳时则选择胰岛素治疗，其他口服降糖药物特别是促胰岛素分泌制剂均不做首选。对于高血糖症状明显或严重营养不良者，也可直接选择应用胰岛素控制血糖。需注意的是，CP 患者通常对胰岛素较为敏感，应用胰岛素治疗的过程中应注意预防低血糖事件的发生。

（三）内镜介入治疗

对于腹痛症状突出，内科治疗症状不能缓解，影像学检查提示存在胰管结石、胰管狭窄或继发胆管狭窄的 CP 患者，可考虑内镜介入治疗，具体方法包括 ERCP 取石或 ESWL、ERCP 胰管或胆管支架置入等。对于 CP 合并胰腺假性囊肿，且囊肿体积持续增大引起临床症状,或出现囊肿感染、出血、破裂等并发症时,也可选择相应的内镜介入治疗。根据囊肿与主胰管相通与否,可分别选择内镜下经十二指肠乳头引流或 EUS 引导下经胃十二指肠壁囊液引流术。

(四)外科手术治疗

少数 CP 患者即便经过上述内科保守治疗或必要的内镜介入下治疗后仍有顽固性腹痛,或合并胰腺假性囊肿、胆总管梗阻、十二指肠梗阻、胰源性门静脉高压、胰源性胸腹水、胰瘘、假性动脉瘤等并发症,内镜介入治疗失败或无效者,则需进一步考虑外科手术治疗。手术方式主要包括胰腺切除术、胰管引流术及联合术式 3 种。胰腺切除术又分为部分切除和全胰切除 2 种术式。部分切除术的具体切除范围取决于胰腺病变的部位,病灶位于胰头部且伴有胰胆管及十二指肠梗阻者可酌情选择标准胰十二指肠切除术或保留幽门胰十二指肠切除术,病灶主要集中于胰腺颈体部或胰腺体尾部者则分别需行中段胰腺切除术或胰体尾切除术。全胰切除术适用于全胰腺弥漫性病变,联合自体胰岛移植可保留内分泌功能。胰管引流术主要适用于主胰管结石、扩张为主的 CP 患者,常见的术式为胰管空肠侧侧吻合术,该术式有助于最大限度地保留胰腺内、外分泌功能。联合术式是在保留十二指肠和胆道完整性的基础上,同时行胰头病变切除和胰管引流,从而达到切除病变及解除梗阻的效果。

七、康复评定

慢性胰腺炎患者的康复评定是对患者综合性的评定,包括疼痛评定、肌力评定、日常生活活动能力评定、社会参与能力评定及心理健康评定等。

(一)疼痛评定

采用视觉模拟评分法。

(二)肌力评定

肌力评定有助于评估慢性胰腺炎患者意外跌倒的风险。康复医学中通常使用徒手肌力检查法对患者肌力进行评定。

(三)日常生活活动能力评定

日常生活活动(ADL)是指人们每天在户外环境中和居家环境里自我照料的活动,其评价内容包括大小便控制、修饰、如厕、进食、转移、活动、穿衣、上下楼梯及洗澡等。日常生活活动能力是人最基本的能力,缺乏该能力将会无可避免地影响人的生存及适应环境能力。ADL 不仅包括个体在家庭、社区、工作机构里的自我管理能力,还有与他人交往的能力,以及在社会上、经济上和职业上合理安排自我生活方式的能力。

常用的 ADL 标准化量表有改良巴塞尔指数、PULSES 评定量表、Katz 指数评定和修订的 Kenny 自理评定等。

(四)社会参与能力评定

社会生活能力评定患者参与各种社会活动的能力,包括社交、工作以及参加各种娱乐活动的能力。

1. 社会生活能力概况评定问卷 该问卷是一个简易的评定量表,可以对患者的社会生活能力进行简单快速的评定。

2. 社会功能缺陷筛选量表(social disability screening schedule, SDSS) 来源于 1978 年由 WHO 制定使用的功能缺陷评定量表(disability assessment schedule, DAS)。此量表由量表

协作组（许昌麟等）修订中国常模。

（五）心理健康评定

由于慢性胰腺炎病程长，不可避免会影响患者的社会及家庭生活能力，从而造成心理健康问题，其中最常见的是焦虑和抑郁。汉密尔顿焦虑量表及汉密尔顿抑郁量表是康复医学常用的评定量表，可对患者的焦虑及抑郁进行评定。

八、康复治疗

治疗首先要去除病因，如戒酒、积极治疗胆道疾病；止痛、治疗糖尿病，同时积极进行康复治疗。康复治疗目标为改善循环、消炎止痛、防治吸收不良、增加运动耐力、提高劳动力、提高生活质量。

（一）物理治疗

1. 物理治疗　具有消炎止痛、改善循环和防治吸收不良的作用。

（1）超短波疗法：两电极分别于左上腹部、背部（第八胸椎到第一腰椎）对置，微热量，10~20min，每日 1 次，15~20 次为一疗程。

（2）微波疗法：圆形辐射器置于上腹部胰腺区，距离 10~12cm，微热量。

（3）干扰电疗法：一组电极置于两侧脾俞穴，另一组电极置于上腹部（腹正中线）两侧，差频 90~100Hz 及 50~100Hz，电流强度 20~40mA。

（4）超声波疗法：分别在上腹部胰腺区、背部（第六胸椎到第九胸椎）强度 $1~2W/cm^2$，移动法，各治疗 5~6min。

2. 运动疗法　具有减轻慢性胰腺炎患者吸收不良症状、改善机体整体耐力的作用，还有预防血栓性静脉炎或静脉血栓形成的作用。根据病情和个人爱好选择步行、游泳、跑步等有氧运动项目，以改善肌力、肌耐力和整体体能。

（二）心理治疗

可通过肌肉放松训练、作业治疗及呼吸训练等技术来完成放松训练。

1. 肌肉放松训练　肌肉放松训练可以减少心理压力对机体健康的影响，增强抵抗压力的能力，使人乐观、自信、快乐而有活力。多项研究表明渐进性的肌肉放松训练可显著改善患者的抑郁及焦虑症状。肌肉放松训练步骤如下。

（1）准备工作：治疗者要帮助患者先学会这一程序，进而自行练习。找到一个舒服的姿势，这个姿势使患者有轻松、毫无紧张之感受，可以靠在沙发上或躺在床上。要在安静的环境中进行练习，光线不要太亮，尽量减少无关的刺激，以保证放松练习的顺利进行。

（2）放松的顺序：手臂部→头部→躯干部→腿部。这一顺序不是绝对不能打乱。亦可对此顺序进行新的编组排列，治疗师可根据情况下达放松指令。治疗者教患者放松时可做两遍，第一遍治疗师边示范边带领患者做，第二遍由治疗师发指令，患者先以舒服的姿势闭眼躺好或坐好，跟随患者指令进行练习。

1）手臂部的放松：伸右手，握紧拳头，紧张右前臂；伸左手，握紧拳头，紧张左前臂；双臂伸直，两手同时握紧拳头，紧张手和臂部。

2）头部的放松：皱起前额部肌肉，似老人额前部一样皱起；皱起眉头；皱起鼻子和脸颊（可咬紧牙关，使嘴角尽量向两边咧，鼓起两腮，似在极度痛苦状态下使劲一样）。

3）躯干部位的放松：耸起双肩，紧张肩部肌肉；挺起胸部，紧张胸部肌肉；拱起背部，紧张背部肌肉；屏住呼吸，紧张腹部肌肉。

4）腿部的放松：伸右腿，右脚向前用力像在蹬一堵墙，紧张右腿；伸左腿，左脚向前用力像在蹬一堵墙，紧张左腿。

2. **作业治疗**　作业治疗在康复医学中是一个相对独立的重要组成，2002 年世界卫生组织（WHO）颁布的《国际功能、残疾和健康分类》中将其定义为：协助残疾者及患者选择、参加及应用有目的性和有效性的活动，使之达到最大限度恢复躯体、心理及社会生活参与功能，促进健康恢复，防止能力丧失及残疾，使患者回归正常社会生活。作业治疗不仅可以改善患者的日常生活能力，而且可以调节情绪、放松精神，通过社会性集体活动可提高患者参与社会活动的意识，并促进情绪稳定，提高社会生活适应能力。研究表明，作业治疗可显著改善患者焦虑症状。

作业治疗分为五个层次，分别是角色、活动、任务、行动及技巧。应根据患者的性别、年龄、受教育程度及职业选择合适的训练活动。

3. **呼吸训练**　呼吸训练在心理治疗领域应用广泛，作为行为疗法中基础松弛技术，其在创伤治疗、催眠治疗、认知行为疗法及危机干预中都有重要影响。研究表明，连贯的呼吸训练可以有效改善抑郁综合征患者的抑郁症状。呼吸训练包括腹式呼吸训练、吸气阻力呼吸训练及被动呼吸训练。

（三）疼痛治疗

CP 的病程中，慢性顽固性的腹痛是严重影响生活质量的主要问题之一。CP 引起腹痛的确切机制尚未完全明确，可能与胰管阻塞导致胰管内压力升高、慢性炎症侵及胰腺内神经或周围神经以及疼痛介质增多等因素有关。CP 的疼痛管理贯穿疾病的整个过程，是疾病康复的重要内容。

疼痛管理的基础是改变生活方式，包括戒酒、戒烟、控制饮食等，规律作息、适当锻炼及保持积极乐观心态对缓解疼痛也有积极效果。研究显示，多数 CP 患者，特别是当酒精是其潜在病因时，戒酒有助于缓解疼痛，而继续饮酒则会增加病死率。少食多餐、适当减少脂肪摄入是控制饮食的主要方法。另外，初步研究表明口服补充中链甘油三酯可能有利于缓解疼痛，其机制可能与其刺激胆囊收缩素作用较弱或抗氧化有一定关系。一般认为，PERT 可抑制胰腺外分泌，从而有助于缓解疼痛，但目前临床对照试验结果不一，尚存在一定争议。识别疼痛的潜在原因并予以治疗应是疼痛管理的首要策略。CT、MRI、EUS 或 ERCP 等检查有助于协助明确有无胆胰管结石或狭窄、合并体积较大的假性囊肿等。如能发现胰管阻塞等可能与疼痛有关的原因，针对性给予内镜介入或其他相应的治疗，往往能使疼痛明显缓解。

部分 CP 患者经过以上处理后疼痛得到缓解，或仅需间断辅以非阿片类镇痛药，比如非甾体类镇痛药。另有一部分患者，特别是在疾病中晚期，可能会发生慢性顽固性疼痛，此时镇痛药是疼痛管理的重要武器。具体用药可遵循 WHO 提出的疼痛三阶梯治疗原则，即第一阶梯首选 NSAID 类药物，效果不佳者尝试第二阶梯弱阿片类镇痛药如曲马多等，必要时需进一步选择第三阶梯的阿片类止痛药。三环类的抗抑郁药如阿米替林等对神经源性疼痛也有一定效果。另外，研究认为，CP 的发病机制之一是过度的氧化应激导致胰腺导管和腺泡细胞损害，故抗氧化剂是疼痛管理的又一种选择，如硒、甲硫氨酸、维生素 C 等。当排除梗阻等明确原因，且经过充分内科治疗后疼痛仍难以缓解时，可尝试 CT 或 EUS 引导下腹腔神经阻滞术。但目前腹腔神经阻滞术在 CP 疼痛缓解中获得成功的案例十分有限，即使短期内疼痛获得缓解，症状也多在数月后复发，故该疗法的临床应用价值有待进一步证实。

外科手术切除部分或整个腺体可能是一些顽固性腹痛的 CP 患者的最终选择。

九、康复护理

（一）疾病知识指导

向患者及家属讲解疾病的主要诱发因素、预后及并发症，教育患者学会自我病情监测，如出现腹痛、腹胀、恶心等症状时，及时就诊，积极治疗胆道疾病。

（二）病情观察护理

1. 观察并记录患者的腹痛腹胀的部位、时间、性质、程度及呕吐物的量和性状。

2. 指导患者缓解腹痛的方法，监测生命体征，监测血生化、血尿淀粉酶、血常规等。记录 24h 尿量。

3. 定期进行营养风险评估，与医生共同制订个性化肠内外营养支持方案及胆汁回输工作。

4. 蛋白低时可静脉补充蛋白，出现腹胀时，用双歧因子调节。密切监测电解质及血糖的变化，如有异常及时纠正处理。

（三）休息与体位

恢复期不要过早下地活动，胰腺手术后的患者需要较长一段时间卧床休息。保证睡眠，促进患者体力恢复。腹痛时，协助患者取前倾坐位或屈膝侧卧位。由于患者自理能力下降，与疾病引起不适有关，因此要经常协助患者保持比较舒适的体位。

（四）用药指导

腹痛剧烈者，可遵医嘱给予哌替啶等药物，禁用吗啡，以免引起奥迪括约肌痉挛。注意监测患者用药前后效果。

（五）管路护理

1. 妥善固定胆囊穿刺管和空肠造瘘管　松紧适宜，以防止导管牵拉引起疼痛或滑脱移位，保持引流通畅，观察并记录引流液的颜色、量。

2. 积极预防并发症　造瘘口每日要局部消毒换药，保持造瘘管口周围皮肤的清洁、干燥，调整皮肤垫盘或快速夹钳的松紧度。

3. 不宜过早拔出胃肠减压管　空肠置管（PEJ）导管使用前后均用 30~50mL 温开水冲洗防止导管阻塞，导管不用时冲洗后封堵导管外口。

（六）心理护理

多与患者及家属交流，重视患者的主诉，予以鼓励和安慰，转移患者对其病情的关注，向患者仔细讲解慢性胰腺炎防治知识，让患者了解疾病相关知识，缓解其心理压力，使其树立起战胜疾病的信心，更好地配合治疗和护理。

十、营养治疗

营养不良问题在 CP 病程的中晚期较为普遍，是 CP 患者生活质量明显下降的主要原因之一。胰腺外分泌功能不全导致的蛋白质、脂肪消化吸收不良及脂肪泻是营养不良的主要原因。同时，由于腹痛、血糖控制不佳等，CP 患者不恰当地限制饮食会进一步加重营养不良。另外，《欧洲消化病学会慢性胰腺炎指南》中还指出，CP 患者处于胰腺外分泌功能不全代偿期时并无明显腹泻症状，但仍有发生营养素缺乏的风险，特别是脂溶性维生素缺乏。故该指南特别强调应重视轻中度胰腺外分泌功能不全患者的营养不良问题。因此，改善 CP

患者的营养不良、提高其生活质量是 CP 康复的重要组成部分。

恰当的饮食指导、及时的 PERT、相应的外源性营养素的补充和必要时肠内营养是有助于改善 CP 患者营养状态的几大主要手段。具体的饮食调整及其他营养支持方案的选择应取决于胰腺外分泌功能不全的严重程度。对于存在脂肪泻者,可首先根据脂肪泻的严重程度适当限制脂肪摄入,一般控制每日摄入脂肪不超过 20g。有研究认为,过度的低脂饮食会减少胰酶分泌,不利于内源性脂肪酶的稳定性,使 PERT 疗效欠佳。因此,如限制脂肪摄入后仍存在明显脂肪泻,则需同时添加胰酶制剂,而不是进一步限制脂肪的摄入。另外,脂肪泻严重者多同时存在脂溶性维生素及其他营养素的缺乏,需要适当补充。对不能耐受足够口服饮食的 CP 患者,或经过以上合理膳食、PERT 及外源性营养素补充后仍存在难以纠正的营养不良时,可考虑肠内营养支持。

营养治疗原则:给予高热量、高蛋白、高糖、高纤维素及低脂肪饮食。营养治疗的主要目的是改善患者的营养状况,缓解腹痛等不适症状。

1. 急性发作阶段,应禁食,通过静脉补液。24~48h 后,在患者耐受良好的情况下可给予清质流食。非急性发作期:可食用一些对胃肠无机械和化学刺激的高碳水化合物和低脂肪的半流质饮食。少食多餐,每日 4~5 次,防止暴饮暴食。避免刺激性食物,忌饮酒等。

2. 蛋白泻症状通常会被脂肪泻所掩盖,因此应注重优质蛋白的补充。以患者不出现脂肪泻和疼痛能够耐受为限度,尽量增加饮食中的蛋白质含量,蛋白摄入量 2g/(kg·d),推荐脂肪含量少,含油脂、蛋白低的食物,如蛋清、鸡肉、鱼、虾、瘦牛肉等;碳水化合物 6g/(kg·d),可采用米、面、藕粉、蔗糖等;脂肪供能占总热量的 20%~25%,或视患者耐受情况调整。用含中链脂肪酸的食物来代替食物中的常规脂肪,能改善脂肪吸收,增加体重,如椰子油等。

3. 注意补充维生素 A、维生素 D 等脂溶性维生素,以及维生素 B、维生素 C 等水溶性维生素。特别是维生素 C,每天应供应 300mg 以上,可口服片剂补充。

4. 避免进食脂肪含量高的食物,如油煎、油炸食物;避免进食刺激性、易产气食物,如萝卜、黄豆、地瓜等。

5. 轻至中度胰腺炎患者不推荐常规使用肠内和肠外营养支持,但对于重症患者,推荐空肠内置管给予要素型肠内营养支持,只有当患者无法耐受肠内营养或肠内营养摄入量不足时,才进行肠外营养补充。

十一、预防原则

根据目前观点,CP 的预防应从整体预防的角度出发,涉及一级、二级和三级预防三个等级。一级预防是指从去除病因开始,预防 CP 的发生。饮酒、吸烟是目前已知比较明确的 CP 发病的相关因素,戒烟、限酒应作为 CP 一级预防的重要内容。一级预防的其他方面还应包括控制血脂、血钙等,增加蔬菜和水果的摄入量或许有一定帮助。另外,研究显示约 35% 的复发性急性胰腺炎将会发展为慢性胰腺炎,故目前认为复发性急性胰腺炎和慢性胰腺炎可能是同一疾病连续发展的不同阶段。因此,预防急性胰腺炎的反复发作也应作为 CP 一级预防的一部分,具体预防措施包括治疗胆石症、避免暴饮暴食以及尽量避免 ERCP 术后胰腺炎的发生等。二级预防是指早期识别 CP 患者,争取尽早治疗。由于 CP 早期多无明显症状,病情发展隐匿,早期诊断较为困难,故目前尚缺乏有效的二级预防。CP 病程早期多无临床症状、实验室检查和影像学检查又基本正常,寻找疾病早期的特异性生物学标志物有望为 CP 的早期诊断和二级预防提供更多依据。三级预防是指明确 CP 诊断后,通过有效干预以减少并发症或后遗症的发生。如前文所述,CP 的并发症较多,严重影响 CP 患者的生活质量,尤其是胰源性门静脉高压和胰腺癌,尽早规范的治疗是预防并发症发生的主要方法。另外,糖尿病也是 CP 患者后期需面临的最主要问题之一。有研究认为,对吸烟和腹型肥胖的干预将有利于减少胰腺炎后糖尿病的发生。CP 三级预防是近年新提出的概念,更多的有效预防措施还需进一步研究。

十二、预后与转归

慢性胰腺炎的预后也受病因的影响,比如同时吸烟和持续饮酒。通过 10~20 年后的长期随访,大多数患者会出现外分泌或内分泌功能不全。与同年龄组相比,慢性胰腺炎患者的生存率较低。死亡通常不能归因于胰腺炎本身,而是恶性肿瘤、术后并发症以及烟草和酒精的并发症。总的来说,慢性胰腺炎 10 年生存率约为 70%,20 年生存率为 45%。患者年龄、吸烟或饮酒是导致死亡的高危因素。

（李景南　李　哲）

参 考 文 献

［1］WHITCOMB D C, FRULLONI L, GARG P, et al.Chronic pancreatitis: An international draft consensus proposal for a new mechanistic definition［J］.Pancreatology, 2016, 16（2）:218-224.

［2］中华医学会外科学分会胰腺外科学组.慢性胰腺炎诊治指南（2014 版）［J］.中华消化外科杂志, 2015, 14（3）:173-178.

［3］WEISS F U, SKUBE M E, LERCH M M.Chronic pancreatitis:an update on genetic risk factors［J］.Current opinion in gastroenterology, 2018, 34（5）:322-329.

［4］COTE G A, YADAV D, SLIVKA A, et al.Alcohol and smoking as risk factors in an epidemiology study of patients with chronic pancreatitis［J］.Clinical gastroenterology and hepatology, 2011, 9（3）:266-273.

［5］LEW D, AFGHANI E, PANDOL S.Chronic Pancreatitis:Current Status and Challenges for Prevention and Treatment［J］.Digestive diseases and sciences, 2017, 62（7）:1702-1712.

［6］LÖHR J M, DOMINGUEZ-MUNOZ J E, ROSENDAHL J, et al.United European Gastroenterology evidence-based guidelines for the diagnosis and therapy of chronic pancreatitis（HaPanEU）［J］.United European gastroenterology journal, 2017, 5（2）:153-199.

［7］DOMINGUEZ-MUNOZ J E, ASBJØRN M D, BJÖRN L, et al.Recommendations from the United European Gastroenterology evidence-based guidelines for the diagnosis and therapy of chronic pancreatitis［J］.Pancreatology:official journal of the International Association of Pancreatology（IAP）, 2018, 18（8）:847-854.

［8］柏小寅,李景南.胰腺炎的预防及其策略［J］.胃肠病学, 2019, 24（7）:385-388.

［9］PETROV M S, YADAV D.Global epidemiology and holistic prevention of pancreatitis［J］.Nature reviews Gastroenterology & hepatology, 2019, 16（3）:175-184.

［10］SCOTT TM1, GERBARG P L, SILVERI M M, et al.Psychological Function, Iyengar Yoga, and Coherent Breathing: A Randomized Controlled Dosing Study［J］.J Psychiatr Pract, 2019, 25（6）:437-450.

［11］BANG U C, BENFIELD T, HYLDSTRUP L, et al.Mortality, cancer, and comorbidities associated with chronic pancreatitis: a Danish nationwide matched-cohort study［J］.Gastroenterology, 2014, 146（4）:989-994.

第七节 胰腺癌及术后康复

一、概述

胰腺癌(pancreatic cancer, PC)是主要起源于胰腺导管上皮细胞的恶性肿瘤,近年来,发病率呈快速上升趋势。中国国家癌症中心最新统计数据显示,胰腺癌位列中国城市男性恶性肿瘤发病率的第 8 位,居北京市和上海市人群恶性肿瘤病死率的第 5 位。2017 年美国癌症协会发布的数据显示,美国胰腺癌新发病例数男性列第 11 位、女性列第 8 位,居恶性肿瘤病死率第 4 位,预计到 2030 年,胰腺癌将成为美国第二大的癌症相关死因。

二、病因

胰腺癌的病因尚不明确,一般认为与长期吸烟、过量饮酒、高脂肪饮食、肥胖、过量摄入咖啡因、环境污染以及遗传等因素有关。近年来随着流行病学大样本调查的逐渐开展,有研究者发现,2 型糖尿病和慢性胰腺炎患者中发生胰腺癌的比例高于普通人群,是胰腺癌发病的独立危险因素。近年来,随着基因组学研究的进展,*CDKN2A*、*BRCA1/2*、*PALB2* 等基因突变被证实与家族性胰腺癌发病密切相关。

三、病理

根据世界卫生组织分类,胰腺恶性肿瘤按照组织起源可分为上皮来源和非上皮来源,其中上皮来源的肿瘤包括来自导管上皮、腺泡细胞和神经内分泌细胞的导管腺癌、腺泡细胞癌和神经内分泌肿瘤以及各种混合性肿瘤。

四、分型

胰腺癌根据肿瘤发病的部位,分为胰头部癌、胰颈部癌、胰体尾癌三种类型,此分型也是决定具体手术方式的重要因素。

五、临床表现

胰腺癌早期一般无特殊临床表现,部分患者会出现消瘦、食欲缺乏、腰背部疼痛以及黄疸的症状,多与肿瘤部位和侵犯范围有关,这也是胰腺癌患者早期诊断困难,治疗效果差的重要原因之一。

(一)腹痛、背痛

部分胰腺癌患者会出现不典型的腹痛或腰背部疼痛,腹痛以中上腹部为主,常进食后加重。部分患者由于肿瘤累及腹腔神经节,会伴随出现持续性腰背部疼痛,以夜间静息状态时为著,弯腰弓背能稍缓解。

(二)黄疸

肿瘤累及胆管下段时,可能早期即出现无痛进行性黄疸,主要表现为皮肤巩膜黄染,血清总胆红素升高并以直接胆红素升高为主,这部分患者通常会由于早期就诊而早期治疗,从而获得相对较好的手术效果和生存时间。

（三）血糖升高

凡 40 岁以后出现的 2 型糖尿病患者都应该警惕胰腺癌,尽管目前尚缺乏直接的循证医学证据,但是糖尿病与胰腺癌的相关性越来越被关注,有许多研究已经证实,血糖升高也是胰腺癌的早期症状之一。

高龄、BMI 低、无糖尿病家族史的新发糖尿病者,应警惕胰腺癌的发生。既往长期罹患糖尿病,短期出现血糖波动较大且难以控制者,亦应警惕胰腺癌的发生。还有前瞻性研究结果显示,空腹血糖每升高 0.56mmol/L,胰腺癌发病风险增加 14%。

六、辅助检查

胰腺癌的诊断主要依靠实验室和影像学检查,薄层增强 CT 扫描和 MRI 均为重要的参考依据。对于早期、不典型的胰腺恶性肿瘤,ERCP、超声内镜等内镜技术有着不可替代的作用。此外,DSA、PET-CT 等检查也能为胰腺癌的诊断和治疗方案的确定提供帮助。

（一）超声检查

超声检查是最为经济和简便的检查方法,经验较为丰富的超声医生能通过低回声胰腺肿物、扩张的胆管和胰管推断早期恶性肿瘤的可能,从而使患者获得早期治疗。但是由于解剖学的关系,胰体尾部的肿瘤通常由于胃或者肠道的气体遮盖而无法通过超声来发现。总体而言,超声检查配合实验室检查,能起到胰腺癌的早期普查作用,但无法取代 CT 和 MRI 等影像学检查手段。

（二）CT 和 MRI 检查

与超声相比,可视化的 CT 和 MRI 检查更为精确,也是目前诊断胰腺癌最为常用和准确的方法。胰腺癌的 CT 表现为异常密度肿块影,多为低密度,动脉期显示效果最佳;少数为等密度影甚至高密度影,此时需对比胰腺轮廓改变、胰胆管扩张、肿瘤远侧胰腺萎缩等间接征象来进行判断。部分胰体尾癌患者的平扫期无法进行判断,只能通过增强扫描进行分析。胰腺癌在 MRI 上的直接征象一般为胰腺肿块,T_1 加权像呈低信号,T_2 加权像信号强度增高,增强后肿块一般为轻度强化或无强化。随着薄层增强 CT 和更高场强的 MRI 的推广,大多数胰腺癌患者能通过这两种技术进行早期诊断。MRI 除显示胰腺肿瘤解剖学特征外,还可清晰地显示胰腺旁淋巴结和肝脏内有无转移病灶;且在与水肿型或慢性肿块型胰腺炎鉴别方面优于 CT 检查。磁共振胰胆管造影与 MRI 薄层动态增强联合应用,有助于明确胰腺囊性和实性病变(尤其是囊腺瘤、胰腺导管内乳头状黏液性肿瘤的鉴别诊断),并进一步明确胰管、胆管的扩张及侵犯情况,诊断价值更高。

（三）PET-CT 扫描

基于 ^{18}F 标记的氟代脱氧葡萄糖(^{18}F-FDG)为造影剂的 PET 显像已经广泛应用于多种肿瘤的诊断,大多数胰腺恶性肿瘤的糖代谢十分旺盛从而摄取大量 ^{18}F-FDG,因此有研究认为 PET-CT 对胰腺的诊断优于 CT。但是在实际临床应用中,过高的费用和假阳性率均限制了PET-CT 的推广,目前临床上这一技术更多地被用于胰腺癌患者术后的全身复查和复发监测。

（四）ERCP、超声内镜检查

随着内镜技术的发展,经内镜逆行胰胆管成像(ERCP)逐渐在各级医院得到广泛开展,对于十二指肠和胆管下段恶性肿瘤取得了病理诊断学上的重大突破,其配合镜头超声组合而成的超声内镜检查,在内镜技术的基础上结合了超声成像,提高了胰腺癌诊断的灵敏度和特异度,特别是超声内镜引导细针穿刺活组织检查,已成为胰腺癌定位和定性诊断最准确的方法。这一技术的优势在于使不典型胰腺癌患者和无手术指征的晚期胰腺癌患者得到病理学证据,进而指导进一步治疗方案的制订。但是该技术操作有一定的风险,包括出血、胰瘘、医源性胰腺炎等并发症,因此在临床实际运用中,这一技术仅在少数具备完善胰腺内外科处理技术条件的医院得到开展。另外,超声内镜也有助于判断肿瘤分期,诊断 $T_1 \sim T_2$ 期胰腺癌的灵敏度和特异度分别为 72% 和 90%,诊断 $T_3 \sim T_4$ 期胰腺癌的灵敏度和特异度分别为 90% 和 72%。

七、诊断与鉴别诊断

(一)诊断

胰腺癌的诊断需结合病史、实验室检查、影像学检查及病理诊断(包括穿刺病理和术中、术后病理)。实验室检查包括以下方面:① CA19-9 是目前最常用的胰腺癌诊断血清标志物,血清 CA19-9>37U/ml 作为阳性指标,诊断胰腺癌的灵敏度和特异度分别达到 78.2% 和 82.8%。约 10% 的胰腺癌患者 Lewis 抗原阴性,CA19-9 不升高,此时需结合其他肿瘤标志物如 CA125 或癌胚抗原(CEA)等协助诊断。对于 CA19-9 升高者,在排除胆道梗阻或胆道系统感染等因素后应高度怀疑胰腺癌。②其他生物学靶点:如外周血内 microRNA、ctDNA、外泌体内 Glypican-1 等,也具有潜在临床应用前景,尚待高级别循证医学证据的证实。影像学检查详见上述辅助检查部分。

(二)鉴别诊断

早期的胰腺癌需与胃癌、靠近或累及胰腺的腹膜后肿瘤以及胰腺良性疾病相鉴别。尽管随着内镜和影像技术的逐渐发展,配合 CA19-9 等肿瘤标志物结果,越来越多的胰腺癌患者能在早期获得诊断。但是总体而言胰腺癌的早期诊断仍较困难,尤其对于既往有慢性胰腺炎病史、胰管不扩张以及不典型胰腺癌的患者更是如此。

胰头癌需与胆管癌、十二指肠乳头肿瘤等其他壶腹周围肿瘤相鉴别,壶腹周围肿瘤亦会出现黄疸、胆胰管扩张等影像学表现,在临床症状和影像学检查上均与胰头癌相似。对于肿瘤局限未发现远处转移,有手术机会的患者,为进一步明确诊断,有必要进行更深入的检查。ERCP 和超声内镜检查有助于鉴别胆管下段肿瘤与胰头癌,而基于这一技术的刷检和细针穿刺活检技术能帮助医生对肿瘤的性质做出判断。

除恶性肿瘤外,慢性胰腺炎、自身免疫性胰腺炎等良性疾病也需与胰腺癌相鉴别。慢性胰腺炎一般具有长期的发病史,并且 CT 等影像学表现上也有胰管扩张等表现,但是大多并没有明显的占位性改变,自身免疫性胰腺炎则可以通过影像学"腊肠样改变"和血检 IgG4 等特征来进行鉴别。值得注意的是,对于某些慢性胰腺炎病史基础上的胰腺癌患者,以现有的临床检查手段无法做到完全确诊,只能在综合考虑患者病史、检验检查资料以及患者本身意愿后再确定进一步治疗方案。

八、临床治疗

胰腺癌的治疗分为外科治疗和内科治疗,以手术为首选治疗方式。其他的治疗方式有化疗、放射治疗、局部消融治疗、中医中药治疗等。对于局部进展期的胰腺癌,有研究显示,纳米刀消融(不可逆电穿孔)显示出了良好的临床应用前景。

(一)外科治疗

1. 根治性切除(R0)是目前治疗胰腺癌最有效的方法。术前应开展 MDT 讨论,依据影像学评估、肿瘤与周围重要血管的关系、切除标本后能否安全有效的血管重建等方面,将胰腺癌分为可切除胰腺癌、交界可切除胰腺癌、局部进展期胰腺癌、合并远处转移的胰腺癌。

可切除胰腺癌的外科手术方式,依据肿瘤位置不同而异,分为胰头十二指肠切除术、胰腺节段切除术、胰体尾切除术(可联合脾脏切除)、全胰腺切除术。需要指出的是,扩大淋巴结清扫或神经丛切除,以及联合动静脉或多器官切除等扩大切除术对胰腺癌患者预后的改善存在争论,仍需要临床研究验证。

2. 新辅助治疗是目前交界可切除胰腺癌患者的首选治疗方式。部分交界可切除胰腺癌患者可从新辅助治疗中获益。对于新辅助治疗后序贯肿瘤切除的患者,联合静脉切除如能达到 R0 根治,则患者的生存获益与可切除胰腺癌相当。不推荐联合动脉切除重建,因为其临床效果尚存在争议。

3. 局部进展期胰腺癌的手术治疗

(1)对 CT 或 EUS 引导下反复穿刺活组织检查仍无法明确病理学诊断的局部进展期胰腺癌患者,可行手术(腹腔镜或开腹)探查活组织检查以明确病理学诊断。

(2)合并胆道及消化道梗阻的局部进展期胰腺癌患者,优先考虑内支架置入解除梗阻。当支架置入失败而患者体能状况尚可时,推荐开展胃空肠吻合术或胆管(或胆囊)空肠吻合术解除消化道梗阻和胆道梗阻。

(3)术中探查发现肿瘤无法切除但存在十二指肠梗阻的患者,应行胃空肠吻合术;对尚未出现十二指肠梗阻、预期生存时间超过 3 个月的患者,仍建议行预防性胃空肠吻合术;肿瘤无法切除而存在胆道梗阻,或预期可能出现胆道梗阻的患者,建议行胆总管(或肝总管)空肠吻合术。

(4)术中探查判定肿瘤无法切除的患者,在解除胆道、消化道梗阻同时,应尽量取得病理学诊断证据。

(5)近年来,纳米刀消融(不可逆电穿孔)技术治疗局部进展期胰腺癌取得了比较满意的临床疗效,有报告显示,其中位生存期可达 30 个月以上。

4. 合并远处转移胰腺癌的手术治疗

(1)原则上不推荐合并远处转移的胰腺癌患者行减瘤手术。

(2)部分合并远处孤立转移灶的胰腺癌患者经过系统化疗后,若肿瘤明显退缩且预计手术能达到 R0 切除,则推荐参加手术切除的临床研究。

(3)对于合并胆道及消化道梗阻的远处转移的胰腺癌患者,优先考虑行内支架置入解除梗阻。当支架置入失败且患者体能状态尚可时,才考虑开展姑息性旁路手术。

(二)静脉化疗

1. 可切除胰腺癌的化疗原则

(1)根治术后的胰腺癌患者如无禁忌证,均应行辅助化疗。化疗方案推荐吉西他滨或氟尿嘧啶类药物,包括卡培他滨、替吉奥、5- 氟尿嘧啶(5-FU)联合亚叶酸钙(LV)为主的单药治疗;体能状态较好的患者,建议联合化疗。联合化疗的方案,近年来,逐步增多,如吉西他滨联合白蛋白紫杉醇、mFolfirinox(奥沙利铂、伊立替康、氟尿嘧啶、亚叶酸钙)等。

(2)术后体能状态恢复较好的患者,辅助化疗起始时间尽可能控制在术后 8 周内,疗程达到 6 个疗程及以上。

(3)推荐针对具有高危因素的可切除胰腺癌患者开展新辅助化疗。高危因素包括:①较高水平的血清 CA19-9;②较大的胰腺原发肿瘤;③广泛的淋巴结转移;④严重消瘦和极度疼痛等。2016 年，中国抗癌协会胰腺癌专业委员会多学科临床研究协作学组（Chinese Study Group for Pancreatic Cancer, CSPAC）专家共识推荐具有术前血清学特征 "CEA 异常升高、CA125 异常升高、CA19-9≥1 000U/mL" 的可切除胰腺癌患者接受 2~4 个疗程的新辅助化疗。

2. 交界可切除胰腺癌的化疗　对于体能较好的交界可切除胰腺癌患者，建议术前开展辅助化疗，尽可能采用一线方案。

3. 局部进展期胰腺癌及远处转移的晚期胰腺癌患者的化疗　推荐不可切除的局部进展期或合并远处转移的胰腺癌患者，依据体能状态选择一线化疗方案开展化疗。一线化疗后出现进展的胰腺癌可依据已使用过的药物、患者并发症和不良反应等选择非重叠药物开展二线化疗。二线化疗比最佳支持治疗更有效。对于具有微卫星不稳定性（microsatellite instability, MSI）或错配修复（mismatch repair, MMR）特征的胰腺癌，在二线治疗中可考虑联合使用 PD-1 抗体。

（三）放射治疗

胰腺癌的放射抵抗性较高，且相邻的空腔器官不能耐受高剂量放射，因此不能给予胰腺癌患者根治性的高剂量放疗。对大多数胰腺癌而言，放疗是一种局部的姑息性治疗。放疗必须与化疗相联合，放疗期间的同步化疗常将吉西他滨或氟尿嘧啶类药物作为放射增敏剂使用。同时，放疗前可行诱导化疗或放疗后行辅助化疗。术前新辅助放化疗对交界可切除胰腺癌效果的研究目前正在进行中，尚无高级别循证医学证据。放疗在局部进展期胰腺癌中的地位虽然得到业界多数学者的认可，但尚未被前瞻性临床随机对照研究证实。超声内镜引导下的胰腺癌瘤体内放射性粒子植入的内照射技术对于镇痛有一定疗效，但患者的生存获益尚未证实。对合并远处转移的胰腺癌，放疗作为姑息性治疗，对缓解胰腺癌引起的腹背疼痛有一定疗效。

（四）其他治疗

1. 介入治疗　胰腺动脉灌注化疗也是一种局部化疗方式，目前这种介入化疗方式的临床疗效，尚缺乏确凿的临床研究证据支持。

2. 局部消融治疗　纳米刀消融技术，又称不可逆电穿孔技术。该技术 2011 年被美国食品与药品监督管理局批准应用于临床，主要针对局部进展期胰腺癌患者。目前国内外最新的研究显示，该技术对于局部进展期胰腺癌的临床疗效，相比其他方式，呈现出较大的优势。

3. 免疫治疗　PD-1 单克隆抗帕博利珠单抗对高度微卫星不稳定性（MSI-H）或缺失错配修复（dMMR）的肿瘤患者具有较好的疗效。目前推荐用于具有 MSI/MMR 分子特征的合并远处转移的胰腺癌患者，但需要高级别循证医学证据的支持。

4. 中医、中药治疗　常用的中成药物有华蟾素胶囊、复方斑蝥胶囊等，中医处方药需依据患者证候，辨证施治。

九、康复评定

胰腺癌患者的康复评定包括疼痛评定、生活质量评估、日常生活活动能力评定、社会参与能力评定及心理健康评定等（具体见第五章第六节慢性胰腺炎患者的康复评定）。

（一）疼痛评估

患者在术后的疼痛通常有切口痛、内脏痛和神经痛等。由于手术切口的愈合情况和个人体感的差异，部分患者的切口痛会伴随很久，同时肠粘连可能会导致患者出现腹部痉挛性的疼痛或不适。神经痛是胰腺癌患者术后可能复发的信号之一，部分患者表现为背部疼痛,且呈持续、进行性加重趋势,一般建议行上腹部增强 CT 进行复查。疼痛评估有很多量表可以参考,主要包括词语和数字的自我评定量表。行为观察量表和生理学方法,但均有一定的局限性,并不能完全反映患者的主观感受,目前视觉模拟量表(VAS)和简式麦吉尔疼痛问卷(MPQ)可能是进行疼痛测量时最常用的自我评估手段。

(二)生活质量评估

胰腺癌患者术后康复的生活质量评估十分重要,现有的方法主要是进行量表分析,相关的量表主要包括癌症患者生活质量评估量表(QLQ-52)、肝胆肿瘤性治疗功能评定(FACT-Hep)量表等。其中后者通过对国内人群进行校正,应用相对较多也更多被采信。但是考虑到胰腺癌患者年龄偏大,且国人对填表的普遍耐心不足,因此尚有待开发更简便、易用,信度和效度较高的量表来评估。

十、康复治疗

胰腺癌患者的术后康复较其他疾病的患者更为复杂,主要是由于胰腺的生理功能和手术的特殊性决定的。与其他脏器不同,胰腺患者手术切除术后发生不同程度的胰瘘的比例很高,分为 A 级瘘(又称生化瘘)和 B、C 级胰瘘,尽管患者出现 C 级胰瘘比例不高,但术后胰瘘仍然是胰腺癌患者术后不良事件(包括死亡)发生的主要原因,因此其康复可以分为近期和远期康复两个时期。

加速康复外科(ERAS)是近年来逐渐兴起的外科康复理论,其中包括了心理疏导、阿片类药物的限制性使用、手术操作的规范化、术后早期下床活动、术后早期拔除引流管等内容,具体内容因手术类别的不同而异。对于胰腺癌患者而言,快速康复外科可以使其尽快恢复体力,回归正常生活,但是过度强调或机械化执行 ERAS 项目,也可能会适得其反,使患者承担不必要的风险。

胰腺癌患者的康复治疗技术和方法主要如下。

(一)心理疏导

心理疏导主要包括术前紧张情绪的安抚和术后恐惧心理的疏导两部分。大部分手术患者均有对手术和疗效的担心,医护人员的行为举止、言语谈吐乃至表情,都可以对患者产生影响。

(二)阿片类药物的限制性使用

随着麻醉技术的不断革新,目前胰腺癌患者术中和术后的镇痛越来越放弃使用阿片类药物。非甾体类镇痛药、硬膜外置管麻醉以及患者自控镇痛泵(PCA)等措施的广泛应用使患者得到多模式镇痛效果,从而降低了阿片类药物的不良反应和成瘾性风险。但对于晚期胰腺癌患者,或术后随访肿瘤迅速进展转移的患者,阿片类药物依然是推荐的止痛药物选择。

(三)手术技术和技巧的改进

对于胰腺癌患者而言,超声刀等外科能量平台的革新是手术技巧更为精细化和解剖化的基础,患者术后体内残留的诸如丝线等异物越少,发生手术部位感染的风险就越小,继发严重不良事件的可能性也会减少。

(四)术后早期下床活动

最早的 ERAS 理念即对患者早期下床活动提出了要求,主要原因是避免下肢静脉血栓和肺栓塞的风险,同时也能使患者腹腔内引流更通畅,促进胃肠道功能康复,减少坠积性肺炎的发生风险。

（五）术后早期肠内营养和经口进食

术后早期应用肠内营养是 ERAS 的关键技术，人体肠道内有大量寄生菌群，能够促进肠道功能恢复。排除消化道吻合口瘘等风险后，建议尽早开始鼻饲营养或经口饮食，一方面能大幅度降低医疗费用支出，另一方面也能使肠道屏障功能得到保护和维持，减少肠道菌群移位引起的感染风险。

（六）术后早期拔除引流管

虽然几乎所有的快速康复指南均推荐术后早期拔除腹腔引流管有助于患者快速康复，但大部分胰腺外科医生都将通畅引流作为最重要的管理措施，拔管指征掌握相对严格，早期拔除引流管存在较为严重并发症潜在的发生风险，这一结论在胰腺外科的应用尚有争议，因此早期拔管这一理念，还需要胰腺外科临床的继续论证。

（七）术后早期并发症的发现和治疗

胰腺癌术后容易出现各类并发症，包括切口感染、腹腔感染、上消化道排空功能障碍、腹腔或消化道出血、肺部感染等，除了需要胰腺外科医护团队的精心治疗外，患者家属在术后并发症的早期发现和配合治疗方面也能起到重要的作用。密切观察引流液质、量变化，关注患者主观感受并及时告知医护人员，是患者家属力所能及并且十分重要的工作。值得注意的是，腹腔引流液淀粉酶的测定对预测和指导患者的术后康复十分重要，一般对于超过 5 000U/L 的情况应格外重视，需积极预防和应对胰瘘、腹腔感染、腹腔出血等严重并发症。较轻的术后并发症并不需要过度的医疗介入，仅需对症处理即可，如切口感染、液化需要换药，腹腔感染、肺部感染患者应进行抗感染治疗等。但是诸如严重的上消化道排空障碍、腹腔出血、消化道出血等重症应尽快得到有效救治，尤其有出血症状的患者，有可能需要二次手术止血治疗。

（八）远期饮食康复

胰腺癌患者术后忌食高脂食物，以高蛋白膳食为佳，适当补充膳食纤维。对于有严重胰瘘的患者，蛋白质的摄入也应适当减少，以免刺激胰腺进一步分泌而加重胰瘘。总的来说，胰腺患者术后 3 个月能恢复为正常饮食，但是对红薯、糯米团之类的高黏度食物仍应尽量避免，后者有可能会引起肠梗阻等不良反应。最新的研究认为，肠道微生态的平衡（肠道益生菌），对于胰腺患者能够一定程度获益。

（九）门诊随访复查

积极的门诊随访复查是胰腺癌患者术后获得长期生存的基础。一般建议术后 1 个月内每周复查一次血常规、肝肾功能、肿瘤标志物和腹部 B 超，术后每 3 个月复查上腹部增强 CT 或磁共振，术后 3~6 个月间每两周复查血指标，术后 1 年内每月复查血指标。当肿瘤标志物明显升高或影像学检查发现复发迹象时，可以行 PET-CT 检查进一步明确，以调整化疗或靶向治疗方案。随着家庭医生制度在国内逐渐展开，预计未来胰腺癌患者术后能通过家庭医生来完成门诊复查提醒工作，从而避免延误病情。

十一、营养治疗

胰腺癌患者由于胰腺外分泌功能受损以及肿瘤相关因素的影响（包括肿瘤占位性病变引起的消化道梗阻和瘤体本身造成的厌食、吸收不良、营养代谢紊乱等），80% 左右的胰腺癌患者在初诊时已出现体重下降，其中近 1/3 的患者体重下降超过 10%，部分患者还会伴有贫血、低蛋白血症等营养不良症状。在胰腺癌术后，常伴发胰腺外分泌功能和内分泌功能不全加重,导致消化吸收功能更进一步受损,易造成维生素 B_{12}、脂溶性维生素、锌等营养元素缺乏,而且术后的并发症还会加剧能量和营养素的需求以及流失。因此,胰腺癌患者术前、术后的营养状态会对患者的生存和预后产生重要的影响。营养治疗应贯穿胰腺癌治疗的始终,以减轻临床症状,提高患者生活质量。

1. 营养评估　目前临床多采用营养风险筛查量表(NRS 2002)和患者自评主观全面评定量表(PG-SGA)并结合营养指标对患者进行营养状况评定,具体包括:① NRS 2002 评分>5 或主观全面评定为 C 级,则认为是营养不良高风险人群;②在无肝肾功能障碍的前提下,血清白蛋白(serum albumin, ALB)<30g/L 考虑为高风险人群;③体质量指数(BMI)<18.5kg/m² 或>40kg/m² 考虑为高风险人群;④体重下降>10%,或 1 个月内下降>5% 或 3 个月内下降>7.5% 考虑为高风险人群。

2. 营养不良甚至恶病质在胰腺癌终末期患者中极为多见。恶病质的诊断与分期:①恶病质前期,即体重下降≤5% 并存在厌食或糖耐量下降等;②恶病质期,即 6 个月内体重下降>5%,或基础 BMI<20kg/m² 者体重下降>2%,或有肌肉减少症者体重下降>2%;③难治期,即预计生存<3 个月,PS 评分低,对抗肿瘤治疗无反应的终末状态。

3. 经评估存在营养不良,生命体征平稳而不能自主进食者,应予营养治疗,存在胃肠道功能者优先应用肠内营养。无胃肠道功能者可选择肠外营养,一旦肠道功能恢复,或肠内营养治疗能满足患者能量及营养素需要量,即停止肠外营养治疗。生命体征不稳定和多器官功能衰竭者原则上不考虑系统性的营养治疗。

4. 术前营养支持　对于符合以下指标:① 6 个月内有超过 15% 的体重减轻;②体质量指数(body mass index, BMI)<18.5kg/m²;③ NRS 2002 营养风险评分>5 分或主观全面评定为 C 级;④在无肝肾功能障碍的前提下,血清白蛋白指标<30g/L。有其中一项时,建议术前营养支持治疗。采用"逐级递进式"的营养支持模式,即经口进食—口服营养补充(ONS)—肠内营养(EN)—肠外营养(PN),当前一级支持模式无法满足患者营养需求时,升级采用下一级支持模式或使用下一级支持模式作为补充。EN 需要注意合适的输注速度与稳定,遵循从低浓度逐渐过渡到高浓度的原则。

5. 胰腺癌患者的能量供给应达到每日实际消耗量的 1.25~1.50 倍,即 37.5~45.0kcal/(kg·d),蛋白质 1.2~2.0g/(kg·d),同时补充每日所需的维生素和矿物质。另外,北美外科营养峰会专家共识指出,术前 5~7d 给予 n-3 多不饱和脂肪酸、精氨酸等,可降低术后并发症的发生率。

6. 术后 EN 和 PN 的应用应视患者的情况而定,不推荐在术后常规使用 PN 作为营养支持。术后可通过肠道造瘘的方式,进行 EN 支持治疗,排除消化道梗阻风险后,应尽快恢复经口进食,恢复肠道功能,降低肠道菌群移位所造成的感染风险。

7. 患者术后 3 个月可基本恢复至正常饮食,适量提高优质蛋白的摄入,如鱼类、蛋类、鸡肉、豆腐等。但胰瘘患者应注意减少蛋白质摄入,以免加重胰瘘。

十二、康复护理

(一)疾病知识指导

采用书面、口头、多媒体相结合的健康教育方式,向患者讲解本病的主要诱发因素、预后及并发症,教育指导患者积极配合治疗。指导患者如出现消瘦、食欲缺乏、腰背部疼痛以及黄疸的症状时,及时就医,早诊断、早治疗。

（二）饮食指导

指导患者养成规律的饮食习惯,避免暴饮暴食。增加富含叶酸食物摄入,增加水果摄入,减少热量摄入。

（三）围手术期护理

1. 健康教育 告知患者围手术期治疗和护理方案、加速康复外科的优势和配合方法。

2. 术前肠道准备 取消术前灌肠,术前禁食 6h、禁饮 2h。

3. 早期进食 术后 1~2d 拔胃管,当日改流质饮食,次日改半流质饮食,逐步过渡至普食。护士评估患者的进食情况和营养状态,必要时协助口服肠内营养制剂。

4. 早期拔管 术后 24h 内拔除导尿管,72h 内拔除深静脉导管。

5. 早期活动 术后每天评估患者的生活自理能力,实施早期活动计划,即术后 6h 床上坐起;术后 1d 床边站立;术后 2d 床边活动累计 >1h/d;术后 3d,病区活动累计 >2h/d。

（四）生活方式指导

指导患者禁烟,控制体重,养成规律的生活习惯。

十三、预防原则

（一）禁烟

到目前为止,吸烟是公认已确定的胰腺癌危险因素,综合各类权威的评估,有充分证据表明,20%~30% 的胰腺癌与吸烟有关,且世界各国研究结果的一致性较好,提示吸烟者的胰腺癌发病危险度为 1.7~1.9。世界癌症研究中心 2004 年对此的评估结论是,吸烟是胰腺癌的病因之一胰腺癌的发病危险与患者吸烟的年限和每日吸烟支数呈剂量 - 反应关系,且同时存在饮酒情况者的危险度更高,而随着戒烟年限增加其胰腺癌发病危险度逐渐降低。同时,被动吸烟也会使胰腺癌发病危险轻度增高。吸烟者胰腺癌发病危险性增高的可能生物学机制至今尚未明确,可以肯定的是,其与烟草中含有的大量化学致癌物有关。

（二）控制体重

对以体质量指数（BMI）为指标的身体肥胖程度与胰腺癌相关性的研究至今已有 23 项队列研究和 15 项病例对照研究。其结论一致性较高,有充分证据表明肥胖程度是胰腺癌的病因之一,且存在剂量 - 反应关系,即 BMI 越大,胰腺癌发病危险性越高。进一步研究表明,腹部肥胖很可能是胰腺癌发生的原因之一。肥胖与胰腺癌发生的机制目前已基本明确,其可能与肥胖个体体内促癌细胞生长的胰岛素样生长因子（IGF-1）、胰岛素和瘦素水平升高有关,肥胖者特别是腹部肥胖者,其高胰岛素血症会增加胰腺癌的发病危险。

（三）减少热量摄入

已有的 12 项大型研究证实,过多的热量摄取与胰腺癌发病危险间呈正相关。

（四）增加富含叶酸食物摄入

含叶酸的食物很有可能对预防胰腺癌有一定作用。已有的前瞻性队列研究显示,含叶酸的食物摄取量与胰腺癌的发病率间存在反向剂量 - 反应关系。我国的病例对照研究也证实叶酸可降低胰腺癌的发病风险。

（五）增加水果摄入

有限的证据提示,水果对胰腺癌具有预防作用。

十四、预后与转归

所有胰腺癌患者的总体 5 年生存率均小于 5%。这在一定程度上是因为没有适合一般人的筛选标准和症状。一旦患者被诊断出来，只有 15%~20% 的患者有手术切除治愈的可能性。在这些患者中，生长激素释放抑制激素类似物——帕西瑞肽（Pasireotide）（900mg 皮下注射，每天 2 次，连续 7d，从手术当天早上开始）可以减少 50% 肿瘤转移的风险。然而，即使在早期发现的患者，中位生存期只有 20~24 个月，其 5 年生存率有 15%~20%，因为其中大部分会复发，即使采取了手术治疗或辅助治疗措施。局部进展和转移性疾病发病患者的平均存活时间分别为 8~14 个月和 4~6 个月。由于许多患者患有胆道阻塞、腹泻、疼痛和营养不良，姑息性治疗可以提供很大的益处。手术也可以产生重要的缓和作用。不能切除的患者可以根据梗阻部位的不同，行胆道或胃周手术，可改善症状。在没有手术可能的情况下，放置胆道和十二指肠支架，也可以改善瘙痒、疼痛或其他胆道阻塞的并发症。患者的姑息性治疗需要经常对疼痛的处理给予谨慎的关注，且需要多学科的方法，并维持水电解质平衡以及补充充足的营养。

（薛绪潮　罗天航）

参 考 文 献

[1] CHEN W Q, HE J, SUN K, et al.Cancer incidence and mortality in China, 2014[J].Chin J Cancer Res, 2018, 30(1):1-12.

[2] SIEGEL R L, MILLER K D, JEMAL A.Cancer statistics, 2018[J].CA Cancer J Clin, 2018, 68(1):7-30.

[3] OKASHA H H, NAGA M I, ESMAT S, et al.Endoscopic ultrasound-guided fine needle aspiration versus percutaneous ultrasound-guided fine needle aspiration in diagnosis of focal pancreatic masses[J].Endosc Ultrasound, 2013, 2(4):190-193.

[4] LI J H, HE R, LI Y M, et al.Endoscopic ultrasonography for tumor node staging and vascular invasion in pancreatic cancer: A meta-analysis[J].Dig Surg, 2014, 31(4/5):297-305.

[5] OETTLE H, NEUHAUS P, HOCHHAUS A, et al.Adjuvant chemotherapy with gemcitabine and long-term outcomes among patients with resected pancreatic cancer:The CONKO-001 randomized trial[J].JAMA, 2013, 310(14):1473-1481.

[6] KHORANA A A, MANGU P B, BERLIN J, et al.Potentially curable pancreatic cancer: American society of clinical oncology clinical practice guideline update[J].J Clin Oncol, 2017, 35(20):2324-2328.

[7] 中华医学会外科学分会胰腺外科学组.胰腺癌诊治指南（2014）[J].中华消化外科杂志, 2014, 13(11):831-837.